UNIVERSALE
ECONOMICA
FELTRINELLI / ORIENTE

STANISLAV GROF
CHRISTINA GROF

Respirazione olotropica
Teoria e pratica

Nuove prospettive in terapia e nell'esplorazione del sé

Traduzione di Francesca Speciani

Titolo dell'opera originale
THEORY AND PRACTICE OF HOLOTROPIC BREATHWORK:
NEW PERSPECTIVES IN THERAPY AND SELF-EXPLORATION

Traduzione dall'inglese di
FRANCESCA SPECIANI

Prima edizione nell'"Universale Economica" – ORIENTE
febbraio 2020

Stampa Nuovo Istituto Italiano d'Arti Grafiche - BG

ISBN 978-88-07-89308-7

Sommario

Prefazione

di Jack Kornfield

Quello che avete in mano è un libro visionario, un libro che offre una nuova comprensione della guarigione, della salute mentale e del potenziale umano, e una serie di tecniche potenti per effettuare queste trasformazioni. Sviluppare una comprensione così integrata, capace di combinare scienza, esperienza e spirito, è di cruciale importanza per il Ventunesimo secolo.

La cultura materialista oggi prevalente ha creato un mondo diviso, dove il sacro è relegato nelle chiese e nei templi, il corpo nelle palestre, la salute mentale nelle farmacie. La crescita economica viene perseguita come se non avesse nulla a che fare con l'ambiente, dove ignoranza, razzismo e guerre continuano a separare popoli e nazioni. Queste divisioni e la grande sofferenza che producono sono il risultato di una coscienza umana limitata e ristretta.

In decine di anni di lavoro Christina e Stanislav Grof hanno sviluppato una psicologia che reintegra la coscienza fratturata del mondo. Quella che ci offrono è una psicologia del futuro, in grado di espandere le nostre possibilità umane e di ricollegarci l'un l'altro e con l'intero cosmo. Facendo questo, ci mostrano un esempio del profetico e coraggioso spirito dei pionieri e si uniscono a quella manciata di figure di spicco che hanno aiutato il campo della psicologia a crescere in nuovi modi rivoluzionari.

Questo libro è in primo luogo una guida dettagliata alla pratica della Respirazione olotropica. Ma è anche molto di più. Esso tratteggia la visione radicale di questa nuova psicologia. Per cominciare, contiene una delle mappe più ampie possibili della psiche che mi sia mai capitato di incontrare. Al suo interno viene valorizzato e integrato tutto l'arco dell'esperienza umana. Anche la semplice conoscenza della mappa, che viene presentata all'inizio dei seminari da Stan e Christina, ha un effetto benefico sui presenti. Essa comprende, convalida e integra una così vasta gamma di esperienze che la guarigione si realizza nei cuori di coloro che non fanno altro che ascoltarne la descrizione.

La mappa olotropica dell'esperienza umana non è soltanto teorica, ma è confermata da una lunga esperienza clinica e sperimentale. Quando si entra in una stanza dove si pratica la Respirazione olotropica, diventa subito evidente la considerevole quantità di esperienza cosciente, con i praticanti che rivivono ogni fase della propria storia o entrano nel regno degli archetipi, degli animali, della nascita e della morte. Partecipare a una seduta di gruppo di *breathwork* è come entrare nella Divina Commedia di Dante, con il Paradiso, il Purgatorio e l'Inferno bene in mostra, mentre i "respiranti" attraversano il profondo processo di respirazione, guarigione e risveglio.

Nella Respirazione olotropica, il campo della salute mentale e della terapia si espande. La maggior parte degli approcci medici della psicologia occidentale si limita allo studio della patologia. Mentre in questo lavoro vengono alla luce nuove conoscenze sulla psicopatologia, i Grof offrono una visione globale della salute mentale e del potenziale umano di crescita che allarga il campo della psicologia alla dimensione del perinatale, del transpersonale, del transculturale e del mistico. Il loro lavoro incorpora in modo organico la saggezza indigena dello sciamanesimo e del mondo naturale, la base culturale e storica della coscienza, la vastità della fisica moderna e della teoria dei sistemi: al suo interno il personale e l'universale sono valutati allo stesso modo e sono ampiamente contemplate le dimensioni fisiche e biografiche, culturali, evolutive e spirituali dell'umanità.

La visione che sta dietro la Respirazione olotropica ridefinisce il ruolo del guaritore, spostandolo da quello di "guaritore come esperto", il dottore che conosce bene il paziente ignorante, a quello di "guaritore come ostetrica". In questo ruolo il guaritore protegge, facilita e sostiene il processo di guarigione profondo e naturale del paziente. In questa revisione il saggio non è il terapeuta o lo psichiatra o il guaritore, ma la psiche dell'individuo, la cui saggezza viene coltivata fino al suo fiorire.

Gli effetti terapeutici della Respirazione olotropica sono notevoli, come attestano i casi qui riportati. Con il procedere di questo potente processo sorgono spontaneamente la guarigione dall'ansia, dalla depressione e dai conflitti, la liberazione e la cura di traumi e abusi, la reintegrazione nella famiglia e nella comunità, l'apertura alla compassione, al perdono, al coraggio e all'amore, il desiderio di reclamare uno scopo, il ritrovamento della nostra anima perduta e le altissime intuizioni di una comprensione spirituale.

Per quanto "visionario", questo libro è anche un manuale pratico. Stan e Christina danno semplici indicazioni sulla Respirazione olotropica: come proporre la pratica, come educare e proteggere i partecipanti, come gestire le difficoltà, dall'asma alla tetania fino alle interruzioni di gravidanza impreviste. Essi spiegano in modo ben articolato l'importanza del rilassamento e della cura attraverso la pratica complementare del lavoro con il corpo, e descrivono in dettaglio il ruolo della musica, della creatività artistica e della narrazione di storie, tutte parti essenziali del lavoro con il respiro.

Per trentacinque anni ho avuto il privilegio di collaborare con Stan e Christina e di imparare da loro. La mia formazione di monaco buddhista in Birmania, in Thailandia e in India mi ha fatto conoscere le potenti tecniche di respirazione e i territori visionari della coscienza. È stata una benedizione trovare nel loro lavoro la controparte di tutto questo nel mondo occidentale. Ho apprezzato di aver partecipato alla crescita della Respirazione olotropica dal suo esordio fino alla forma attuale, e sono arrivato a rispettare profondamente la comunità internazionale di professionisti che si è andata formando.

Nella Respirazione olotropica Stan e Christina hanno miscelato conoscenze scientifiche e intellettuali, maschile e femminile, saggezza antica e postmoderna e hanno messo a disposizione in tutti i continenti il loro lavoro e la loro formazione. Credo che, con il tempo, il loro contributo sarà letto come un dono prezioso nel campo della psicologia e della guarigione del mondo.

Jack Kornfield
Spirit Rock Meditation Center, Woodacre, California, 2010

Introduzione

Questo libro descrive la teoria e la pratica della Respirazione olotropica (*Holotropic Breathwork*), un nuovo approccio all'autoesplorazione e alla psicoterapia che abbiamo elaborato insieme intorno alla metà degli anni Settanta del secolo scorso. La Respirazione olotropica unisce e integra elementi di diverse scuole di psicologia analitica (quali quelle di Freud, Reich, Jung e Rank) e li arricchisce con le intuizioni della ricerca moderna sulla coscienza, dell'antropologia, delle pratiche spirituali orientali e delle tradizioni mistiche di tutto il mondo (per una spiegazione del termine olotropico, *vedi* il Capitolo 2). Anche se sono più di trent'anni che pratichiamo e insegniamo la Respirazione olotropica in seminari, conferenze e corsi di formazione in tutto il mondo, questo volume rappresenta il primo testo completo sulla teoria e sulla pratica di questa nuova forma di psicoterapia e di autoesplorazione.

Il libro si apre con una sintesi delle radici storiche della Respirazione olotropica. Nel Capitolo 1 viene riconosciuta l'influenza dell'innovativo lavoro di Sigmund Freud, fondatore della psicoanalisi, e dei suoi seguaci, che hanno indicato nuove vie per la comprensione della psiche umana. Ma la Respirazione olotropica condivide anche alcuni elementi con gli approcci terapeutici esperienziali comparsi sulla scena della psicologia umanistica intorno agli anni Sessanta. La scoperta dei potenti effetti psicoattivi dell'LSD e la nostra esperienza con la terapia psichedelica ci hanno poi offerto la possibilità di elaborare una mappa dei profondi recessi della psiche e di apprezzare il significativo potenziale terapeutico degli stati di coscienza non ordinari. Il capitolo si chiude con la descrizione delle origini della psicologia transpersonale, la disciplina che rappresenta la base teorica della Respirazione olotropica.

Nel Capitolo 2 parliamo di come il lavoro con gli stati di coscienza non ordinari ha modificato la nostra comprensione della natura della coscienza e della psiche umana in salute e in malattia. Questa *Psicologia del futuro* (S. Grof, 2000; edizione italiana 2002), necessaria per la pratica della Respirazione olotropica, evidenzia un'estesa mappa della psiche che, a differenza del modello utilizzato dalla psicologia accademica, non si limita alla biografia di una persona dalla nascita in poi e all'inconscio individuale freudiano, ma comprende due importanti livelli aggiuntivi: quello perinatale (collegato alla memoria della nascita biologica) e quello transpersonale (ovvero l'inconscio collettivo archetipico e storico). In base a questa nuova comprensione dell'architettura della psicopatologia, le radici dei disturbi emotivi e psicosomatici non nascono soltanto nell'infanzia e nella preadolescenza, ma affondano profondamente in questi altri due livelli dell'inconscio, precedentemente non riconosciuti. Questa scoperta, apparentemente scoraggiante, è controbilanciata da quella dei nuovi potenti meccanismi terapeutici che abbiamo a disposizione sui livelli perinatali e transpersonali della psiche negli stati di coscienza non ordinari.

Le nuove scoperte sulle strategie di terapia e autoesplorazione rappresentano probabilmente l'innovazione più radicale della psicologia contemporanea. La presenza di una vasta gamma di scuole di psicoterapia, e la straordinaria mancanza di accordo sui principi teorici e pratici che le contraddistingue, riflettono l'errore strategico che tutte, a eccezione dell'analisi junghiana, condividono: il tentativo di ottenere una comprensione intellettuale di come opera la psiche, e di sviluppare su di essa una tecnica che renda possibile correggerne il funzionamento. Il lavoro con gli stati di coscienza non ordinari offre invece un'alternativa radicale che semplifica enormemente il processo terapeutico. Questi stati mobilitano infatti un "radar interno" capace di identificare automaticamente il materiale emotivamente carico e di portarlo a livello di coscienza per poterlo elaborare. Il terapeuta non è un agente attivo di questo processo, ma un "compagno di avventura" che sostiene con intelligenza ciò che avviene.

Una parte significativa del Capitolo 2 è dedicata al problema della spiritualità e della religione. Laddove gli psichiatri e gli psicologi convenzionali sottoscrivono una visione del mondo materialista e monistica, priva di aperture alla religione o alla spiritualità, gli operatori di Respirazione olotropica si rifanno, nel loro lavoro, alla psicologia transpersonale, una disciplina che considera la spiritualità basata sull'esperienza personale diretta non solo legittima, ma una dimensione importante della psiche e della vita umana. Molte osservazioni raccolte attraverso la Respirazione olotropica e altri approcci che utilizzano gli stati di coscienza non ordinari sono tanto radicali da mettere a rischio non soltanto il quadro di riferimento concettuale della psicologia e della psichiatria ufficiali, ma anche le affermazioni metafisiche della scienza occidentale sulla natura dell'universo e sul rapporto tra coscienza e materia.

Nel Capitolo 3 affrontiamo gli elementi costitutivi fondamentali della Respirazione olotropica, risalendo fino alle loro radici nella vita rituale delle culture indigene e nelle pratiche spirituali delle grandi religioni del mondo e di varie tradizioni mistiche. Esploriamo qui il ruolo chiave che musica e respiro hanno giocato nel corso della storia dell'umanità, come elementi importanti in varie "tecnologie del sacro" e cerimonie sciamaniche.

In modo analogo, il lavoro sul corpo e il contatto fisico "nutriente" impiegati nella Respirazione olotropica hanno precedenti in vari rituali delle culture indigene.

Anche il disegno dei mandala per assistere il processo di integrazione delle esperienze olotropiche ha una lunga storia tra i rituali delle culture native, nella vita spirituale di antiche civiltà e nelle tradizioni religiose orientali.

Il Capitolo 4 offre un resoconto dettagliato della pratica della Respirazione olotropica: come creare un setting fisicamente sicuro e un sistema di supporto interpersonale per i partecipanti, come prepararli alle sedute sul piano teorico e pratico, ma anche come verificare che non sussistano controindicazioni emotive o fisiche. Nello stesso capitolo vengono analizzati i principi basilari per condurre sedute di *breathwork*, il ruolo di chi le accompagna (facilitatori e sitter, compagni di respirazione) e la natura delle esperienze di Respirazione olotropica. Altri argomenti importanti di questo capitolo sono il disegno dei mandala e la strategia per la conduzione del lavoro di gruppo.

Il risultato delle sedute di Respirazione olotropica dipende in grandissima misura da come viene integrata l'esperienza. Il Capitolo 5 descrive dunque alcuni aspetti importanti di questo processo: come creare le migliori condizioni possibili perché l'integrazione abbia luogo, che cosa fare per agevolare l'esportazione dell'esperienza nella vita quotidiana, come gestire efficacemente l'interfaccia con la cultura che ci circonda e come condurre i colloqui successivi. Dedichiamo un'attenzione particolare ai vari approcci terapeutici che, facilitando l'integrazione dell'esperienza olotropica, rappresentano un utile complemento al lavoro sul respiro. Tra gli altri, la pratica della Gestalt, il lavoro corporeo, la pittura e la danza espressive, lo psicodramma di Jacob Moreno, il Sand Play (gioco della sabbia) di Dora Kalff, l'EMDR (Eye Movement Desensitization and Reprocessing, la desensibilizzazione e rielaborazione attraverso i movimenti oculari) di Francine Shapiro, le costellazioni familiari di Bert Hellinger.

La Respirazione olotropica rappresenta un'innovazione radicale della psicoterapia, che si differenzia in molti modi dagli approcci convenzionali. Alcune sue caratteristiche, come l'induzione di stati di coscienza non ordinari, l'uso di musica evocativa suonata a volume elevato, l'espressione di emozioni forti, le intense manifestazioni fisiche e l'intimità del contatto fisico tendono a sollecitare potenti reazioni negli individui che con queste situazioni hanno poca familiarità.

Il Capitolo 6, intitolato "Cimenti e tribolazioni dei facilitatori di Respirazione olotropica", racconta quindi diverse avventure attraverso le quali siamo passati, e le sfide che abbiamo incontrato conducendo seminari di Respirazione olotropica in diverse parti del mondo e in ambienti culturali molto diversi tra loro.

Il Capitolo 7 è dedicato al potenziale terapeutico della Respirazione olotropica e ai meccanismi di guarigione e di trasformazione che abbiamo a disposizione negli stati di coscienza non ordinari. Affrontiamo quindi gli effetti positivi che questo approccio può avere su un'ampia gamma di disagi emotivi e psicosomatici, ma anche su alcuni disturbi che la teoria medica ufficiale considera strettamente organici. Un altro aspetto importante dell'azione della Respirazione olotropica consiste nei suoi effetti sulla personalità, sulla strategia di vita e sulla gerarchia individuale dei valori. Prendendo come esempio le esperienze di alcuni individui con il patrimonio rituale dei Nativi americani e degli Aborigeni australiani, mostriamo le potenzialità terapeutiche della Respirazione olotropica nei confronti delle ferite culturali e dei conflitti storici.

Nel Capitolo 8 esploriamo i meccanismi terapeutici che intervengono nella Respirazione olotropica. Questo approccio intensifica fortemente tutti i meccanismi conosciuti delle terapie verbali tradizionali, dall'allentamento dei meccanismi psicologici di difesa al ricordo degli eventi traumatici repressi o rimossi, dalla ricostruzione del passato mediante il lavoro sui sogni o sui sintomi nevrotici agli insight intellettuali ed emotivi, fino all'analisi del transfert. Inoltre, ci mettono a disposizione un gran numero di processi di guarigione e di trasformazione straordinariamente efficaci e ancora non riconosciuti dai circoli accademici, come la possibilità di riportare alla luce, in uno spazio di totale regressione, ricordi traumatici, l'esperienza di rivivere la propria nascita biologica, il ricordo di vite passate, l'incontro con figure archetipiche, le sensazioni di comunione universale e così via.

Secondo i manuali di fisiologia della respirazione, il respiro accelerato tende a determinare una "sindrome da iperventilazione", caratterizzata da tetania di mani e piedi (spasmi muscolari carpopedali), ansia e altre sensazioni di disagio fisico. Questi sintomi sono generalmente considerati come reazioni fisiologiche obbligate alle alterazioni chimiche indotte dall'iperventilazione. Nel Capitolo 9, dove descriviamo i cambiamenti fisiologici che si presentano nel corso della Respirazione olotropica, dimostriamo come questo sia soltanto un mito messo ampiamente in discussione dalle osservazioni eseguite durante le sedute di *breathwork*, che illustrano semmai come la reazione all'accelerazione del respiro rifletta la storia psicosomatica di chi sta sperimentando la respirazione e copra un ampio spettro di manifestazioni, compresa l'occasionale assenza totale di sintomi fisici, piuttosto che presentarsi in un rigido stereotipo. Inoltre, i sintomi indotti dal ritmo respiratorio accelerato rappresentano un'opportunità terapeutica, non una patologia. Un interesse particolare rivestono anche le scoperte sui disagi psicosomatici che gli stati olotropici riescono a portare a livello di comprensione, attualmente causa di forte disaccordo tra teorie in conflitto.

L'ultima parte del libro (Capitolo 10) porta l'attenzione sul passato, sul presente e sul futuro della Respirazione olotropica. Ripercorre la storia di questa pratica fin dalle sue origini presso l'Esalen Institute di Big Sur, in California, e nei suoi primi anni di vita, quando l'abbiamo presentata in seminari in ogni parte del mondo. Il resto del capitolo descrive invece come si è evoluta la formazione degli operatori di Olotropica dagli inizi fino a oggi, con più di mille operatori già formati, e qualche altro centinaio in formazione in tutto il mondo. Dato che il crescente interesse verso la Respirazione olotropica nei circuiti non ufficiali e nel pubblico in generale non ha ancora un corrispettivo altrettanto caloroso nelle istituzioni accademiche e tra i medici convenzionali, in questa parte saranno affrontati i motivi di questa resistenza.

Infine, discuteremo i vantaggi e i benefici a disposizione degli operatori capaci di accettare la trasformazione radicale del pensiero e della pratica terapeutica in una prospettiva olotropica, quali una comprensione più profonda del disagio emotivo e psicosomatico, una maggiore efficacia terapeutica in tempi più brevi, la capacità di raggiungere quella parte del pubblico che non risponde alle forme più convenzionali di terapia, e alcune brillanti intuizioni su temi quali la religione, la politica, l'arte. L'effetto positivo della Respirazione olotropica e del lavoro responsabile con gli stati olotropici di coscienza, in generale, comporta qualcosa in più che il sollievo o la risoluzione dei sintomi. Infatti è accompagnato da apertura spirituale, compassione, tolleranza e sensibilità ecologica, oltre che da cambiamenti radicali nella gerarchia dei valori. Queste trasformazioni non hanno quindi un effetto positivo soltanto per la persona coinvolta, ma anche per la società in generale. Se avvenissero su una scala sufficientemente ampia, potrebbero accrescere le probabilità di sopravvivenza dell'umanità all'espansione incontrollata della crisi globale.

Questo libro ha tre appendici. La prima, "Situazioni e interventi particolari nelle sedute di Respirazione olotropica", descrive in dettaglio le sfide che gli operatori possono trovarsi ad affrontare quando assistono un cliente, e il modo migliore per superarle.

La seconda è dedicata invece alle somiglianze e alle differenze tra la Respirazione olotropica e altre forme di terapia esperienziale centrate sul respiro, come i vari approcci neoreichiani, il Rebirthing di Leonard Orr, e il Radiance Breathwork di Gay e Kathleen Hendrick.

La terza appendice, "Disegni e mandala dei partecipanti ai corsi di Respirazione olotropica", mostra una serie di disegni creati dai respiranti in occasione di nostri seminari. Gli stessi disegni, a colori, si trovano nel sito italiano www.urraonline.com/libri/9788850329090/scheda.

Come abbiamo già visto, questo libro offre una descrizione completa e dettagliata della teoria e della pratica della Respirazione olotropica. Questo comporta un grosso rischio potenziale: può essere facilmente considerato come un manuale pratico di istruzioni capace di fornire al lettore, senza altro supporto, informazioni adeguate per imbarcarsi in un'esplorazione solitaria di sé o, peggio ancora, nella conduzione di sedute di respirazione con qualche cavia. Benché sia molto facile indurre uno stato di coscienza non ordinario, gestire le situazioni che possono emergere durante il lavoro e portare efficacemente a conclusione una seduta richiede un'ampia esperienza degli stati di coscienza non ordinari, propri e altrui. Per questo insistiamo che chiunque senta il desiderio di sperimentare con la Respirazione olotropica lo faccia all'interno di seminari condotti da operatori qualificati. Chiunque progetti di condurre sedute con altri, dovrebbe innanzi tutto sottoporsi a una formazione adeguata, che permetta di sperimentare i diversi ruoli di "respirante", "sitter" (compagno di respirazione, che si prende cura di una persona che sta lavorando con il respiro) e "assistente" (operatore disponibile per tutto il gruppo), sotto la supervisione di un esperto. Chiunque segua un corso di formazione in Respirazione olotropica o l'abbia già completato può sempre fare esperienza diretta nel ruolo di assistente (o apprendista) nei seminari condotti da operatori più esperti. Tutte le informazioni necessarie sono disponibili nei nostri siti Internet:
www.holotropic.com e www.stanislavgrof.com
(*NdT*, in lingua italiana potete trovare
www.olotropica.it e www.virginiasalles.it)

Capitolo 1

Le radici storiche della Respirazione olotropica

Sigmund Freud e gli albori della psicologia del profondo

La Respirazione olotropica è uno dei contributi più recenti alla psicologia del profondo, disciplina nata all'inizio del Ventesimo secolo grazie al contributo del neurologo austriaco Sigmund Freud. Da quando Freud pose, senza alcun aiuto, le basi di questo nuovo campo di indagine, la psicoanalisi ha avuto una storia complessa e tormentata. I contributi di Freud alla psicologia e alla psichiatria sono stati certamente all'avanguardia. Freud dimostrò l'esistenza dell'inconscio e descrisse le sue dinamiche, mise a punto la tecnica dell'interpretazione dei sogni e la integrò nella pratica della psicoterapia moderna, identificò i meccanismi psicologici coinvolti nella genesi delle nevrosi e dei disturbi psicosomatici, scoprì la sessualità infantile, riconobbe il fenomeno del transfert, inventò il metodo delle libere associazioni e delineò i principi fondamentali della psicoterapia (Freud e Breuer, 1936; Freud, 1953, 1962).

Anche se l'interesse di Freud, in una prima fase, fu quasi esclusivamente clinico (ovvero dedicato alla spiegazione dell'eziologia delle nevrosi e alla ricerca di un modo per trattarle), nel corso delle sue esplorazioni i suoi orizzonti si ampliarono molto. La gamma di fenomeni da lui studiati include, accanto al contenuto dei sogni e alla psicodinamica dei sintomi nevrotici, temi come il meccanismo dei motti di spirito e dei lapsus, e un gran numero di fenomeni culturali e sociopolitici: problemi legati alla civilizzazione, alla storia, alle guerre, alle rivoluzioni, alla religione e all'arte (Freud, 1955a e b; 1957a e b; 1960a e b; 1964a e b).

Freud si circondò di un gruppo di pensatori illuminati e dotati di insolito talento (il "Circolo di Vienna"), molti dei quali erano animati da idee peculiari dalle quali presero vita alcune scuole dissidenti di psicoterapia. Mentre la psicoanalisi freudiana entrò a far parte della psicologia e della psichiatria ufficiali, le scuole cosiddette "dissidenti" (adleriana, rankiana, reichiana e junghiana) non sono mai state completamente accettate dai circoli accademici. Tuttavia, come vedremo poi, negli ultimi decenni alcune di esse sono diventate assai popolari e hanno influenzato molti approcci alternativi alla psicoterapia. Molte idee dei loro fondatori sono state anche integrate nella teoria e nella pratica della Respirazione olotropica.

La psicologia umanistica e le terapie esperienziali

Intorno alla metà del Ventesimo secolo, la scena psicologica americana era dominata soprattutto da due approcci: il comportamentismo e la psicoanalisi freudiana. L'insoddisfazione crescente per il tipo di comprensione della psiche offerta da entrambi portò in quel periodo allo sviluppo della psicologia umanistica.

Il portavoce più rappresentativo di questo orientamento fu lo psicologo statunitense Abraham Maslow, che, oltre a offrire una critica incisiva ai limiti del comportamentismo e della psicoanalisi (la prima e la seconda forza della psicologia, come le definì), formulò i principi di una prospettiva psicologica innovativa (Maslow, 1962, 1964, 1969). L'obiezione principale che Maslow muoveva al comportamentismo riguardava il fatto che gli studi sul comportamento di ratti e piccioni potevano chiarire soltanto gli aspetti del funzionamento umano che condividiamo con questi animali. Non possono quindi avere rilevanza per la comprensione di qualità elevate e squisitamente umane, quali l'amore, l'autocoscienza, l'autodeterminazione, il libero arbitrio, la moralità, l'arte, la filosofia, la religione e la scienza. Inoltre Maslow considerava gli stessi studi ampiamente inadatti a spiegare altre caratteristiche negative peculiarmente umane, quali l'avidità, la brama di potere, la crudeltà e l'aggressività distruttiva. Infine mise sotto accusa l'interesse esclusivo di questo approccio per il comportamento, a scapito delle tematiche relative alla coscienza e all'introspezione. Per contro, l'interesse primario della psicologia umanistica, la terza forza secondo Maslow, si concentrò su soggetti umani, e riconobbe coscienza e introspezione come importanti complementi dell'approccio oggettivo alla ricerca. Tutta l'enfasi dei comportamentisti sulle influenze dell'ambiente, sui meccanismi di stimolo/risposta e sul rinforzo positivo e negativo fu dunque sostituita dalla focalizzazione sulla capacità degli esseri umani di affermarsi e realizzare il proprio potenziale sulla base di motivazioni e impulsi provenienti dall'interno. Nella sua critica alla psicoanalisi, Maslow indicava come Freud e i suoi seguaci avessero tratto conclusioni sulla psiche umana soprattutto da studi sulla malattia mentale e ne disapprovava il riduzionismo biologico e la tendenza a spiegare i processi psicologici in termini di istinti di base. La psicologia umanistica, d'altro canto, si dedicava a popolazioni sane, o addirittura a individui che mostravano un funzionamento al di sopra della norma in diverse aree (la "punta emergente", nelle parole di Maslow, ovvero gli individui più evoluti di una popolazione), alla crescita e al potenziale umano e alle funzioni psichiche più elevate. Inoltre sottolineava la necessità, per gli psicologi, di essere sensibili ai bisogni pratici degli individui e di favorire gli interessi e gli obiettivi della società umana.

Qualche anno dopo, Abraham Maslow e Anthony Sutich fondarono l'AHP, Association for Humanistic Psychology (Associazione di Psicologia Umanistica) e la sua rivista; il nuovo movimento acquistò grande popolarità tra i professionisti americani del campo della salute mentale e anche tra la gente comune. La prospettiva multidimensionale della psicologia umanistica e il suo interesse per la globalità della persona fornirono un ampio contenitore all'interno del quale si sviluppò una vasta gamma di nuovi approcci terapeutici che hanno esteso enormemente il ventaglio di possibilità a nostra disposizione per affrontare le dinamiche emozionali, psicosomatiche, interpersonali e psicosociali.

Uno degli aspetti più importanti di questi nuovi approcci è stato il decisivo spostamento dalle strategie esclusivamente verbali della psicoterapia tradizionale ("terapie basate sulla parola") all'espressione diretta delle emozioni, così come il passaggio dall'esplorazione della storia personale e delle motivazioni inconsce a quello delle sensazioni e dei processi di pensiero dei clienti nel "qui e ora". Un'altra caratteristica significativa di questa rivoluzione terapeutica è stata l'attenzione rivolta all'interconnessione tra psiche e corpo, da cui il superamento del tabù nei confronti del contatto fisico che aveva sempre dominato il campo della psicoterapia. Varie forme di lavoro con il corpo sono così diventate parte integrante delle nuove strategie di cura. La terapia della Gestalt di Fritz Perls, la Bioenergetica di Alexander Lowen, i diversi approcci neoreichiani, i gruppi di incontro e le "maratone" (interminabili sessioni di terapia di gruppo) sono soltanto alcuni esempi salienti di terapie umanistiche.

L'avvento della terapia psichedelica

Una scoperta casuale di Albert Hofmann, un chimico svizzero che conduceva uno studio di ricerca sugli alcaloidi del gruppo delle ergotine presso i laboratori Sandoz di Basilea, portò un elemento radicalmente nuovo nel mondo della psichiatria, della psicologia e della psicoterapia: il potenziale euristico e terapeutico degli stati di coscienza non ordinari. Nell'aprile del 1942, Hofmann scoprì gli effetti psichedelici dell'LSD-25 (dietilamide-25 dell'acido lisergico) intossicandosi accidentalmente mentre sintetizzava la sostanza. In seguito alla pubblicazione del primo studio clinico sull'LSD, curato dallo psichiatra di Zurigo Walter A. Stoll alla fine degli anni Quaranta (Stoll, 1947), questo nuovo alcaloide semisintetico del gruppo delle ergotine, attivo anche in quantità minime come microgrammi (ovvero milionesimi di grammo), provocò un immediato scalpore nel mondo scientifico.

Negli studi clinici e nell'autosperimentazione con l'LSD, molti professionisti scoprirono che il modello della psiche allora considerato inattaccabile si limitava alla biografia postnatale, e che l'inconscio individuale descritto da Freud era superficiale e inadeguato. La nuova mappa della psiche che emerse da questa ricerca (Grof, 1975) arricchì il modello prevalente della psiche con due vasti livelli transbiografici: quello perinatale, strettamente correlato al ricordo della nascita biologica, e quello transpersonale, nel quale si collocano tra l'altro le aree storiche e archetipiche dell'inconscio collettivo formulato da Carl Gustav Jung (Jung, 1959).

Le prime sperimentazioni con l'LSD mostrarono anche come le radici del disagio emotivo e psicosomatico non si collochino esclusivamente nei traumi infantili e preadolescenziali, come suggerivano gli psichiatri tradizionali, ma piuttosto nelle profondità della psiche, nelle regioni perinatale e transpersonale (Grof, 2000).

Usando l'LSD come catalizzatore, divenne possibile estendere la gamma di applicazione della psicoterapia a categorie di pazienti difficilmente raggiungibili in precedenza, come gli alcolisti e i tossicodipendenti, ma anche influenzare positivamente il comportamento dei pervertiti sessuali e dei criminali recidivi (Grof, 2001). Particolarmente preziosi e promettenti apparivano inoltre i primi tentativi di utilizzo della psicoterapia psichedelica nel campo dei malati terminali di cancro. Gli studi effettuati su questi ultimi mostrarono l'efficacia dell'LSD nella riduzione del dolore grave, spesso anche in pazienti che non rispondevano a potenti anestetici. In una larga percentuale di questi pazienti fu anche possibile ridurre o addirittura eliminare alcuni complessi sintomi emotivi e psicosomatici, come la depressione, la tensione generale e l'insonnia, dare sollievo alla paura della morte, migliorare la qualità della vita nel tempo che restava, e rendere positiva l'esperienza della morte (Cohen, 1965; Kast e Collins 1966; Grof, 2006b).

Maslow, Sutich e la nascita della psicologia transpersonale

Negli anni Sessanta, le osservazioni derivanti dalla ricerca nel campo degli stati di coscienza non ordinari, cioè l'analisi delle esperienze delle sedute di terapia psichedelica e lo studio di Maslow delle esperienze mistiche spontanee (*esperienze picco*), rivoluzionò l'immagine della psiche umana e ispirò un orientamento radicalmente nuovo in psicologia. Nonostante la psicologia umanistica guadagnasse popolarità, i suoi fondatori, Abraham Maslow e Anthony Sutich, cominciarono a sentirsi insoddisfatti di ciò a cui avevano dato origine e crebbe in loro la consapevolezza di avere trascurato un elemento di estrema importanza: la dimensione spirituale della psiche umana (Sutich, 1976).

Lo studio di Maslow sulle esperienze picco, l'uso terapeutico dell'LSD, la vasta sperimentazione della popolazione giovanile con le droghe psichedeliche nei turbolenti anni Sessanta, e la rinascita dell'interesse per le filosofie spirituali orientali, per le varie tradizioni mistiche, per la meditazione e per l'antica saggezza delle popolazioni aborigene resero insostenibile la struttura concettuale corrente della psicologia ufficiale. Fu subito chiaro che una psicologia esaustiva e interculturale valida dovesse comprendere anche le osservazioni riferite ad aree come gli stati mistici, la coscienza cosmica, le esperienze psichedeliche, i fenomeni di trance, la creatività e l'ispirazione religiosa, artistica e scientifica.

Nel 1967, un piccolo gruppo di lavoro composto da Abraham Maslow, Anthony Sutich, Stanislav Grof, James Fadiman, Miles Vich e Sonya Margulies si incontrò regolarmente a Menlo Park, in California, con l'intento di creare una nuova psicologia che considerasse lo spettro completo dell'esperienza umana, compresi i vari stati di coscienza non ordinari (Grof, 2006c). Nel corso di queste discussioni, Maslow e Sutich, su suggerimento di Grof, denominarono la nuova disciplina "psicologia transpersonale". Il termine andò a sostituire l'iniziale appellativo di "transumanistica", cioè "rivolta oltre le questioni umanistiche". Ben presto, le stesse persone fondarono l'ATP, Association of Transpersonal Psychology (Associazione di Psicologia Transpersonale) e la sua rivista ("Journal of Transpersonal Psychology"). Diversi anni dopo, nel 1975, Robert Frager fondò l'Istituto di Psicologia Transpersonale di Palo Alto, in California, che per oltre trent'anni è stato un modello all'avanguardia nel campo della formazione, della ricerca e della terapia transpersonali.

CAPITOLO 2

Fondamenti teorici della Respirazione olotropica

La Respirazione olotropica è un potente metodo terapeutico e autoesplorativo che usa una combinazione di mezzi apparentemente semplici: respirazione accelerata, musica evocativa e un tipo di lavoro sul corpo che aiuta a sciogliere i blocchi emotivi e bioenergetici residui.

Le sedute di solito si svolgono in gruppi dove i partecipanti lavorano in coppia e si alternano nei ruoli di "respirante" e "sitter", sotto la supervisione di facilitatori esperti, che assistono i pazienti nel caso sia necessario un intervento.

Durante il lavoro, i partecipanti riportano le loro esperienze nella pittura dei mandala e condividono in piccoli gruppi il resoconto del loro viaggio interiore. Se necessario, si utilizzano poi altre sedute e metodi complementari per facilitare il completamento e l'integrazione dell'esperienza di *breathwork*.

Nella teoria e nella pratica, la Respirazione olotropica combina e integra vari elementi provenienti dalla psicologia del profondo, dalla moderna ricerca sulla coscienza, dalla psicologia transpersonale, dalle filosofie spirituali orientali e dalle pratiche sciamaniche dei Nativi americani. Si differenzia in modo significativo dalle forme tradizionali di psicoterapia, che usano soprattutto la parola, come la psicoanalisi e altre scuole di psicologia del profondo da essa derivate. Ha alcune caratteristiche in comune con le terapie esperienziali della psicologia umanista, quali la pratica della Gestalt e i metodi neoreichiani, centrate sull'espressione diretta delle emozioni e sul lavoro corporeo, ma la peculiarità della Respirazione olotropica è quella di utilizzare il potenziale terapeutico intrinseco degli stati di coscienza non ordinari.

Stati olotropici di coscienza

Il potere terapeutico degli stati di coscienza non ordinari, già conosciuto e utilizzato nelle antiche civiltà e nelle culture dei nativi da tempo immemorabile, è stato confermato dalla moderna ricerca sulla coscienza e dalle sperimentazioni terapeutiche condotte nella seconda metà del Ventesimo secolo. Le ricerche hanno anche dimostrato che i fenomeni che si verificano durante gli stati non ordinari di coscienza, o in associazione a essi, non sono riconducibili agli schemi concettuali attualmente usati dalla psicologia e dalla psichiatria accademiche. Poiché questo punto è fondamentale per capire la Respirazione olotropica, proseguiremo la discussione sul metodo con un'indagine sulle sfide concettuali che gli stati di coscienza non ordinari pongono non soltanto alla psichiatria, alla psicologia e alla psicoterapia, ma anche agli assunti metafisici di base della scienza occidentale.

Cominciamo con pochi commenti semantici. È nostro interesse primario in questo libro esplorare il potenziale terapeutico, trasformativo ed evolutivo degli stati di coscienza non ordinari e il loro grande valore come fonte di nuovi dati rivoluzionari sulla coscienza, sulla psiche umana e sulla natura della realtà. Da questa prospettiva il termine *stati alterati di coscienza*, comunemente usato dai clinici e dai teorici più importanti, non è appropriato, a causa della sua enfasi unilaterale sulla distorsione e sull'indebolimento del "modo giusto" di sperimentare se stessi e il mondo. (Nell'inglese colloquiale e nel linguaggio dei veterinari, il termine *alter* si usa per indicare la castrazione dei gatti e dei cani domestici.) Perfino il termine lievemente migliore *stati di coscienza non ordinari* è troppo generico, in quanto comprende un'ampia gamma di condizioni irrilevanti ai fini della nostra discussione.

La coscienza può essere profondamente cambiata da molti processi patologici: traumi cerebrali, intossicazioni con sostanze chimiche nocive, infezioni, processi degenerativi e circolatori del cervello. Tali condizioni possono sicuramente produrre profondi cambiamenti psicologici che verrebbero inclusi nella categoria degli *stati di coscienza non ordinari* e che possono essere causa dei cosiddetti "deliri banali" o delle "psicosi organiche". Le persone che delirano sono ovviamente disorientate; non sanno chi e dove siano e che giorno sia, e mostrano un funzionamento mentale significativamente danneggiato. Di solito presentano un disturbo delle funzioni intellettive e una successiva amnesia di queste esperienze. In questi casi il termine *stati alterati di coscienza* è certamente appropriato. Questi stati sono molto importanti dal punto di vista clinico, ma non sono interessanti da quello terapeutico ed euristico.

In questo libro ci focalizzeremo su un sottogruppo ampio e significativo di stati di coscienza non ordinari radicalmente diversi da quelli appena descritti, ovvero quegli stati che gli sciamani novizi sperimentano durante le loro crisi d'iniziazione e successivamente inducono nei loro clienti. Le antiche culture native li hanno usati nei riti di passaggio e nelle cerimonie terapeutiche. Inoltre li troviamo descritti dai mistici di tutte le epoche e dagli iniziati negli antichi misteri di morte e rinascita. Le procedure che li inducono sono state usate e sviluppate nel contesto delle grandi religioni del mondo: Induismo, Buddhismo, Taoismo, Islamismo, Giudaismo e Cristianesimo.

L'importanza degli stati di coscienza non ordinari per le antiche culture aborigene si riflette nella quantità di tempo ed energia che i membri di questi gruppi hanno dedicato alle *tecnologie del sacro*, cioè alle varie procedure in grado di indurli a scopo rituale e spirituale. Questi metodi combinano in modi diversi tamburi e altre forme di percussione, musica, canto, danza ritmata, variazioni del respiro a forme particolari di consapevolezza. Un isolamento sociale e sensoriale prolungato, come la permanenza in una caverna, nel deserto, nei ghiacci artici o in alta montagna, può essere uno strumento importante nell'induzione di uno stato non ordinario di questo tipo. Gli interventi fisiologici estremi utilizzati a questo scopo comprendono il digiuno, la privazione del sonno, la disidratazione, l'uso di forti depurativi e lassativi, o perfino di forti dolori, di mutilazioni corporee o di massicce emorragie. Da sempre il sistema più efficace per indurre uno stato che porti alla trasformazione e alla guarigione è stato l'uso rituale di piante psichedeliche.

Gli psichiatri tradizionali inizialmente respingevano o addirittura ridicolizzavano gli eventi rituali dei nativi come prodotti della superstizione primitiva basata sull'ignoranza e sul pensiero magico. Essi relegavano nel campo della psicopatologia gli stati non ordinari di coscienza di qualunque genere. Questa situazione è cambiata gradualmente nel corso del Ventesimo secolo, e particolarmente nella seconda metà, quando gli scienziati occidentali hanno offerto alcuni importanti contributi al cosiddetto "armamentario delle tecnologie del sacro". Psichiatri e psicologi clinici e sperimentali hanno avuto l'opportunità di acquisire un'esperienza diretta con sostanze psichedeliche chimicamente pure e con una serie di procedure di laboratorio capaci di indurre alterazioni mentali, dalla deprivazione sensoriale al biofeedback. Essi sono stati anche testimoni dell'effetto degli stati non ordinari di coscienza in varie forme di terapie esperienziali che usano il lavoro sul respiro e sul corpo, come gli approcci neoreichiani, il Rebirthing e la Respirazione olotropica. Quelli abbastanza aperti mentalmente da accettare la sfida hanno avuto la possibilità di verificare l'efficacia di questi metodi rivoluzionari e il loro grande potenziale terapeutico.

Quando ci siamo resi conto della specificità di questi particolari stati di coscienza, abbiamo fatto fatica a credere che la psichiatria contemporanea non avesse un nome e una categoria specifici per queste esperienze tanto importanti sul piano pratico e teorico. Fortemente convinti che meritassero di distinguersi dagli "stati alterati di coscienza" e di non essere considerati come manifestazioni di gravi malattie mentali, abbiamo cominciato a chiamarli *stati olotropici* (Grof, 1992). Questa parola composta significa letteralmente "orientato verso la completezza" o "che si muove verso la completezza" (dal greco *holos*, intero, e *trepein*, muoversi verso o in direzione di qualcosa). La parola *olotropico* è un neologismo, collegato al termine di uso comune *heliotropic*: la proprietà che hanno le piante di volgersi sempre nella direzione del sole.

Il nome *olotropico* suggerisce qualcosa che potrebbe risultare sorprendente per un occidentale medio: che nel nostro stato di coscienza di tutti i giorni noi ci identifichiamo soltanto con una piccola parte di chi siamo realmente e che non sperimentiamo l'estremo limite del nostro essere.

Gli stati olotropici di coscienza hanno la capacità di aiutarci a riconoscere che noi non siamo semplici "ego incapsulati nella nostra pelle", per usare le parole del filosofo e scrittore inglese Alan Watts, e che, in ultima analisi, siamo commensurabili al principio creativo cosmico stesso. O che, secondo la definizione del filosofo e paleontologo francese Pierre Teilhard de Chardin, "non siamo esseri umani che hanno esperienze spirituali, siamo esseri spirituali che hanno esperienze umane" (Teilhard de Chardin, 1975).

Questa idea sorprendente non è del tutto nuova. Nelle antiche *Upanishad* indiane, la risposta alla domanda: "Chi sono io?" è "*Tat tvam asi*", succinta sentenza sanscrita che significa letteralmente: "Tu sei quello", o "Tu sei la divinità", suggerendo che noi non siamo *namarupa* (nome e forma: corpo/io), ma che la nostra identità più profonda è situata con una scintilla divina all'interno del nostro essere più intimo (*Atman*), che è in definitiva identico al principio supremo universale (*Brahman*). E l'induismo non è l'unica religione ad avere fatto questa scoperta. La rivelazione che riguarda l'identità dell'individuo rispetto al divino è l'estremo segreto che giace nel cuore mistico di tutte le grandi tradizioni spirituali. Il nome di tale principio può quindi essere Tao, Buddha, Cristo cosmico, Allah, Grande spirito, Sila o molti altri. Le esperienze olotropiche sono potenzialmente in grado di aiutarci a scoprire la nostra vera identità e il nostro status cosmico (Grof, 1998).

La ricerca psichedelica e lo sviluppo di tecniche esperienziali intensive di psicoterapia ha spostato gli stati olotropici dal mondo dei guaritori delle culture preletterate verso la psicoterapia e la psichiatria moderne. I terapeuti aperti a questi metodi, che li hanno usati nella loro pratica, hanno confermato lo straordinario potenziale terapeutico degli stati olotropici e scoperto che il loro valore equivale a quello di una miniera di informazioni rivoluzionarie sulla coscienza, sulla psiche umana e sulla natura della realtà. Tuttavia, la comunità accademica tradizionale ha mostrato sin dall'inizio una forte resistenza a queste innovazioni radicali e non le ha accettate né come modalità di trattamento, né come una fonte di sfide critiche e concettuali.

In un certo senso, considerando la portata e la natura radicale delle revisioni concettuali che sarebbero necessarie per spiegare la vasta gamma di "fenomeni anomali" che si incontrano studiando gli stati olotropici, tanta resistenza è comprensibile. Queste straordinarie osservazioni non si possono affrontare con piccoli aggiustamenti delle teorie esistenti (definiti tecnicamente "ipotesi ad hoc"), ma richiederebbero una revisione radicale dei concetti fondamentali e degli assunti metafisici di base. Il cataclisma concettuale che ne risulterebbe sarebbe paragonabile alla rivoluzione che i fisici dovettero sostenere nei primi tre decenni del Ventesimo secolo, nel passaggio dalla fisica newtoniana a quella quantistica-relativistica. In un certo senso sarebbe la realizzazione logica del cambiamento radicale della comprensione della realtà che si è già verificato nel campo della fisica.

Descriveremo qui brevemente le sfide concettuali poste dalle esperienze e dalle osservazioni degli stati olotropici, ed evidenzieremo in che modo ci spingono a rivedere la nostra idea di coscienza e di psiche. Michael Harner, un antropologo accademico che si è sottoposto a un'iniziazione sciamanica durante le sue ricerche nella giungla amazzonica, e che pratica lui stesso lo sciamanesimo, ha ipotizzato che la psichiatria e la psicologia occidentali siano seriamente prevenute in almeno due punti significativi: esse manifestano quello che lui chiama il *pregiudizio etnocentrico e cognicentrico* (Harner, 1980).

I clinici e gli accademici ufficiali considerano l'idea della psiche umana, e della realtà sviluppata dalla scienza materialistica occidentale, come l'unica corretta, superiore a qualunque altra. Per loro la vita rituale e spirituale delle culture preindustriali appartiene alla superstizione primitiva, al pensiero magico o alla psicopatologia pura e semplice (*pregiudizio etnocentrico*). Nelle loro speculazioni teoriche prendono in considerazione soltanto esperienze e osservazioni fatte in uno stato ordinario di coscienza, e ignorano o fraintendono i dati provenienti dalla ricerca degli stati olotropici (*pregiudizio cognicentrico o pragmacentrico*).

La critica di Michael Harner solleva alcune interessanti questioni: come sarebbero la psichiatria e la psicologia se superassero il loro pregiudizio etnocentrico, ossia smettessero di patologizzare tutte le esperienze e i comportamenti che non vengono compresi nel ristretto paradigma monistico-materialistico, e trattassero con rispetto la vita rituale e spirituale delle altre culture? Quali cambiamenti si dovrebbero introdurre nella teoria e nella pratica psichiatrica se le scoperte prodotte dalle ricerche sugli stati olotropici fossero soggette a un serio esame scientifico e riconosciute per quello che sono: un'ampia gamma di "fenomeni anomali" che le attuali teorie non sono in grado di spiegare, ma che rappresentano una formidabile sfida concettuale?

Quando pratichiamo la Respirazione olotropica, conduciamo una terapia psichedelica o sosteniamo individui che stanno affrontando un'emergenza spirituale, l'impalcatura concettuale della psichiatria e della psicologia tradizionali risulta inappropriata, inefficace e controproducente. Dobbiamo utilizzare quindi la nuova idea di coscienza, di psiche, di natura e di funzione dei disturbi emotivi e psicosomatici che emerge dalla moderna ricerca sulla coscienza o, più precisamente, dallo studio degli stati olotropici di coscienza.

La nuova visione che emerge dalla ricerca sugli stati olotropici è radicale e tocca parecchie grandi categorie. Per spiegare le osservazioni tratte dalle moderne ricerche sulla coscienza, il modello di psiche attualmente utilizzato dagli psichiatri e dagli psicologi deve essere notevolmente espanso per includere nuove aree precedentemente misconosciute o mal interpretate dai circoli accademici.

A questo si associa una nuova comprensione della natura dei disturbi emotivi e psicosomatici e un riconoscimento della profondità delle loro radici, bilanciate dalla scoperta di nuovi meccanismi terapeutici e di una positiva trasformazione della personalità che opera ai livelli profondi dell'inconscio.

Probabilmente l'innovazione più eclatante emersa dallo studio degli stati olotropici sta nello spostamento dai metodi verbali a quelli esperienziali di autoesplorazione e di psicoterapia e dal ruolo di guida del terapeuta o del facilitatore all'utilizzo dell'innata intelligenza terapeutica della psiche stessa del cliente. Il riconoscimento del ruolo critico della coscienza cosmica (l'*anima mundi* di C.G. Jung) nello schema universale delle cose, e l'accettazione dell'esistenza dell'inconscio collettivo, portano logicamente alla conclusione che la ricerca spirituale basata sull'esperienza diretta è un aspetto di vitale importanza per la vita umana.

Dimensioni della psiche umana

La psichiatria e la psicologia accademiche tradizionali utilizzano un modello della psiche umana limitato alla biografia postnatale e all'inconscio individuale come viene descritto da Sigmund Freud. Secondo Freud, la nostra storia psicologica comincia dopo la nascita; il neonato è una *tabula rasa*. Il nostro funzionamento psicologico è determinato dall'interazione fra gli istinti biologici e le influenze che hanno forgiato la nostra vita da quando siamo venuti al mondo: la qualità dell'allattamento, come siamo stati abituati all'uso del vasino, i traumi psicosessuali che abbiamo subito, lo sviluppo del Super-Io, la nostra reazione al triangolo edipico, i conflitti e gli eventi traumatici degli anni successivi. Chi diventiamo e come funzioniamo psicologicamente è determinato dalla nostra storia postnatale personale e interpersonale.

Lo stesso inconscio individuale freudiano non è che un derivato della nostra storia postnatale; è il deposito di ciò che abbiamo dimenticato, rifiutato in quanto inaccettabile e quindi rimosso. Questo mondo sotterraneo della psiche, o *id* come lo chiamava Freud, è un mondo dominato dalle forze istintuali primitive. Freud ha descritto la relazione fra la psiche conscia e l'inconscio usando la famosa immagine dell'iceberg sommerso. Quello che noi pensiamo sia la totalità della psiche non è che una piccola parte, come la sezione visibile di un iceberg sopra la superficie. La psicoanalisi ha scoperto che la parte più vasta della psiche, equivalente alla parte sommersa dell'iceberg, è inconscia e che, a nostra insaputa, governa i nostri processi mentali e il nostro comportamento. Questo modello, modificato e raffinato, è stato adottato dalla psichiatria e dalla psicologia dominanti.

Nel lavoro con gli stati olotropici di coscienza indotti da sostanze psichedeliche o da altri mezzi non farmacologici, o anche che si verificano spontaneamente, questo modello si dimostra assolutamente inadeguato. Per spiegare tutti i fenomeni che si verificano in questo stato dobbiamo rivedere drasticamente la nostra comprensione delle dimensioni della psiche umana.

Oltre al *livello biografico postnatale* che condividiamo con il modello tradizionale, la nuova cartografia espansa comprende altri due importanti livelli.

Il primo di questi livelli è quello *perinatale*, così chiamato per la sua stretta connessione con il trauma della nascita biologica. Questa regione dell'inconscio contiene i ricordi di ciò che il feto ha sperimentato nelle varie fasi del parto, comprese le emozioni e le sensazioni fisiche. Questi ricordi formano quattro distinti gruppi di esperienze, ciascuno dei quali si collega a una fase del parto. Ci riferiamo a essi come alle *Matrici Perinatali di Base* (BPM I-IV).

La BPM I contiene i ricordi dello stato prenatale avanzato fino ai sintomi iniziali del parto. La BPM II si riferisce alla prima fase del parto, quando l'utero si contrae ma la cervice non è ancora dilatata. La BPM III riflette lo sforzo necessario per venire alla luce dopo la dilatazione della cervice uterina. Infine, la BPM IV conserva la memoria della venuta al mondo, della nascita vera e propria. Il contenuto di queste matrici non si limita ai ricordi fetali; ciascuna di esse rappresenta un'apertura selettiva nelle aree dell'inconscio collettivo storico e archetipico, che contengono temi di qualità esperienziale simile. Torneremo in seguito sul concetto di BPM; i lettori interessati possono trovare un esame dettagliato delle matrici perinatali di base in numerose pubblicazioni precedenti (Grof, 1975, 1987, 2000).

Il secondo livello, transbiografico, della nuova cartografia si può definire meglio come *transpersonale,* in quanto contiene le matrici di una ricca gamma di esperienze in cui la coscienza trascende i legami del corpo/io e gli abituali limiti del tempo lineare e dello spazio tridimensionale. Ciò produce un'identificazione esperienziale con altre persone, con gruppi di persone, con altre forme di vita e perfino con elementi del mondo inorganico. La trascendenza del tempo fornisce un accesso esperienziale ai ricordi ancestrali, razziali, collettivi, filogenetici e karmici.

Un'altra categoria di esperienze transpersonali ci può condurre nel regno dell'inconscio collettivo che lo psichiatra svizzero C.G. Jung ha chiamato *archetipico.* Questa regione accoglie figure mitologiche, temi e ambiti di tutte le culture e di tutte le epoche, comprese quelle di cui non abbiamo alcuna conoscenza intellettuale (Jung, 1959a). Nella sua portata più estrema, la coscienza individuale si può identificare con la Mente Universale o con la Coscienza Cosmica, il principio creativo dell'universo. Probabilmente l'esperienza più profonda a cui si può accedere direttamente negli stati olotropici è l'identificazione con il Vuoto Sovracosmico e Metacosmico (dal sanscrito *sunyata*), il Vuoto primordiale e il Nulla che è consapevole di se stesso. Il Vuoto ha una natura paradossale; è un *vacuum*, in quanto privo di forma concreta, ma è anche un *plenum*, poiché sembra contenere in potenza tutto il creato.

Tenuto conto di un modello di psiche così espanso, potremmo ora parafrasare la metafora freudiana dell'iceberg e dire che tutto quello che l'analisi freudiana ha scoperto sulla psiche rappresenta solo la punta dell'iceberg. La ricerca sugli stati olotropici ha reso possibile l'esplorazione della colossale parte sommersa dell'iceberg, che è sfuggita all'attenzione di Freud e dei suoi seguaci, con l'eccezione dei due grandi discepoli rinnegati Otto Rank e C.G. Jung. Lo psicologo Joseph Campbell, studioso di mitologia, noto per il suo incisivo humour irlandese, ha usato un'altra metafora: "Freud pesca seduto su una balena".

Un esame dettagliato del livello transpersonale, comprese le descrizioni e gli esempi di molte esperienze transpersonali, si trova in altre pubblicazioni (Grof, 1975, 1987, 2000).

Natura e funzione dei disturbi emotivi e psicosomatici

Per spiegare i disturbi emotivi e psicosomatici che non hanno base organica ("psicopatologia psicogena"), gli psichiatri tradizionali usano il modello della psiche che abbiamo appena descritto. Essi ritengono che tali condizioni abbiano origine nell'infanzia e nella fanciullezza, come risultato di traumi psicosessuali e di dinamiche interpersonali all'interno della famiglia. Sembra esserci una condivisione generale sul fatto che la profondità e la gravità dei disturbi dipendano dall'epoca in cui si è verificato il trauma originale. Di conseguenza, secondo la psicoanalisi classica, l'origine dell'alcolismo, della dipendenza da droghe e dei disturbi maniaco depressivi risale al periodo orale dello sviluppo pulsionale; la nevrosi ossessivo-compulsiva ha le sue origini nella fase anale; le fobie e la conversione isterica derivano da traumi subiti durante la fase fallica, cioè all'epoca dei complessi di Edipo e di Elettra, e così via (Fenichel, 1945). Studi successivi nel campo psicoanalitico hanno legato alcune gravi patologie, come l'autismo e le psicosi infantili simbiotiche, la personalità narcisistica e i disturbi della personalità borderline, a disturbi precoci nello sviluppo delle relazioni oggettuali (Blanck e Blanck, 1974, 1979).

Le conclusioni sopra citate sono tratte dalle osservazioni di terapeuti che usano soprattutto metodi verbali, mentre la nostra idea dei disturbi psicogeni cambia radicalmente se adoperiamo metodi che coinvolgono gli stati olotropici di coscienza, in quanto questi ultimi riguardano livelli dell'inconscio che sono fuori dalla portata della maggior parte delle terapie verbali. Le fasi iniziali di questo lavoro normalmente rivelano abbondante materiale relativo a traumi subiti nella prima infanzia e nella fanciullezza, materiale legato in modo significativo ai problemi emotivi e psicosomatici e di cui risulta essere la fonte. E quando il processo di disvelamento continua, gli strati più profondi dell'inconscio si schiudono e troviamo ulteriori radici degli stessi problemi al livello perinatale e perfino a quello transpersonale della psiche.

I diversi metodi di lavoro con gli stati olotropici, come la terapia psichedelica, la Respirazione olotropica o la psicoterapia con persone che sperimentano crisi psicospirituali spontanee, hanno dimostrato che i problemi psicosomatici ed emotivi non si possono spiegare adeguatamente se ci si limita a vederli come effetto esclusivo di eventi psicotraumatici postnatali. Il materiale inconscio a essi associato di solito forma costellazioni dinamiche a più livelli: *sistemi di esperienza condensata o sistemi COEX* (Grof, 1975, 2000). Un sistema COEX tipo consiste di molti strati di materiale inconscio che condividono emozioni o sensazioni fisiche simili; i contributi a un sistema COEX arrivano da diversi livelli della psiche. Gli strati più superficiali e di più facile accesso contengono ricordi di traumi fisici o emotivi risalenti all'infanzia, alla fanciullezza e alla vita successiva. A un livello più profondo, ogni sistema COEX è di solito collegato a un certo aspetto del ricordo della nascita, a una BPM specifica; la scelta di tale matrice dipende dalla natura delle sensazioni fisiche ed emotive coinvolte. Se il tema del sistema COEX è il vittimismo, questo corrisponderà alla BPM II, se si tratta della lotta contro un nemico potente, la connessione sarà BPM III, e così via.

Le radici più profonde dei sistemi COEX, che si trovano sotto i disturbi emotivi e psicosomatici, si estendono fino alla parte transpersonale della psiche. Essi prendono la forma di ricordi ancestrali, razziali, collettivi e filogenetici, esperienze che sembrano venire da altre vite (*ricordi di vite passate*) e di diversi motivi archetipici. Così il lavoro sulla rabbia o la predisposizione alla violenza può, a un certo punto, prendere la forma di un'identificazione esperienziale con una tigre o con una pantera nera; la radice profonda di un serio comportamento antisociale può risalire a un archetipo demoniaco; la soluzione finale di una fobia si manifesta nel rivivere o nell'integrare l'esperienza di una vita passata, e così via.

L'intera architettura dei sistemi COEX si capisce meglio con un esempio clinico. Una persona che soffre di asma psicogena può scoprire durante le sedute di *breathwork* un potente sistema COEX che si trova alla base del suo disturbo. La parte biografica di tale costellazione potrebbe riguardare il ricordo del rischio di annegamento risalente all'età di sette anni, il ricordo di essere stata più volte strangolata da un fratello maggiore fra i tre e i quattro anni, e il ricordo di una grave tosse convulsiva o della difterite intorno ai due anni. Il contributo perinatale al sistema COEX potrebbe essere l'esperienza di un soffocamento nel corso del parto dovuto al cordone ombelicale attorcigliato intorno al collo.

Una radice transpersonale di questo problema di respirazione potrebbe invece risalire all'esperienza di un'impiccagione o di uno strangolamento in una vita precedente.

Un esame dettagliato dei sistemi COEX si può trovare in molte pubblicazioni precedenti (Grof, 1975, 1987, 2000).

Meccanismi terapeutici efficaci

La psicoterapia tradizionale conosce soltanto quei meccanismi terapeutici che operano a livello del materiale biografico, come l'indebolimento dei meccanismi di difesa psicologici quando si ricorda un evento traumatico dimenticato o rimosso, ricostruendo il passato attraverso i sogni e i sintomi nevrotici, raggiungendo insight emotivi e intellettuali e attraverso l'analisi del transfert.

Come approfondiremo nel Capitolo 8, la psicoterapia che utilizza gli stati olotropici di coscienza offre in più molti meccanismi altamente efficaci per guarire e modificare la personalità, che diventano accessibili quando la regressione esperienziale raggiunge il livello perinatale e quello transpersonale.

Fra questi troviamo il rivivere ricordi traumatici risalenti all'infanzia, alla fanciullezza, alla nascita biologica e alla vita prenatale, ricordi di vite passate, l'emergere di materiale archetipico, esperienze di unione cosmica, e altro.

Strategie di psicoterapia e autoesplorazione

L'aspetto più sorprendente della moderna psicoterapia è il gran numero di scuole che sono in competizione o in disaccordo fra loro e che hanno molteplici differenze di opinione su questioni basilari, per esempio su quali sono le dimensioni della psiche umana e quali sono le forze più importanti al suo interno; perché si sviluppano i sintomi e che cosa significano; quali fra le questioni che il cliente porta in terapia sono centrali e quali meno; quali tecniche e quali strategie si potrebbero usare per correggere o migliorare il funzionamento emotivo, psicosomatico e interpersonale del cliente...

L'obiettivo delle psicoterapie tradizionali è raggiungere una comprensione intellettuale della psiche, in generale, e quella di uno specifico cliente, in particolare, quindi utilizzare questa conoscenza per sviluppare una strategia e una tecnica terapeutica efficaci. Uno strumento importante di molte psicoterapie moderne è "l'interpretazione", cioè il modo in cui il terapeuta rivela al cliente il significato "vero" o "reale" dei suoi pensieri, delle sue emozioni e dei suoi comportamenti. Questo metodo si usa soprattutto per analizzare i sogni, i sintomi nevrotici, il comportamento e perfino le azioni quotidiane apparentemente banali, come i lapsus o altri piccoli errori, i cosiddetti "atti mancati" freudiani (Freud, 1960a). Un'altra area di applicazione delle interpretazioni riguarda le dinamiche interpersonali, compreso il trasferimento di vari sentimenti e atteggiamenti inconsci sul terapeuta.

I terapeuti fanno un grosso sforzo per capire quale sia l'interpretazione più adatta in una data situazione e quale sia il momento più giusto per darla. Perfino un'interpretazione "corretta", in termini di contenuto, può presumibilmente risultare inutile o dannosa per il paziente se offerta prematuramente, cioè prima che il cliente sia pronto per ascoltarla. Una grave pecca di questo approccio alla psicoterapia è che i singoli terapeuti, specialmente quelli che appartengono a scuole differenti, attribuiscono un valore molto diverso alla stessa manifestazione o situazione psicologica, e offrono interpretazioni diverse e perfino contraddittorie.

Questa situazione è illustrata chiaramente da un aneddoto umoristico capitato a uno di noi durante il suo training psicoanalitico. Stan, in quanto psichiatra agli inizi, era in formazione presso il "Nestore" della psicoanalisi cecoslovacca, Theodor Dosužkov, presidente dell'Associazione Psicoanalitica Cecoslovacca. T. Dosužkov, quasi settantenne, era noto tra i suoi analizzandi, tutti giovani psichiatri, perché aveva la tendenza ad appisolarsi occasionalmente durante le sedute, abitudine che lo rendeva l'oggetto prediletto degli scherzi dei suoi studenti. Oltre alle sedute individuali come formatore, Dosužkov conduceva seminari nei quali i suoi studenti condividevano libri e articoli, discutevano di casi clinici e potevano fare domande sulla teoria e sulla pratica della psicoanalisi. In uno di questi seminari un partecipante fece una domanda "puramente teorica": "Che cosa succede se lo psicoanalista si addormenta durante la seduta? Se il cliente continua a fare libere associazioni, la terapia continua? O il lavoro si interrompe? Il cliente dovrebbe essere risarcito per il tempo perduto, visto che il denaro ha tanta importanza nell'analisi freudiana?"

Dosužkov non poté negare che una tale situazione si può verificare nelle sedute psicoanalitiche. Lui sapeva che gli analizzandi erano a conoscenza della sua debolezza e doveva venirne fuori con una risposta. "Può succedere," disse. "A volte uno è stanco e assonnato, ha dormito male la notte precedente, sta uscendo da un'influenza o è fisicamente esausto. Ma, se si fa questo lavoro da molto tempo, si sviluppa una sorta di sesto senso e ci si addormenta soltanto quando le cose di cui si sta parlando sono irrilevanti. Quando il cliente dice qualcosa di veramente importante, ci si sveglia e si è presenti!"

Dosužkov era anche un grande ammiratore di I.P. Pavlov, il fisiologo russo vincitore del premio Nobel che, facendo esperimenti sui cani, aveva acquisito molte informazioni sul cervello. Pavlov, che ha scritto parecchio sull'inibizione della corteccia cerebrale che si verifica durante il sonno o sotto ipnosi, ha spiegato che talvolta ci può essere un "punto di veglia" nella corteccia cerebrale inibita. Il suo esempio preferito era quello della madre che riesce a dormire in mezzo al rumore, ma si sveglia immediatamente quando sente un lamento del suo bambino. "È proprio come la situazione della madre che ci ha descritto Pavlov," spiegò Dosužkov, "una volta raggiunta una certa esperienza, si può rimanere collegati con il paziente anche da addormentati."

Ovviamente c'era qualcosa che non funzionava nella spiegazione di Dosužkov. Quello che è importante per un terapeuta, nella narrazione del paziente, dipende dalla sua formazione e dai suoi pregiudizi personali. Se il terapeuta di Stan fosse stato un seguace di Adler, di Rank o di Jung, piuttosto che di Freud, si sarebbe svegliato in momenti diversi della seduta, quando il racconto conteneva qualcosa che, a suo giudizio, era "rilevante". A causa delle grandi differenze concettuali fra le diverse scuole di psicologia del profondo, sorge spontaneamente la domanda relativa a quale di queste abbia le risposte più corrette sulla psiche umana sana e malata.

Se fosse vero che le interpretazioni corrette e puntuali sono un fattore significante in psicoterapia, ci sarebbero grandi differenze nei successi terapeutici ottenuti dalle varie scuole. I loro risultati si potrebbero riportare su una curva di Gauss; i terapeuti della scuola con una comprensione più completa della psiche, e quindi con interpretazioni più calzanti, avrebbero i risultati migliori, mentre quelli che appartengono a orientamenti con un'impostazione concettuale più imprecisa si porrebbero nella parte discendente della curva. Da quanto sappiamo, però, non esiste alcuno studio scientifico in grado di dimostrare chiaramente la superiorità di alcune scuole di psicoterapia su altre. Anzi, troviamo più differenze all'interno di uno stesso indirizzo teorico che al di fuori di esso. In ogni scuola ci sono terapeuti migliori e terapeuti peggiori. E, molto probabilmente, i risultati terapeutici hanno poco a che vedere con quello che i terapisti pensano di stare facendo: cura e tempismo nell'interpretazione, corretta analisi del transfert, o altro.

Una terapia di successo dipende da fattori che non hanno a che fare con la brillantezza intellettuale e che sono difficili da descrivere con un linguaggio scientifico. Si tratta di fattori come la "qualità umana dell'incontro" fra il terapeuta e il cliente, oppure il sentimento che prova il cliente quando si sente accettato in modo incondizionato da un altro essere umano, spesso per la prima volta nella propria vita.

La mancanza di una teoria psicoterapica accettata da tutti e di un accordo generale sulla pratica terapeutica è davvero sconcertante. In queste condizioni un cliente che abbia un disturbo emotivo o psicosomatico, per scegliere la scuola giusta, può soltanto lanciare una monetina. Ogni scuola dà una diversa spiegazione del problema che viene portato in terapia e propone come soluzione una tecnica diversa. Allo stesso modo, quando un terapeuta agli inizi sceglie una scuola di formazione, questa scelta ci dice più cose sulla sua personalità che sul valore della scuola stessa.

È interessante vedere come la terapia con gli stati olotropici di coscienza possa aiutarci a eliminare i dilemmi legati a tale situazione. L'alternativa insita in questo metodo conferma realmente alcune idee sul lavoro terapeutico già evidenziate da C.G. Jung. Secondo Jung è impossibile raggiungere una comprensione intellettuale della psiche e farne quindi derivare una tecnica da utilizzare in psicoterapia. Come Jung ha osservato negli ultimi anni della sua vita, la psiche non è un prodotto del cervello e non ha sede nel cranio; essa è il principio creatore e generatore del cosmo (*anima mundi*) che permea tutta la nostra esistenza; la psiche individuale di ciascuno di noi è intrisa di questa matrice cosmica insondabile.

L'intelletto è una funzione parziale della psiche e può aiutarci a trovare un orientamento nella vita quotidiana, ma non è in grado di comprendere e manipolare la psiche.

Un bellissimo passaggio de *I Miserabili* di Victor Hugo recita: "C'è uno spettacolo più grandioso del mare, ed è il cielo; c'è uno spettacolo più grandioso del cielo, ed è l'interno di un'anima". Jung era consapevole del fatto che la psiche è un mistero profondo e vi si avvicinava con grande rispetto. Gli era chiaro che la psiche è infinitamente creativa e che non potesse essere descritta da una serie di formule da usare poi per correggere i processi psicologici dei clienti. Egli suggerì quindi una strategia terapeutica alternativa che si differenziava in modo significativo dall'uso di costruzioni intellettuali e di interventi esterni.

Secondo Jung ciò che uno psicoterapeuta può fare è creare un ambiente favorevole alla trasformazione psicospirituale; questo "contenitore" si può paragonare al vaso ermetico che rende possibili i processi alchemici. Il passo successivo è quello di offrire un metodo che medi il contatto fra l'Io conscio e un'altra parte del cliente, il Sé. Uno degli strumenti utilizzati da Jung a questo proposito era l'*immaginazione attiva*, ovvero la continuazione del sogno nello studio dell'analista (Jung, 1961; Franz, 1997). La comunicazione fra l'Io e il Sé passa soprattutto attraverso il linguaggio simbolico. In questo tipo di lavoro la guarigione non è il risultato di brillanti intuizioni o di interpretazioni del terapeuta; il processo terapeutico viene guidato dall'interno tramite il Sé. Nella concezione junghiana il Sé rappresenta l'archetipo centrale dell'inconscio collettivo e la sua funzione consiste nel condurre l'individuo verso l'ordine, l'organizzazione e l'unità. Jung si riferisce a questo movimento verso un'unità superiore come al *processo di individuazione*. L'uso degli stati olotropici a scopo terapeutico e di autoesplorazione conferma essenzialmente le prospettive junghiane e segue la stessa strategia. I facilitatori creano un ambiente protettivo e accogliente, che facilita l'ingresso del cliente in uno stato olotropico. Quando questo avviene, il processo di guarigione è guidato dall'interno dalla stessa intelligenza terapeutica del cliente e il compito dei facilitatori è quello di sostenere quanto sta avvenendo.

Tale processo attiva automaticamente il materiale inconscio che possiede una forte carica emozionale e che è disponibile per essere elaborato il giorno della seduta. Questo risparmia ai facilitatori l'impossibile compito di scegliere che cosa sia "rilevante" e che cosa no, compito che affligge le terapie verbali. I facilitatori si limitano a favorire quello che emerge spontaneamente, e che si manifesta di attimo in attimo, fiduciosi nel fatto che il lavoro è guidato da un'intelligenza che supera la competenza intellettuale che si può raggiungere in un percorso formativo di qualunque scuola di psicoterapia.

Il ruolo della spiritualità nella vita umana

Il materialismo monistico è la corrente filosofica principale della scienza occidentale. Varie discipline scientifiche hanno descritto la storia dell'universo come la storia dello sviluppo della materia e hanno accettato come reale solo quello che si può misurare o quantificare. La vita, la coscienza e l'intelligenza sono visti più o meno come sottoprodotti accidentali dei processi materiali. I fisici, i biologi e i chimici riconoscono l'esistenza di dimensioni della realtà che non sono accessibili ai nostri sensi, ma studiano solo quelle che hanno una natura fisica, e che si possono esplorare con strumenti che rappresentano l'estensione dei nostri sensi, come i microscopi, i telescopi e altri speciali mezzi di registrazione.

In un universo così configurato, non c'è posto per alcun tipo di spiritualità. L'esistenza di Dio, l'idea che ci siano dimensioni invisibili di realtà abitate da esseri immateriali, la possibilità che la coscienza sopravviva dopo la morte, il concetto di reincarnazione e di karma sono stati relegati nei libri di fiabe o nei manuali di psichiatria. Da un punto di vista psichiatrico, prendere sul serio queste cose equivale a essere ignoranti, inconsapevoli delle scoperte della scienza, superstiziosi e soggetti al pensiero magico primitivo. Se a credere in un dio o in una dea è una persona intelligente, la cosa è vista come il segno che non ha ancora rielaborato le immagini infantili dei genitori come esseri onnipotenti. E le esperienze dirette di realtà spirituali sono considerate come manifestazioni di gravi malattie mentali: le psicosi.

Lo studio degli stati olotropici ha gettato nuova luce sul problema della spiritualità e della religione. La chiave di questa nuova comprensione sta nella scoperta che in questi stati è possibile confrontarsi con molteplici esperienze che sono molto simili a quelle che hanno ispirato le grandi religioni del mondo: visioni di Dio e di vari esseri divini o demoniaci, incontri con entità incorporee, episodi di morte e rinascita psicospirituale, visite all'Inferno e al Paradiso, esperienze di vite passate e molte altre. La ricerca moderna ha dimostrato, al di là di ogni dubbio, che queste esperienze non sono il prodotto di processi patologici a carico del cervello, ma manifestazioni di materiale archetipico proveniente dall'inconscio collettivo e, di conseguenza, sono fattori normali ed essenziali della psiche umana. Questi elementi mitici sono ontologicamente reali, hanno un'esistenza oggettiva, anche se vi si accede per via intrapsichica, durante un processo di introspezione e di autoesplorazione esperienziale. Gli junghiani definiscono questo livello *immaginale*, per distinguere le esperienze transpersonali dai prodotti immaginari della fantasia individuale e dalla psicopatologia.

Henri Corbin, lo studioso, filosofo e mistico francese che ha usato per primo il termine *mundus imaginalis*, ha tratto questo concetto dallo studio della letteratura mistica islamica (Corbin, 2000). I teosofi islamici chiamano "mondo immaginale" quel luogo dove ogni cosa che esiste nel mondo sensoriale ha il suo analogo, *'alam al-mithal*, o "l'ottavo clima", per distinguerlo dai "sette climi", ovvero le regioni della geografia islamica tradizionale. Il mondo immaginale ha un'estensione, ha dimensioni, forme e colori, ma questi non sono percepibili ai nostri sensi come se fossero proprietà di oggetti fisici. Tuttavia questo mondo è del tutto ontologicamente reale ed è soggetto alla conferma unanime degli altri, così come il mondo materiale che viene percepito dagli organi di senso.

Tenendo conto di queste osservazioni, la feroce battaglia che la scienza e la religione hanno combattuto negli ultimi secoli appare ridicola e inutile. Una scienza e una religione autentiche non sono in competizione per lo stesso territorio; esse rappresentano due approcci all'esistenza che sono complementari e non alternativi. La scienza studia i fenomeni del mondo materiale, il regno del misurabile e del quantificabile, mentre la spiritualità e la religione pura traggono la loro ispirazione dalla conoscenza esperienziale del mondo immaginale, per come si manifesta negli stati olotropici di coscienza. Il conflitto apparente fra religione e scienza risente di un reciproco equivoco di base. Come ha precisato Ken Wilber, non può esserci un conflitto possibile fra scienza e religione se questi due campi sono compresi e praticati nel modo corretto. Se c'è un conflitto, siamo chiaramente di fronte a una "falsa scienza" e a una "falsa religione".

L'incompatibilità apparente è dovuta al fatto che entrambe fraintendono seriamente l'una la posizione dell'altra e che probabilmente forniscono una versione falsata della loro disciplina (Wilber, 1982).

L'unica iniziativa scientifica che può esprimere un giudizio valido e rilevante sulle questioni spirituali è la ricerca sulla coscienza che studia gli stati olotropici, poiché richiede una conoscenza intima dell'ambito immaginale. Nel suo saggio pionieristico, *Paradiso e inferno*, Aldous Huxley suggerisce che concetti come inferno o paradiso rappresentino realtà soggettive, sperimentate in modo molto convincente durante gli stati di coscienza non ordinari indotti da sostanze psichedeliche, come l'LSD o la mescalina, o tramite potenti tecniche non farmacologiche (Huxley,1959).

L'apparente conflitto fra scienza e religione si basa sulla credenza erronea che queste dimore dell'Aldilà siano localizzate in un universo fisico: la Volta Celeste nello spazio interstellare, il Paradiso da qualche parte in una località nascosta sulla superficie del nostro pianeta e l'Inferno al centro della terra.

Gli astronomi hanno usato apparecchiature estremamente sofisticate, come il telescopio spaziale Hubble, per esplorare e mappare con precisione l'intera volta celeste. I risultati di questi sforzi, che naturalmente non hanno portato a trovare Dio o il paradiso pieno di santi e di angeli che suonano l'arpa, sono stati riportati come la prova che queste realtà spirituali non esistono.

Allo stesso modo, nel catalogare e mappare ogni acro della superficie del pianeta, gli esploratori e i geografi hanno trovato molte aree ricche di straordinarie bellezze naturali, ma nessuna di queste coincideva con le descrizioni dei paradisi che si trovano nei testi sacri delle varie religioni. I geologi hanno scoperto che il nucleo del nostro pianeta è fatto di strati di nichel e ferro allo stato solido e allo stato liquido e che la sua temperatura supera quella della superficie del sole. Di sicuro non si tratta di una collocazione plausibile per le caverne di Satana.

Gli studi moderni sugli stati olotropici hanno fortemente comprovato le intuizioni di Huxley e hanno dimostrato che Volta Celeste, Paradiso e Inferno sono ontologicamente reali: essi rappresentano importanti stati di coscienza ben distinti fra loro, che tutti gli esseri umani possono sperimentare, in certe circostanze, nel corso della vita. Visioni celestiali, paradisiache e infernali fanno normalmente parte dello spettro esperienziale che comprende i viaggi psichedelici interiori, gli stati di quasi-morte, le esperienze mistiche, le crisi di iniziazione sciamanica e altri tipi di "emergenza spirituale". Gli psichiatri spesso sentono dai loro pazienti racconti su Dio, sull'Inferno, sul Paradiso, su esseri archetipici divini o demoniaci e sulla morte e rinascita psicospirituale. Tuttavia, a causa del loro modello di psiche inadeguato e superficiale, prendono queste esperienze per manifestazioni di malattia mentale, provocata da un processo patologico dall'eziologia sconosciuta. Non capiscono che le matrici di tali esperienze si trovano nei recessi della psiche inconscia di tutti gli esseri umani.

Un aspetto stupefacente delle esperienze transpersonali che si verificano negli stati olotropici di vario tipo consiste nel fatto che il loro contenuto può derivare dalle mitologie di tutte le culture del mondo, comprese quelle di cui l'individuo non ha alcuna conoscenza intellettuale. C.G. Jung lo ha dimostrato per i sogni e per le esperienze psicotiche dei suoi pazienti e, sulla base delle sue osservazioni, ha compreso che la psiche umana non ha accesso soltanto all'inconscio individuale freudiano, ma anche all'inconscio collettivo, una sorta di magazzino dell'intera eredità culturale dell'umanità. La conoscenza della mitologia comparata rappresenta qualcosa di più di un semplice interesse personale o di un esercizio accademico. È una guida utile e importante per chiunque abbia a che fare con la terapia esperienziale e con l'autoesplorazione, ed è uno strumento indispensabile per chi li sostiene e li accompagna in questi viaggi (Grof, 2006a e b).

Le esperienze che hanno origine nei livelli più profondi della psiche, nell'inconscio collettivo, hanno una qualità che Jung chiama *numinosità*. La parola *numinoso* è relativamente neutra ed è quindi preferibile ad altre espressioni di tipo religioso, mistico, magico, santo o sacro, che vengono spesso usate in contesti problematici e sono facilmente equivocabili. Il termine numinosità, usato in relazione alle esperienze transpersonali, descrive la percezione diretta della loro straordinaria natura.

Queste esperienze comunicano in modo molto convincente l'appartenenza a un ordine superiore della realtà, un ambito sacro e radicalmente differente dal mondo materiale.

Considerata la realtà ontologica del livello immaginale, la spiritualità è una dimensione naturale e molto importante della psiche umana e la ricerca spirituale è un tentativo legittimo e pienamente giustificato. Tuttavia è necessario sottolineare che tutto ciò si applica alla spiritualità genuina, basata sull'esperienza personale, e non rappresenta un sostegno per le ideologie e i dogmi delle religioni organizzate. Per evitare fraintendimenti ed equivoci, che in passato hanno alterato molte discussioni di questo tipo, è di vitale importanza fare una distinzione chiara fra spiritualità e religione.

La spiritualità si basa su esperienze dirette di dimensioni numinose della realtà normalmente invisibili, che diventano accessibili negli stati olotropici di coscienza. Per entrare in contatto con il divino non ci vuole un luogo speciale o delle persone nominate ufficialmente allo scopo. I mistici non hanno bisogno di chiese o templi: il contesto in cui essi sperimentano le dimensioni sacre della realtà, compresa la propria divinità, riguarda i loro corpi e la natura. E invece che di preti officianti, hanno bisogno del supporto di un gruppo di giovani ricercatori o della guida di un maestro che sia più avanti di loro nel viaggio interiore.

Le esperienze spirituali dirette si palesano in due forme differenti. La prima, ossia l'esperienza del *divino immanente*, coinvolge in modo sottile, ma trasforma in modo profondo la percezione del mondo della realtà quotidiana. Chi vive questa forma di esperienze spirituali vede le persone, gli animali e gli oggetti inanimati come manifestazioni luminose di un campo unificato di energia creativa cosmica e comprende che i confini fra questi sono illusori e irreali. Questa è un'esperienza diretta di Dio nella natura, oppure di Dio in quanto natura. Facendo un'analogia con la televisione, questa esperienza si potrebbe assimilare a una situazione in cui l'immagine in bianco e nero cambi immediatamente in una vivace immagine a colori. Come nell'esperienza del divino immanente, i tratti dell'immagine televisiva rimangono gli stessi, ma sono radicalmente potenziati dall'aggiunta di una nuova dimensione.

La seconda forma di esperienza spirituale, l'esperienza del *divino trascendente*, si riferisce alla manifestazione di luoghi ed esseri archetipici che non sono percepibili nello stato di coscienza in cui ci troviamo tutti i giorni. In questo tipo di esperienza spirituale, elementi completamente nuovi sembrano "schiudersi" o "spiegarsi" (per rubare le parole a David Bohm) da un altro ordine o livello di realtà. Se torniamo alla precedente analogia con la televisione, sarebbe come scoprire che esistono altri canali, diversi da quello che stavamo guardando prima.

La spiritualità coinvolge un tipo particolare di relazione fra l'individuo e il cosmo ed è, nella sua essenza, un affare privato e personale. Al confronto, una religione organizzata è un'attività di gruppo istituzionalizzata che si svolge in una località designata, tempio o chiesa che sia, e coinvolge una serie di funzionari incaricati che potrebbero avere o no esperienze personali di realtà spirituali. Quando una religione si organizza, spesso perde completamente il contatto con la sua fonte spirituale e diventa un'istituzione secolare che sfrutta i bisogni spirituali dell'umanità senza soddisfarli.

Le religioni organizzate tendono a creare sistemi gerarchici che puntano al conseguimento del potere, del controllo, della politica, del denaro, dei beni e di altri valori mondani. In simili circostanze la gerarchia religiosa, di norma, non gradisce o scoraggia le esperienze spirituali dirette dei suoi membri, perché tali esperienze favoriscono l'indipendenza e non possono essere efficacemente controllate. In questi casi, una vita spirituale autentica continua solo fra i mistici, negli ordini monastici e nelle sette delle religioni coinvolte. Chi sperimenta il divino immanente o trascendente si apre alla spiritualità che trova nelle correnti mistiche o negli ordini monastici delle grandi religioni del mondo, non necessariamente nelle loro istituzioni ufficiali.

Una profonda esperienza mistica tende ad annullare i confini fra le religioni e rivela profonde connessioni fra loro, mentre il dogmatismo delle religioni organizzate tende a sottolineare le differenze fra i vari credi e genera antagonismo e ostilità.

Non c'è dubbio che i dogmi delle religioni organizzate siano generalmente in conflitto con la scienza, se quest'ultima utilizza il modello materialistico e meccanicistico o se è ancorata ai paradigmi emergenti. Tuttavia la situazione è molto diversa se pensiamo al misticismo autentico, che si basa sulle esperienze spirituali. Le grandi tradizioni mistiche hanno accumulato enormi conoscenze sulla coscienza umana e sulle questioni dello spirito usando un metodo simile a quello usato dagli scienziati per acquisire informazioni sul mondo materiale. Parliamo di una metodologia che serve per indurre le esperienze transpersonali, per raccogliere sistematicamente i dati e che si sottopone a una conferma generale.

Le esperienze spirituali, come ogni altro aspetto della realtà, possono essere soggette a studi attenti e senza pregiudizi e si possono esaminare scientificamente. Non c'è niente di ascientifico in uno studio rigoroso e senza preconcetti dei fenomeni transpersonali e delle sfide che presentano alla comprensione materialistica del mondo. Soltanto un approccio di questo tipo può risolvere la questione critica sullo stato ontologico delle esperienze mistiche: rivelano verità profonde su alcuni aspetti fondamentali dell'esistenza, come sostengono diversi sistemi della Filosofia perenne, o sono prodotti della superstizione, della fantasia o della malattia mentale come li vede la scienza materialistica occidentale?

La psichiatria occidentale non fa alcuna distinzione fra un'esperienza mistica e un'esperienza psicotica e le considera entrambe come manifestazioni di malattia mentale. Nel suo rifiuto della religione, essa non fa alcuna differenza fra le credenze popolari primitive e le interpretazioni letterali e fondamentaliste delle scritture sacre, le sofisticate tradizioni mistiche e le grandi filosofie spirituali orientali basate su secoli di sistematica esplorazione introspettiva della psiche. La moderna ricerca sulla coscienza ha fornito una chiara prova dell'esistenza oggettiva del livello immaginale e ha quindi convalidato i principali assunti metafisici della visione mistica del mondo, delle filosofie spirituali orientali e perfino di certe credenze delle culture native.

La natura della realtà: psiche, cosmo e coscienza

Alcune osservazioni derivanti dallo studio degli stati olotropici sono così radicali che non soltanto sfidano la teoria e la pratica della psichiatria, della psicologia e della psicoterapia, ma minano alcuni dei fondamenti della scienza occidentale. Nessuna di queste sfide concettuali è più drastica e ampia delle nuove intuizioni che riguardano la natura della coscienza e la sua relazione con la materia. Secondo le neuroscienze occidentali la coscienza è un epifenomeno della materia, un sottoprodotto dei complessi processi neurofisiologici che si verificano nel cervello e, di conseguenza, è vista come una parte inseparabile e intrinseca del corpo. La moderna ricerca sulla coscienza, negli ultimi cinquant'anni, ha messo profondamente in dubbio queste ipotesi.

Pochi, e tra questi diversi scienziati, sono coscienti del fatto che non abbiamo alcuna prova che la coscienza sia davvero prodotta nel cervello e dal cervello. Non c'è alcun dubbio che esista un'estesa dimostrazione clinica e sperimentale sulle significative correlazioni e interconnessioni fra l'anatomia, la fisiologia e la biochimica del cervello, da una parte, e gli stati di coscienza, dall'altra. Costituisce comunque un importante salto logico l'inferire dai dati disponibili che queste correlazioni rappresentano una prova del fatto che il cervello è davvero la fonte della coscienza. Una deduzione simile sarebbe l'equivalente della conclusione che un programma Tv è il frutto di un set televisivo perché c'è una stretta correlazione fra il funzionamento, o il malfunzionamento, dei suoi componenti e la qualità del suono e della fotografia. Da questo esempio risulta ovvio che la stretta relazione fra attività cerebrale e coscienza non esclude la possibilità che il cervello faccia da mediatore della coscienza, ma che non ne sia il generatore. La ricerca sugli stati olotropici ha accumulato ampie prove riguardo a questa ipotesi.

Non esistono teorie scientifiche che spieghino come la coscienza venga generata da processi materiali, e nessuno ha la minima idea di come una cosa simile potrebbe accadere. Il divario tra coscienza e materia è così estremo che è difficile immaginare come potrebbe essere colmato. A dispetto della mancanza di una prova convincente che la coscienza sia un epifenomeno della materia, questo assunto metafisico di base rimane però uno dei miti dominanti della scienza materialistica occidentale. Mentre non esiste alcuna prova scientifica del fatto che il cervello generi la coscienza, esistono numerose informazioni che indicano come la coscienza, in alcuni casi, funzioni indipendentemente dal cervello e dal mondo della materia.

Negli stati olotropici la nostra coscienza può andare molto oltre il confine del corpo/io e può ottenere precise informazioni su vari aspetti del mondo materiale che non abbiamo ottenuto nel corso di una vita attraverso la mediazione degli organi di senso. Abbiamo già menzionato l'esperienza di rivivere la nascita, i ricordi prenatali e il concepimento. Nelle esperienze transpersonali la nostra coscienza può identificarsi con altre persone, con membri di varie specie del regno animale, dai primati agli organismi monocellulari, con le piante e perfino con i materiali e i processi inorganici. Possiamo anche trascendere il tempo lineare e sperimentare realistiche sequenze ancestrali, razziali, karmiche e filogenetiche, nonché episodi provenienti dall'inconscio collettivo.

Le esperienze transpersonali non soltanto forniscono informazioni nuove e accurate su vari aspetti del mondo materiale, compresi quelli che ci sono ignoti, ma anche su figure e ambiti del livello archetipico dell'inconscio collettivo. Possiamo fare da testimoni o addirittura partecipare a episodi di altre culture del mondo e di altri periodi storici che vengono ritratti con accuratezza in ogni dettaglio. È assurdo attribuire a una patologia ancora sconosciuta che affligge il cervello questa vasta gamma di esperienze, che ritraggono con cura vari aspetti del presente e del passato del mondo materiale e figure, ambiti e temi del mondo mitologico.

La prova più convincente che la coscienza non è il prodotto del cervello e che può funzionare indipendentemente da esso deriva da una giovane disciplina scientifica: la tanatologia, ossia lo studio della morte e dei moribondi. È ormai un fatto stabilito, confermato da molte osservazioni indipendenti, che la coscienza disincarnata, in situazioni di quasi-morte, sia in grado di osservare accuratamente l'ambiente e diversi luoghi ed eventi vicini e lontani. Gli individui che sono clinicamente morti (cioè che sono in uno stato di morte cardiaca e perfino di morte cerebrale) possono osservare dall'alto i loro corpi e le procedure di soccorso e "viaggiare" liberamente in altri punti dello stesso edificio o in luoghi lontani. Ricerche indipendenti hanno ripetutamente confermato l'accuratezza delle osservazioni fatte dalla coscienza disincarnata (Ring e Valarino, 1998; Sabom, 1982, 1998).

Tali esperienze ricordano in modo straordinario le descrizioni del *corpo bardo* che si trova nel *Libro tibetano dei morti* (*Bardo Thödol*). Questo famoso testo sacro afferma che, dopo aver perso i sensi per la paura nel *Chönyid Bardo*, la persona morente si risveglia nel *Sidpa Bardo* in una nuova forma: il *corpo bardo*. Questo corpo differisce da quello grossolano della vita di tutti i giorni. Non è composto di materia e ha molte qualità di pregio, come il potere del movimento senza impedimenti, l'abilità di penetrare attraverso gli oggetti solidi e la capacità di percepire il mondo senza la mediazione dei sensi. Chi esiste in forma di *corpo bardo* può viaggiare istantaneamente in ogni posto della terra e perfino andare sul Monte Meru, la montagna cosmica sacra. Solo due posti non sono accessibili a questa forma: il grembo materno e Bodh Gaya, chiari riferimenti a lasciare lo stato *bardo* al tempo del concepimento o dell'illuminazione (Evans-Wentz,1957).

Un ampio studio condotto da Ken Ring e dai suoi colleghi ha aggiunto una dimensione affascinante a queste osservazioni: i ciechi congeniti per ragioni organiche, che non hanno mai visto nulla nella loro vita, riescono a percepire l'ambiente nel momento in cui la coscienza si stacca dal corpo, in situazioni di grande pericolo. La veridicità di molte di queste visioni è stata confermata unanimemente; Ring riferisce di tali visioni come di OBE (*Out of Body Experiences*, esperienze extracorporee) veritiere (Ring e Valarino, 1998; Ring e Cooper, 1999). I particolari ambientali, accuratamente percepiti dalla coscienza disincarnata dei soggetti ciechi, vanno dai dettagli delle apparecchiature elettriche sul soffitto della camera operatoria ai dintorni dell'ospedale osservati dall'alto. La moderna ricerca tanatologica ha così confermato un importante aspetto delle classiche descrizioni delle OBE, che si trovano nella letteratura spirituale e nei testi filosofici.

Le OBE autentiche non si limitano alle situazioni di pre-morte. Le abbiamo spesso osservate in persone che attraversano una crisi spirituale ("emergenza spirituale") oppure nei partecipanti ai seminari di Respirazione olotropica. Alcuni di questi individui potevano osservare il gruppo dall'alto e potevano descrivere il comportamento insolito di alcuni dei suoi membri, nonostante stessero essi stessi respirando a occhi chiusi. A volte, la coscienza di alcuni lasciava l'edificio ed esplorava l'ambiente dall'alto o viaggiava verso luoghi remoti e osservava quegli eventi. Talvolta queste visioni dall'alto apparivano nei loro mandala.

Queste osservazioni dimostrano al di là di ogni ragionevole dubbio che la coscienza non è un prodotto del cervello e, di conseguenza, non è un epifenomeno della materia. Piuttosto è una partner a pari livello della materia o, magari, di rango superiore. Le matrici di molte delle suddette esperienze chiaramente non sono contenute nel cervello, ma sono immagazzinate in campi immateriali o nel campo della coscienza stessa. La difficile arte di trovare modelli per l'esperienza transpersonale annovera fra i suoi autori più promettenti David Bohm e l'idea dell'*ordine implicito* (Bohm, 1980), Rupert Sheldrake e il concetto di *campi morfogenetici* (Sheldrake, 1981, 1988), Ervin Laszlo e l'ipotesi relativa al *campo psi* o *campo akashico* (Laszlo, 1993, 2004).

Capitolo 3

Elementi essenziali della Respirazione olotropica

La teoria e la pratica della Respirazione olotropica si basano sulle osservazioni della moderna ricerca nel campo della coscienza, di cui abbiamo parlato nel Capitolo 2, e sulle rivoluzionarie intuizioni che queste osservazioni hanno generato in relazione alla psiche umana sana e malata. Questo metodo di terapia e autoesplorazione fonde in sé alcuni semplici strumenti per indurre stati olotropici di coscienza, quali l'accelerazione del respiro, la musica evocativa e il lavoro corporeo rilassante, e utilizza il potere trasformativo e terapeutico di questi stati.

La Respirazione olotropica fornisce un accesso ai territori biografico, perinatale e transpersonale dell'inconscio, quindi alle profonde radici psicospirituali del disagio emotivo e psicosomatico. Rende inoltre disponibili i potenti meccanismi di guarigione e di trasformazione della personalità che operano a questi livelli della psiche. Il processo di autoesplorazione e terapia della Respirazione olotropica è spontaneo e autonomo. Più che essere guidato da un terapeuta che segue i principi di una particolare scuola di psicoterapia, è gestito dall'intelligenza terapeutica interna del respirante.

Tuttavia, le più recenti e rivoluzionarie scoperte sulla coscienza e sulla psiche risultano nuove soltanto per la psichiatria e la psicologia moderne, perché nel corso della storia sono state parti integranti della vita rituale e spirituale di molte culture antiche e indigene, e delle loro pratiche di guarigione. Rappresentano quindi una riscoperta, una verifica e una moderna riformulazione di saggezza e procedure antiche, alcune delle quali risalgono agli albori della storia dell'umanità. Come vedremo, lo stesso vale per i principali elementi utilizzati nella Respirazione olotropica: respirazione, musica strumentale, canto, lavoro con il corpo, disegno di mandala e altre forme di espressione artistica. Tutti elementi usati da tempo immemore nelle pratiche sacre delle culture più antiche.

Il potere terapeutico del respiro

Nelle società arcaiche e preindustriali, il respiro e la respirazione hanno giocato un ruolo particolarmente importante nella cosmologia, nella mitologia e nella filosofia, ma sono stati anche uno strumento di rilievo nelle pratiche rituali, spirituali e di guarigione. Le tecniche di respirazione sono state impiegate, in molti periodi storici e in molte culture diverse, per indurre stati olotropici di coscienza a fini religiosi o terapeutici. Dagli albori della storia, quasi ogni importante sistema psicospirituale che ha cercato di comprendere la natura umana ha visto il respiro come un collegamento cruciale tra il mondo materiale, il corpo umano, la psiche e lo spirito. Un dato che si riflette chiaramente nelle parole che in molte lingue vengono utilizzate per "respiro".

Nella letteratura indiana antica, per esempio, il termine *prana* non significava soltanto aria e respiro a livello fisico, ma anche l'essenza sacra della vita. In modo simile, nella medicina tradizionale cinese, la parola *chi* si riferisce, oltre che all'aria che immettiamo nel corpo attraverso i polmoni, all'essenza cosmica e all'energia vitale. In Giappone, il termine corrispondente è *ki*. Il ki gioca un ruolo di estrema importanza nelle pratiche spirituali e nelle arti marziali giapponesi. Nell'antica Grecia, la parola *pneuma* significava sia aria e respiro sia spirito o essenza vitale. I Greci consideravano anche il respiro strettamente correlato alla psiche, tanto che il termine *phren* era utilizzato per indicare sia il diaframma, il più grande muscolo coinvolto nella respirazione, sia la mente (come risulta evidente nel termine *schizophrenia*, letteralmente *mente divisa*). Nell'antica tradizione ebraica, il termine *ruach* era usato per descrivere tanto il respiro quanto lo spirito creativo, considerati identici. La citazione che segue, dal libro della *Genesi*, mostra la stretta relazione tra Dio, respiro e vita: "Allora il Signore Dio plasmò l'uomo [in ebraico *adam*] con polvere del suolo e soffiò nelle sue narici un alito di vita, e l'uomo divenne un essere vivente". In latino il respiro e lo spirito avevano lo stesso nome: *spiritus*. Analogamente, nelle lingue slave, i due concetti condividono la stessa radice.

Nella medicina e nella tradizione hawaiana autoctone (*kazaka maoli lapa'au*), il termine *ha* indica lo spirito divino, il vento, l'aria e il respiro. Lo troviamo nel popolare saluto hawaiano *aloha*, un'espressione usata in molte occasioni e contesti diversi. In genere viene tradotta come "presenza (*alo*) del Respiro divino (*ha*)".

Il suo contrario, *ha'ole*, che letteralmente significa "senza fiato" o "privo di vita", è un termine che gli indigeni hanno applicato agli stranieri di pelle bianca fin dall'arrivo dell'infame capitano britannico James Cook nel 1778. Gli sciamani hawaiani Kahuna, "Custodi del Segreto", usano gli esercizi di respirazione per generare energia spirituale (*mana*).

Da secoli si sa che è possibile influenzare la coscienza con le tecniche di respirazione. Le procedure utilizzate a questo scopo in varie culture arcaiche non occidentali sono molte e diverse: dalla drastica interferenza con la respirazione ai più sottili e sofisticati esercizi messi a punto da varie tradizioni spirituali. La forma originaria di battesimo praticata dagli Esseni prevedeva, per esempio, l'immersione forzata dell'iniziato in acqua per un consistente lasso di tempo. Ne risultava una potente esperienza di morte e rinascita. In altri gruppi, i neofiti venivano quasi soffocati con il fumo, con lo strangolamento o con la compressione delle carotidi.

Si possono indurre profonde alterazioni della coscienza sia estremizzando il ritmo respiratorio in un senso o nell'altro (cioè con l'iperventilazione, ma anche trattenendo il respiro per un tempo prolungato) sia alternando tra loro modalità di respiro diverse. Metodi molto sofisticati di questo genere sono presenti nell'antica scienza indiana del respiro, il *pranayama*. Lo scrittore americano William Walker Atkinson, che esercitò un'importante influenza nel movimento spirituale e filosofico dell'ultimo decennio del Diciannovesimo secolo, pubblicò con lo pseudonimo di Yogi Ramacharaka un trattato generale sulla scienza induista del respiro (Ramacharaka, 1903). Tecniche specifiche, che contemplano tanto una respirazione forzata quanto il respiro trattenuto, sono presenti anche in vari esercizi di Yoga Kundalini, nel Siddha Yoga, nel Vajrayana tibetano, nelle pratiche Sufi, nella meditazione taoista e in quella buddhista di Burma, come in molte altre forme di meditazione. Indirettamente, la profondità e il ritmo della respirazione risultano intensamente influenzati anche da rappresentazioni artistiche rituali quali la danza delle scimmie di Bali (*ketjak*), la musica gutturale del popolo eschimese degli Inuit, il canto dei mantra *bhajan* e *kirtan* della tradizione induista o i rituali mistici *dhikr* del sufismo islamico.

Tecniche più raffinate, che comportano una consapevolezza particolare del respiro piuttosto che l'alterazione della sua dinamica, occupano un posto di rilievo tra le pratiche spirituali del Buddhismo. *L'Anāpānasati*, per esempio, che in lingua pali significa letteralmente "consapevolezza del respiro" (da *anāpāna*, inspirazione ed espirazione, e *sati*, consapevolezza), è una forma elementare di meditazione insegnata dal Buddha, che imperniava l'insegnamento dell'*anāpāna* sulla sua esperienza del respiro come strumento per raggiungere l'illuminazione. Per questo sottolineava quanto fosse importante non soltanto prestarvi attenzione, ma anche utilizzarlo come strumento per raggiungere la consapevolezza di tutto il corpo e di tutta l'esperienza personale. Secondo l'*Anāpānasati Sutta* (*sutra*), la pratica di questa forma di meditazione porta all'eliminazione di tutte le contaminazioni (*kilesa*), mentre il Buddha insegnava come la pratica sistematica dell'*anāpānasati* fosse in grado di condurre alla liberazione finale (*nirvana* o *nibbāna*).

Nell'approccio scientifico materialista, il respiro ha perso il suo significato sacro ed è stato spogliato della connessione con psiche e spirito. La medicina occidentale lo ha ridotto a un'importante funzione fisiologica e considera patologiche tutte le manifestazioni fisiche e psicologiche che accompagnano varie manovre respiratorie. La stessa risposta psicofisica all'accelerazione del respiro, la cosiddetta *sindrome da iperventilazione*, invece di essere valutata come un processo dotato di un enorme potenziale terapeutico, come di fatto è, viene considerata una condizione patologica. Quando l'iperventilazione si presenta spontaneamente, di norma viene soppressa con tranquillanti, con iniezioni endovenose di calcio o con l'applicazione di un sacchetto di carta sul viso, un modo molto semplice per far salire la concentrazione di anidride carbonica e contrastare così l'alcalosi provocata dal respiro accelerato.

Negli ultimi decenni, i terapeuti occidentali hanno riscoperto il potenziale terapeutico del respiro e hanno messo a punto tecniche per utilizzarlo. Noi stessi abbiamo sperimentato, nei nostri seminari della durata di un mese presso l'Esalen Institute di Big Sur in California, diversi approcci centrati sulla respirazione. Tra questi, alcuni esercizi di antiche tradizioni spirituali sotto la guida di insegnanti indiani e tibetani, ma anche tecniche sviluppate da terapeuti occidentali. Ognuno di questi approcci pone l'accento su aspetti diversi e utilizza il respiro in modi differenti. Nella ricerca di un metodo efficace per incanalare il potenziale terapeutico del respiro, abbiamo cercato di semplificare il più possibile questo processo.

Siamo giunti dunque alla conclusione che è sufficiente respirare più in fretta e più efficacemente del solito, e dedicare piena attenzione al processo che si verifica all'interno del corpo. Invece di concentrarci su una tecnica di respirazione specifica, anche in questa area seguiamo la strategia generale del lavoro olotropico: ci fidiamo della saggezza innata del corpo e seguiamo gli indizi più interni. Nella Respirazione olotropica, incoraggiamo le persone a cominciare le sedute respirando più in fretta e, se possibile, più profondamente, collegando inspirazione ed espirazione in un ciclo continuo senza interruzioni. Una volta avviato il processo, i partecipanti trovano da soli il loro modo di respirare e il loro ritmo.

Siamo così stati in grado di confermare ripetutamente l'osservazione di Wilhelm Reich in base alla quale le resistenze e le difese psicologiche si associano a una restrizione della respirazione (Reich, 1949, 1961). La respirazione è una funzione autonoma, ma può essere anche influenzata dalla volontà. Un aumento deliberato del ritmo respiratorio allenta in genere le difese psicologiche e porta a una liberazione e all'emergere di materiale inconscio (e superconscio). A meno di aver assistito a un processo simile, o di averlo sperimentato personalmente, è difficile credere all'efficacia e alla potenza di questo approccio basandosi sui soli dati teorici.

Il potenziale terapeutico della musica

Nella Respirazione olotropica, l'espansione della coscienza determinata dal respiro viene ulteriormente intensificata dall'uso di musica evocativa. Come la respirazione, la musica strumentale e altri tipi di suoni, per esempio la monotonia di un battito di tamburo, di un tintinnio e di un canto, sono stati usati nei secoli, o addirittura nei millenni, come strumenti fondamentali della pratica sciamanica, dei rituali di guarigione e dei riti di passaggio in molte parti del mondo. In modo abbastanza indipendente, molte culture preindustriali hanno sviluppato ritmi di percussioni che in esperimenti di laboratorio occidentali hanno prodotto un effetto dimostrabile sull'attività elettrica del cervello (Jilek, 1974; Neher, 1961, 1962; Kamiya, 1969; Maxfield, 1990, 1994). Gli archivi degli antropologi culturali contengono numerosi esempi di metodi straordinariamente efficaci per indurre lo stato di trance con una combinazione di musica, percussioni, voce umana e movimento fisico.

In molte culture, la musica è stata usata specificatamente, nel contesto di complesse cerimonie, a fini terapeutici.

I rituali di guarigione dei Navajo, condotti da cantori professionisti, sono tanto complessi da essere stati paragonati alle partiture delle opere di Wagner. La danza in stato di trance dei Boscimani !Kung del deserto africano del Kalahari ha un insolito potere terapeutico, documentato da molti studi e filmati di carattere antropologico (Lee e DeVore, 1999; Katz, 1976). Il potenziale terapeutico dei rituali del sincretismo religioso dei Caraibi e del Sud America, come la *Santeria* cubana o l'*Umbanda* brasiliana, è riconosciuto in questi Paesi da molti professionisti con una formazione accademica occidentale. Esempi significativi di guarigione emotiva e psicofisica sono anche stati descritti negli incontri di gruppi cristiani che fanno uso di musica, canti e balli, come la Chiesa degli Snake Handlers (Maneggiatori di serpenti) e i movimenti revivalisti o i membri della Chiesa Pentecostale.

Alcune tradizioni spirituali hanno messo a punto tecniche musicali che non soltanto inducono uno stato generale di trance, ma hanno anche un effetto specifico sulla coscienza, sulla psiche e sul corpo. Gli antichi testi indiani riportano connessioni specifiche tra determinate frequenze acustiche e i diversi chakra, e applicando sistematicamente queste conoscenze è possibile influenzare lo stato di coscienza in un modo prevedibile e desiderabile. L'antica tradizione indiana detta *nada yoga*, o "yoga del suono" è nota per la sua capacità di mantenere, migliorare e ripristinare benessere e salute a livello emotivo, psicosomatico e fisico. Secondo gli antichi testi induisti *Swara Sastra*, cantare certe melodie con devozione totale e una pronuncia perfetta può influenzare i canali energetici del corpo sottile (*nadis e chakra*) e avere effetti positivi sul flusso dell'energia vitale e della circolazione sanguigna. Rappresentanti della tradizione medica indiana nota come *Raga Chikitsa* ("guarigione con le melodie dei raga") affermano che certi raga favoriscono la guarigione di specifiche malattie. Il *Pahadi Raga* ha un effetto positivo sui problemi respiratori, il *Raga Chandrakauns* sulle patologie cardiache, il *Raga Bhupali* e il *Raga Todi* abbassano la pressione alta e il *Raga Asawari* regolarizza quella bassa.

Esempi di esecuzioni vocali straordinarie, utilizzate a scopi rituali, spirituali o terapeutici, sono i chiassosi canti dei lama tibetani e degli sciamani Tuva e mongoli, i mantra *bhajan* e *kirtan* della tradizione induista, gli inni del Santo Daime (*Ikaros*) usati nelle cerimonie sciamaniche dell'*ayahuasca*, la musica gutturale del popolo eschimese degli Inuit e gli inni sacri di vari ordini Sufi. E si tratta soltanto di alcuni esempi dell'uso estensivo di musica strumentale e vocale utilizzata a fini terapeutici, rituali e spirituali.

Negli stati olotropici di coscienza, una musica ben selezionata assolve diverse funzioni importanti. In primo luogo mobilita le emozioni associate a ricordi repressi, le porta in superficie e favorisce la loro espressione. Aiuta ad aprire la porta verso il mondo dell'inconscio, intensifica e approfondisce il processo di guarigione e fornisce un contesto significativo all'intera esperienza. Il flusso continuo della musica crea un'onda portante che aiuta l'individuo ad attraversare esperienze difficili ed eventuali impasse, a superare le difese psicologiche, ad arrendersi e a lasciar andare.

Nelle sedute di Respirazione olotropica, che si svolgono generalmente in gruppo, la musica ha una funzione importante aggiuntiva: copre i suoni provenienti dagli altri partecipanti e li fonde in una complessa forma estetica.

Perché la musica diventi il catalizzatore di una profonda autoesplorazione e di un lavoro esperienziale, è necessario imparare ad ascoltarla in modo nuovo e a rapportarsi anche con quella più estranea alla nostra cultura. Spesso impieghiamo la musica come un sottofondo acustico, senza un particolare significato emotivo, per esempio alle feste o nei centri commerciali, o come avviene con la filodiffusione negli ambienti di lavoro. Un approccio ben diverso è l'ascolto attento e disciplinato di brani musicali in teatri e sale da concerto, destinato a un pubblico più sofisticato. Il modo dinamico ed elementare di usare la musica, caratteristico dei concerti rock, è quello che più si avvicina al modo in cui la utilizziamo nella Respirazione olotropica. Tuttavia, l'attenzione dei partecipanti, in eventi di questo tipo, è rivolta di norma all'esterno. Nell'esperienza risulta del tutto assente un elemento essenziale del lavoro olotropico: l'introspezione sostenuta e concentrata.

Nel lavoro con gli stati olotropici di coscienza è essenziale arrendersi completamente al fluire della musica, lasciarla risuonare nel corpo intero che può così rispondervi in modo spontaneo ed elementare, con manifestazioni impensabili in una sala da concerti, dove perfino piangere o tossire sono considerati fastidiosi motivi di disturbo e di imbarazzo. Nella Respirazione olotropica occorre invece dare piena espressione a qualunque cosa la musica faccia emergere, che si tratti di grida o risate sonore, di linguaggio infantile, di versi di animali, di canti sciamanici, di parole in altre lingue. È importante anche non controllare eventuali impulsi fisici, come il digrignamento inaspettato dei denti, i movimenti sensuali del bacino, tremiti violenti o intense contorsioni di tutto il corpo. Esistono naturalmente eccezioni alla regola: non sono ammessi comportamenti distruttivi rivolti verso se stessi, verso altri, verso l'ambiente.

Inoltre incoraggiamo i partecipanti a sospendere qualsiasi attività intellettuale, come cercare di indovinare il compositore o la cultura da cui proviene la musica ascoltata. Altri modi di evitare l'impatto emotivo della musica consistono nell'impegnarsi in valutazioni di tipo professionale, come giudicare l'esecuzione dell'orchestra, chiedersi che strumenti stiano suonando e criticare la qualità tecnica dello stereo utilizzato nella stanza di lavoro. Quando riusciamo a evitare questi trabocchetti, la musica può diventare uno strumento davvero potente per indurre e sostenere stati olotropici di coscienza. Per questo, la musica deve avere una qualità ineccepibile e va suonata a un volume tale da invitare all'esperienza. La combinazione di musica e respiro accelerato ha il potere di attivare la psiche e di far espandere la coscienza.

I principi fondamentali per l'uso della musica nella Respirazione olotropica e i criteri per scegliere i brani specifici per le varie fasi di una seduta sono stati formulati da Christina, che ha avuto un padre musicista e per questo è stata esposta all'esperienza musicale per tutta la vita, fin da bambina. Inoltre ha ereditato l'orecchio musicale di suo padre e il suo profondo interesse per questo linguaggio universale. Dato che, se il lavoro con il respiro viene eseguito senza musica, l'esperienza segue una traiettoria naturale che riproduce la curva di un orgasmo, in cui l'intensità delle emozioni e delle sensazioni fisiche cresce fino a raggiungere un culmine e poi decrescere gradualmente (anche se la persona continua a respirare più velocemente), questo schema risulta essere il principio guida per la scelta della musica da utilizzare nelle sedute.

Piuttosto che cercare di programmare in anticipo, la regola generale per la scelta dei brani è quella di rispondere con sensibilità alla fase, all'intensità e al contenuto delle esperienze dei partecipanti, una regola congruente con la filosofia generale della Respirazione olotropica, e in particolare con il profondo rispetto per la saggezza del guaritore interno, dell'inconscio collettivo e dell'autonomia e spontaneità del processo terapeutico. Il principio non è difficile da applicare quando conduciamo sedute individuali, ma nelle sedute di gruppo le esperienze dei partecipanti seguono percorsi individuali, spesso diversi sia nella modalità sia nella tempistica. In questo caso, quindi, la scelta della musica non può essere personalizzata e la cosa migliore che possiamo fare è scegliere brani che riflettano e sostengano l'atmosfera emotiva generale che percepiamo nella stanza di lavoro.

Nel corso degli anni, Christina ha raccolto un vasto numero di registrazioni in molte parti del mondo, che coprono un'ampia gamma di generi musicali: da composizioni classiche poco note, musica sacra, colonne sonore e ottimi pezzi elettronici, fino a selezioni di esecuzioni pensate appositamente per indurre uno stato di trance, o di carattere prettamente etnico. Durante le sessioni, le piace stare in contatto emotivo con il gruppo e usare la sua sensibilità per rispondere all'energia presente nella stanza, anche se questo vuol dire suonare un unico brano alla volta da un lettore di Cd o di audiocassette. Molti facilitatori che hanno completato la nostra formazione preferiscono invece usare compilation personali registrate in precedenza. Non è però il sistema ideale, perché le dinamiche del gruppo cambiano da seduta a seduta. Disporre di una compilation già pronta per tutta la seduta impedisce di scegliere brani che riflettano i cambiamenti istantanei di atmosfera emotiva che si verificano nella stanza. Tuttavia il sistema è diventato molto popolare, perché risparmia ai facilitatori l'energia e la spesa necessarie per creare ampie collezioni di brani diversi e li rende più liberi di lavorare con i partecipanti nel corso delle sedute.

Per quanto riguarda la scelta della musica, forniremo qui soltanto qualche principio generale e qualche suggerimento basato sulla nostra esperienza. Preferiamo usare musica stereo che sia evocativa, abbia un ritmo costante e un'intensità congrua, senza pause tra un pezzo e l'altro. Cerchiamo di evitare compilation stridenti, dissonanti o ansiogene. Inoltre suggeriamo di non usare canzoni o altri brani vocali in lingue comprensibili ai partecipanti, perché le parole potrebbero convogliare un messaggio specifico o suggerire un tema particolare.

Quando usiamo composizioni cantate, diamo la preferenza a quelle in lingue straniere, in modo che anche la voce umana sia percepita come uno degli strumenti musicali del pezzo. Per la stessa ragione, cerchiamo di evitare brani molto noti, che evocherebbero specifiche associazioni intellettuali, programmando il contenuto della seduta, come le marce nuziali di Wagner o Mendelssohn, o le ouverture della *Carmen* di Bizet e dell'*Aida* di Verdi.

Una seduta comincia in genere con una musica che favorisca l'attività, quindi dinamica, entusiasmante, in crescendo, e rassicurante. Via via che la seduta procede e gradualmente aumenta di intensità, occorre spostarsi su brani dal ritmo potente: creazioni di musicisti contemporanei, composizioni poco note di musica classica, musica etnica, rituale o spirituale di varie culture del mondo.

A circa un'ora e mezza dall'inizio della seduta di Respirazione olotropica, quando in genere l'esperienza è al culmine, introduciamo quella che in genere chiamiamo musica "di picco" o "di svolta". Le scelte per questa fase vanno dalla musica sacra (messe, oratori, requiem, *dhikr* del sufismo islamico), da potenti concerti per orchestra fino a brani presi dalla colonna sonora di qualche film drammatico. Nella seconda parte della seduta, l'intensità della musica cala gradualmente mentre utilizziamo brani commoventi e vivaci ("musica del cuore"). Infine, nella parte conclusiva della seduta, la musica deve avere una qualità calmante, tranquilla, senza tempo, meditativa.

Quando scegliamo la musica per una seduta, cerchiamo di fornire un'ampia gamma di stili, di strumenti e di generi musicali, per trovare un buon equilibrio tra brani maschili e femminili. Una melodia dolce e delicata, con voci femminili, è particolarmente utile per gli stadi finali della seduta, perché favorisce l'integrazione e la chiusura positiva dell'esperienza. Negli stati olotropici di coscienza, di solito le persone diventano estremamente sensibili alla musica e tendono a preferire suoni naturali, come la voce umana o strumenti suonati da esseri umani. La musica elettronica può essere recepita come fredda e artificiale, a meno che non sia ricca di armonici alti che rendono il suono meno tecnico. Un particolare interesse per la Respirazione olotropica rivestono le composizioni che associano percussioni a ritmo veloce e suoni melodici prolungati. Questa combinazione permette a ogni singolo respirante di concentrarsi sull'aspetto della musica che meglio riflette la natura della sua esperienza: sforzo e attività intensa o movimento verso il rilassamento e l'apertura.

Altrettanto importante dei brani musicali scelti è la qualità dello stereo con cui vengono suonati. Quando programmiamo un seminario di *breathwork*, abbiamo imparato ad assicurarci di avere a disposizione un amplificatore e altoparlanti di ottima qualità, due lettori Cd o riproduttori di audiocassette, e un mixer. Questo rende possibile suonare i brani scelti a volume sufficiente e con una qualità acustica eccellente, nonché di poter passare fluidamente da un brano all'altro. Idealmente è utile avere anche uno stereo di riserva, in caso di problemi tecnici, perché la musica è un elemento essenziale della Respirazione olotropica. Il fatto che chi conduce il seminario sia veramente abile nella scelta della musica giusta è cruciale per il risultato della seduta, tanto da determinare se sarà un'esperienza profondamente significativa, o addirittura trasformativa o solo una frustrante perdita di tempo.

Il lavoro corporeo che facilita il rilascio

La risposta fisica alla Respirazione olotropica varia considerevolmente da una persona all'altra. Per lo più, l'accelerazione del respiro porta inizialmente a qualche manifestazione psicofisica più o meno intensa. I testi sacri di fisiologia della respirazione chiamano questa reazione *sindrome da iperventilazione* e la descrivono come un modello stereotipato di risposte fisiologiche che consistono in primo luogo in una forte contrazione avvertita in mani e piedi (*spasmi carpopedali*). Avendo condotto più di trentacinquemila sedute di Respirazione olotropica, siamo certi che questa concezione medica degli effetti della respirazione accelerata sia del tutto scorretta (per una discussione più approfondita sulla controversia relativa alla questione della sindrome da iperventilazione nella letteratura medica, *vedi* il Capitolo 9).

Esistono molte persone nelle quali sostenere una respirazione accelerata per un periodo di tre-quattro ore non porta alla classica sindrome da iperventilazione, ma piuttosto a un progressivo stato di rilassamento, a intense sensazioni di carattere sessuale o perfino a esperienze mistiche. Altre sviluppano contrazioni in varie parti del corpo, ma non arrivano mai agli spasmi carpopedali. Inoltre, in chi sviluppa tali contrazioni, continuare a respirare velocemente non porta necessariamente a far aumentare le contrazioni, che tendono invece ad autolimitarsi. Di norma la tensione raggiunge un culmine, seguito da un rilassamento profondo, con una sequenza simile a quella dell'orgasmo.

In una sequenza di sedute di Respirazione olotropica, questo processo di intensificazione delle contrazioni e di rilassamento successivo tende a spostarsi da una parte del corpo all'altra con modalità che variano da persona a persona. La quantità globale di contrazione muscolare e di emozioni associate tende a ridursi con la ripetizione delle sedute. Ciò che avviene in questo processo è che la respirazione accelerata, sostenuta per lunghi periodi di tempo, produce una trasformazione chimica nell'organismo tale da permettere un rilascio delle energie fisiche ed emotive associate ai vari ricordi traumatici, che divengono così disponibili per essere scaricate alla periferia e quindi elaborate.

Questo consente al contenuto dei ricordi, precedentemente represso, di emergere alla coscienza per essere integrato. Si tratta quindi di un processo di guarigione che intendiamo incoraggiare e sostenere, non di un processo patologico da sopprimere come avviene nella medicina ufficiale normalmente praticata.

Le manifestazioni fisiche che si presentano nei vari segmenti corporei durante la respirazione non sono semplici reazioni fisiologiche all'iperventilazione. Hanno piuttosto una complessa struttura psicosomatica e di norma anche uno specifico significato psicologico per l'individuo coinvolto. Talvolta rappresentano una versione più intensa di contrazioni e dolori che la persona prova nella vita di tutti i giorni, come un sintomo cronico o ricorrente in momenti di particolare stress fisico o emotivo, di stanchezza, di mancanza di sonno, di debolezza per uno stato di malattia, o in relazione all'uso di alcol o marijuana. Altre volte non sono che la riattivazione di vecchi sintomi latenti, dei quali l'individuo ha sofferto nell'infanzia, nella preadolescenza, nella pubertà o in qualche altro momento della vita.

Ci sono due modi diversi per lasciare andare le tensioni che portiamo nel corpo. La prima implica una forma di *catarsi* e di *abreazione*, ovvero il rilascio di energie fisiche represse attraverso tremiti, contorsioni, movimenti diversi, tosse, conati e vomito. Tanto la catarsi quanto l'abreazione di norma comprendono anche manifestazioni di rilascio delle emozioni bloccate quali pianto, urla e altri tipi di espressione vocale. Il filosofo greco Aristotele coniò il termine *katarsis*, che letteralmente significa *purificazione* o *pulizia*, per descrivere il rilascio emotivo sperimentato dal pubblico durante le tragedie greche, ma anche dagli iniziati agli antichi misteri (Aristotele, 2006). Nella psichiatria moderna, il termine viene usato per indicare le situazioni in cui il rilascio emotivo e fisico non è associato all'emergere di qualche specifico materiale inconscio. Il termine *abreazione* è riservato invece alle situazioni in cui sia possibile stabilire questo tipo di collegamento.

L'abreazione è un meccanismo ben noto alla psichiatria convenzionale fin dai tempi in cui Sigmund Freud e Joseph Breuer pubblicarono i loro *Studi sull'isteria* (Freud e Breuer, 1936). Varie tecniche abreative sono state impiegate nella cura di nevrosi emotive di origine traumatica, e l'abreazione è anche parte integrante di alcune nuove psicoterapie esperienziali, quali l'approccio neo-reichiano, la Gestalt, la terapia del Primal. Più avanti, nel Capitolo 8, affronteremo meglio la controversia tra psichiatri e psicoterapeuti sul valore terapeutico dell'abreazione.

Il secondo meccanismo di rilascio delle tensioni fisiche ed emotive ha un ruolo di primo piano nella Respirazione olotropica e in altre forme di terapia che utilizzano il respiro. Rappresenta quindi un nuovo sviluppo per la psichiatria e la psicoterapia, con un'efficacia simile o probabilmente maggiore rispetto a quella dell'abreazione. In questo meccanismo, le tensioni si presentano in superficie come ostinate contrazioni muscolari di varia durata (tetania). Sostenendo queste tensioni per un periodo prolungato, il respirante consuma enormi quantità di quell'energia precedentemente repressa e, liberandosene, semplifica il funzionamento del corpo. Il profondo stato di rilassamento che in genere segue la temporanea intensificazione delle vecchie tensioni o la piena manifestazione di quelle che prima erano latenti è una testimonianza concreta della natura terapeutica di questo processo.

Questi due meccanismi hanno un parallelo nella fisiologia dello sport. È risaputo che esistono due tipi di esercizi per allenare i muscoli e incrementarne la massa: quelli *isotonici* e quelli *isometrici*. Come suggerisce il nome stesso, negli esercizi isotonici la contrazione rimane costante mentre il muscolo si accorcia. Negli esercizi isometrici, invece, il muscolo mantiene la stessa lunghezza mentre aumenta la contrazione. Buoni esempi di attività isotoniche sono la boxe e gli esercizi aerobici, mentre il sollevamento pesi o gli esercizi alla panca sono decisamente isometrici.

Entrambi questi meccanismi sono estremamente efficaci per sciogliere e lasciar andare alcune profonde tensioni muscolari croniche. Al di là delle loro differenze superficiali, infatti, condividono uno stesso scopo, e nella Respirazione olotropica si integrano tra loro in modo molto efficace.

In molti casi, le manifestazioni fisiche e le emozioni difficili da gestire, che emergono dall'inconscio durante le sedute di Respirazione olotropica, si sciolgono automaticamente e i respiranti finiscono il lavoro in uno stato meditativo di profondo rilassamento. In quel caso non è necessario alcun intervento esterno, e i respiranti restano in questo stato finché non tornano spontaneamente a uno stato di coscienza ordinario. Dopo un rapido scambio con i facilitatori, si recano in un'altra stanza per il disegno del mandala. Se la respirazione, da sola, non riesce a portare l'individuo a un completamento dell'esperienza e sono ancora presenti tensioni residue o emozioni non risolte, i facilitatori offrono ai partecipanti una forma specifica di lavoro corporeo (*bodywork*), che li aiuta a concludere la seduta nel miglior modo possibile.

In generale la strategia consiste nel chiedere al respirante di portare l'attenzione sull'area dove si presenta il problema e di fare qualunque cosa ritenga necessaria per intensificare le sensazioni già presenti. Il facilitatore lo aiuta a intensificare ancora di più le sensazioni con un intervento fisico appropriato dall'esterno. Mentre l'attenzione dei respiranti è concentrata sull'area problematica energeticamente carica, noi li incoraggiamo a reagire spontaneamente, con il movimento o con la voce, alla situazione che si presenta. La reazione non dovrebbe mai essere decisa consapevolmente dal respirante, ma dovrebbe piuttosto essere determinata dal processo inconscio in atto. Spesso, infatti, assume una forma del tutto inaspettata e sorprendente, come il parlare lingue diverse, a volte addirittura sconosciute, usare un linguaggio infantile, versi di animali o parole senza senso, canti sciamanici o qualche altra forma di espressione vocale mutuata da una cultura particolare, sconosciuta al respirante.

Altrettanto frequenti sono le reazioni fisiche imprevedibili, come i tremori intensi, i sobbalzi, gli accessi di tosse, di soffocamento e di vomito, così come vari movimenti tipicamente animaleschi, quali arrampicarsi, svolazzare, scavare, strisciare, muoversi a quattro zampe e così via. È essenziale che i facilitatori incoraggino e sostengano ciò che emerge spontaneamente piuttosto che applicare le tecniche apprese da particolari scuole di terapia. Il lavoro continua finché il facilitatore e il respirante sono d'accordo sul fatto di avere raggiunto una conclusione adeguata della seduta.

Anche se i partecipanti al seminario ci hanno autorizzato a fare con loro un lavoro corporeo, o addirittura ce lo hanno chiesto, spetta a loro il controllo completo del processo, che in qualunque momento possono interrompere semplicemente dicendo "stop" come precedentemente convenuto. Quando sentiamo questa parola, interrompiamo qualunque cosa stiamo facendo e cerchiamo di scoprire perché hanno usato il segnale stabilito. Talvolta il motivo è che non ritengono l'intervento corretto o efficace. Più spesso, stiamo usando correttamente il lavoro con il corpo, ma questo sta facendo emergere più materiale inconscio di quanto il partecipante sia pronto a gestire. In entrambi i casi, il lavoro si conclude lì e ci limitiamo a raccogliere il feedback del respirante. Dopo avere scoperto il perché dell'interruzione, decidiamo come procedere.

In nessun caso proseguiamo con il lavoro corporeo dopo che il respirante ci ha chiesto di smettere, anche se siamo convinti che il nostro intervento è appropriato e che sarebbe utile. Procedere, infatti, rischia di danneggiare gravemente e potenzialmente in modo definitivo il rapporto di fiducia che abbiamo con la persona coinvolta. Tuttavia, informiamo sempre i partecipanti, prima delle sedute, che non interromperemo il lavoro a meno che non usino espressamente la parola "stop". Ordini del tipo "lasciami stare", "vai via", "mi stai uccidendo", "sparisci bastardo", o "vaffanculo" sono invece considerati parte del dialogo del respirante con i protagonisti del dramma interiore, quindi non segnali validi per i facilitatori.

Il contatto fisico di sostegno e di nutrimento

Nella Respirazione olotropica usiamo anche un'altra forma di intervento fisico, pensato specificamente per offrire sostegno a un livello profondo e non verbale. Questo intervento si basa sull'osservazione che esistono due tipi fondamentalmente diversi di traumi, che richiedono approcci diametralmente differenti. Il primo, quello che di solito chiamiamo *trauma per colpa*, è il risultato delle influenze esterne che hanno danneggiato lo sviluppo successivo dell'individuo. A questo tipo appartengono traumi quali l'abuso fisico, emotivo o sessuale, i forti spaventi, le critiche distruttive e il senso di vergogna, tutti traumi che rappresentano elementi estranei per l'inconscio e possono quindi essere portati alla coscienza, scaricati energeticamente e risolti.

Benché la distinzione non sia riconosciuta dalla psicoterapia convenzionale, il secondo tipo di trauma, il *trauma da omissione*, è radicalmente diverso. Di fatto implica un meccanismo opposto: l'assenza o la carenza di quelle esperienze positive che risultano essenziali per un sano sviluppo emotivo. Il neonato, e poi il bambino, hanno forti bisogni elementari di sicurezza e soddisfazione degli istinti di base che i pediatri e gli psichiatri infantili definiscono *anaclitici* (dal greco *anaklinein*, appoggiarsi). Tra questi si segnalano il bisogno di essere tenuti in braccio e di sperimentare un contatto pelle a pelle, di essere accarezzati, consolati, di giocare insieme e di essere il centro dell'attenzione di altri esseri umani. La mancata soddisfazione di tali bisogni può avere gravi conseguenze per il futuro dell'individuo.

Molte persone hanno una storia di deprivazione emotiva, di abbandono e di emarginazione che si traduce in una grave frustrazione dei bisogni anaclitici. L'unico modo per guarire questo tipo di trauma consiste nell'offrire un'esperienza correttiva sotto forma di contatto fisico sostenente in uno stato olotropico di coscienza. Perché questo approccio risulti efficace, l'individuo deve essere in uno stato di profonda regressione infantile, altrimenti la misura correttiva non è in grado di raggiungere lo stadio di sviluppo nel quale si è verificato il trauma. A seconda delle circostanze, e dopo aver trovato un accordo con la persona coinvolta, questo supporto fisico può variare dal semplice tenersi per mano a una carezza sulla fronte, fino a un contatto fisico completo.

L'uso del contatto fisico nutriente è una strategia estremamente efficace per la cura dei traumi emotivi precoci. Tuttavia richiede di attenersi a regole etiche ferree. Prima della seduta dobbiamo spiegare ai partecipanti la logica di questa tecnica e ottenere la loro autorizzazione a utilizzarla. In nessuna circostanza è permesso servirsene senza avere prima ottenuto un consenso, e non è permesso fare pressioni di alcun tipo per ottenerlo.

Per molte persone con una storia di abuso sessuale, il contatto fisico è una questione emotivamente carica, verso la quale sono estremamente sensibili. Proprio chi avrebbe più bisogno di contatto fisico... vi resiste maggiormente.

Talvolta occorre molto tempo prima che una persona abbia abbastanza fiducia nei facilitatori e nel gruppo da potersi permettere di accettarlo e di trarne beneficio.

Il contatto fisico va usato come sostegno esclusivamente per soddisfare un bisogno del respirante, mai quello del facilitatore o dei compagni di respirazione. Con questo non intendiamo soltanto i bisogni sessuali o di intimità, che sono i più ovvi.

Altrettanto problematici possono essere il bisogno di chi assiste di essere necessario, amato o apprezzato, il senso materno insoddisfatto e altre forme meno estreme di desideri e bisogni emotivi. Un incidente avvenuto in uno dei nostri seminari presso l'Esalen Institute può servire da esempio.

All'inizio di un seminario di cinque giorni, una delle partecipanti, una donna in menopausa, raccontò al gruppo che aveva sempre desiderato avere dei figli e quanto aveva sofferto per il fatto di non averne. A metà di una seduta in cui era la "compagna di respirazione" (sitter) di un giovane uomo, improvvisamente si mise in grembo la parte superiore del corpo del respirante e cominciò a cullarlo e a cantargli una ninna nanna. Il momento non avrebbe potuto essere peggiore.

Come verificammo poi durante la condivisione, lui era immerso in un'esperienza di vita passata nella quale era un potente guerriero vichingo in spedizione militare. Lui raccontò con grande senso dell'umorismo come aveva cercato, in un primo momento, di immaginarsi cullato dal rollio della sua barca nell'oceano. Tuttavia, quando la donna aveva cominciato a cantargli la ninna nanna, non aveva potuto fare altro che tornare alla realtà.

In genere è piuttosto facile identificare il momento in cui un respirante regredisce alla prima infanzia. In uno stato di profonda regressione, le rughe del viso tendono a sparire, e l'individuo si comporta apparentemente come un neonato: adotta posizioni e gesti tipicamente infantili, sbava abbondantemente e si succhia il pollice. Altre volte, il momento giusto per offrire un contatto fisico risulta ovvio dal contesto.

Per esempio, quando il respirante ha appena finito di rivivere il trauma della nascita biologica e appare smarrito e sconsolato.

Il bisogno di maternità della donna del seminario di Esalen fu però così forte da prendere il sopravvento, tanto da renderla incapace di valutare obiettivamente la situazione e di agire in modo appropriato.

L'uso del contatto fisico nutriente negli stati olotropici di coscienza per curare i traumi dovuti ad abbandono, rifiuto o deprivazioni emotive è stato sviluppato dalle due psicoanaliste londinesi Pauline McCririck e Joyce Martin, che utilizzarono questo metodo con i loro pazienti sotto LSD e lo denominarono *fusion therapy* (*terapia fusionale*, Martin, 1965; McCririck, 1966). Durante le sedute, i loro clienti passavano diverse ore in regressione profonda, stesi su un materassino con una coperta addosso, mentre Joyce o Pauline stavano al loro fianco e li abbracciavano con la tenerezza di una madre che mette a dormire il suo bambino.

Il loro metodo rivoluzionario divise la comunità dei terapeuti psichedelici. Alcuni si resero conto che questo era un modo potente e logico per guarire i "traumi da omissione", cioè i disagi psicologici derivanti da deprivazione emotiva e da "madri cattive". Altri furono invece orripilati da questa radicale "terapia anaclitica" e avanzarono l'ipotesi che uno stretto contatto fisico tra terapeuta e cliente in uno stato di coscienza non ordinario avrebbe danneggiato in modo irreversibile la relazione di transfert e controtransfert.

Nel 1964, uno di noi (Stan), in occasione del primo Congresso Internazionale di Psichiatria Sociale tenutosi a Londra, ebbe la fortuna di assistere a una conferenza di Joyce e Pauline sulla terapia fusionale, e fu tra quanti ne rimasero affascinati. Gli fu subito chiaro che il "trauma da omissione" non poteva guarire con la terapia verbale. Così fece molte domande a Joyce e a Pauline sul loro approccio poco ortodosso e loro, notando il suo genuino interesse, lo invitarono a passare qualche tempo nel loro studio di Welbeck Street, a Londra, per incontrare i loro pazienti e fare esperienza diretta del metodo. Stan fu impressionato dalla scoperta di quanto benessere producesse nei clienti il contatto fisico nutriente che avevano ricevuto nelle sedute di terapia psichedelica. Parlando con i pazienti, gli fu anche chiaro che Joyce e Pauline avevano assai meno problemi di transfert rispetto all'analista freudiano medio, con il suo approccio terapeutico distaccato e "inespressivo".

Dopo aver raccolto i racconti entusiastici dei pazienti psichedelici di Joyce e Pauline, Stan cominciò a desiderare profondamente un'esperienza più diretta della terapia fusionale. Quello che segue è il resoconto della sua prima seduta.

La mia prima seduta con Pauline fu veramente straordinaria. Anche se eravamo entrambi vestiti e separati da una coperta, sperimentai uno stato di regressione profonda alla mia prima infanzia e mi identificai con un neonato che succhia il seno di una madre buona, in contatto con il suo corpo nudo. Poi l'esperienza regressiva andò oltre, tanto che cominciai a sentirmi come un feto in un utero perfetto, che galleggiava felice nel liquido amniotico.

Per più di tre ore d'orologio, un periodo che soggettivamente mi parve un'eternità, continuai a sperimentare entrambe le situazioni ("seno buono" e "utero buono") simultaneamente o in alternanza. Mi sentivo collegato a mia madre attraverso il flusso dei due liquidi nutrienti (latte e sangue) che in quel momento apparivano entrambi come sacri. L'esperienza raggiunse il suo picco in una sorta di unione spirituale con la divinità della Grande Madre ancor più che con una madre umana. Non occorre aggiungere che la seduta ebbe su di me un profondo effetto terapeutico.

Alla Conferenza Internazionale di Psicoterapia Psichedelica che si tenne nel maggio del 1965 ad Amityville (New York), Joyce e Pauline illustrarono il loro affascinante filmato sull'uso della tecnica fusionale nella terapia psichedelica (Martin, 1965). Nella rovente discussione che seguì la proiezione, la maggior parte delle domande toccò il tema transfert/controtransfert. Pauline fornì dunque una spiegazione molto interessante e convincente del perché questo approccio presentava meno problemi al riguardo rispetto a quello freudiano ortodosso. In particolare sottolineò il fatto che la maggior parte dei pazienti in terapia aveva sperimentato nella prima e seconda infanzia una carenza affettiva da parte dei genitori. L'atteggiamento distaccato dell'analista freudiano tende a riattivare le ferite emotive che ne sono derivate e fa scattare i disperati tentativi dei pazienti di ottenere dall'analista l'attenzione e la soddisfazione che sono state loro negate in precedenza.

Per contro, secondo Pauline, la terapia fusionale fornisce un'esperienza correttiva dando soddisfazione agli antichi bisogni anaclitici. Sentendo guarire le proprie ferite emotive, i pazienti riconoscono che il terapeuta non è un oggetto sessuale appropriato e imparano a trovare partner adeguati al di fuori della relazione terapeutica. Pauline mostrò anche il parallelo tra questa situazione e quella che si verifica all'inizio dello sviluppo delle relazioni oggettuali. Se gli individui che ricevono cure materne adeguate nell'infanzia sono poi in grado di separarsi dalla madre e di costruire relazioni mature, chi si è sentito emotivamente deprivato rimane fissato patologicamente e percorre le strade della vita con un desiderio malato e una ricerca esasperata di soddisfazione dei bisogni infantili primari.

Come risultato di questa esperienza londinese, Stan cominciò a usare di tanto in tanto la terapia fusionale all'interno del programma di ricerca psichedelica del Centro di Ricerca Psichiatrica del Maryland, in particolare nel lavoro con pazienti tumorali in stadio terminale. Intorno alla metà degli anni Settanta, quando cominciammo a sviluppare la Respirazione olotropica, il supporto anaclitico divenne parte integrante dei nostri seminari e della nostra formazione professionale.

Il disegno dei mandala: il potere espressivo dell'arte

"Mandala" è un termine sanscrito che letteralmente significa "cerchio" o "completamento". Nel suo significato più generale, si può usare per qualunque disegno che mostri una simmetria geometrica complessa, come una tela di ragno, la sistemazione dei petali nella corolla di un fiore o di un bocciolo, una conchiglia (per esempio quella detta "dollaro della sabbia"), l'immagine di un caleidoscopio, le vetrate di una cattedrale gotica o i labirinti rappresentati sul suo pavimento. Il mandala è una costruzione visiva che l'occhio afferra al volo, perché corrisponde alla struttura dell'organo della percezione visiva. La stessa forma dell'iride è un esempio di mandala.

Nella pratica rituale e spirituale, i mandala sono forme disegnate, dipinte, modellate o danzate. Nelle pratiche tantriche dell'Induismo, del Buddhismo, del Giainismo, la parola si riferisce a elaborati cosmogrammi composti di forme geometriche elementari (punti, linee, triangoli, quadrati e cerchi), fiori di loto e figure o scenari archetipici. I mandala sono usati come importanti ausili per la meditazione, in quanto aiutano il praticante a focalizzare l'attenzione all'interno di sé, e lo portano a specifici stati di coscienza.

Benché l'uso dei mandala nelle pratiche tantriche dell'Induismo, del Buddhismo e del Giainismo sia da sempre molto raffinato e sofisticato, l'arte del disegno del mandala nella pratica spirituale si ritrova anche in molte altre culture. Esempi di mandala bellissimi sono i *nierikas*, quadri di filo su legno degli indios Huichol del Messico centrale, che illustrano visioni indotte dall'assunzione rituale di peyote. Anche tra gli elaborati disegni di sabbia usati nei rituali del popolo Navajo, in particolare in quelli di guarigione, e tra i dipinti su corteccia degli Aborigeni australiani si riscontrano numerosi esempi di mandala complessi.

L'uso dei mandala nella pratica spirituale e religiosa di diverse culture, oltre che da parte degli alchimisti, richiamò l'attenzione di C.G. Jung, che notò come, nei dipinti dei suoi pazienti in determinate fasi del loro sviluppo psicospirituale, si presentassero modelli simili e per questo definì il mandala come una "espressione psicologica della totalità del sé".

Per usare le sue parole: "Il rigido schema imposto da un'immagine circolare di questo tipo va a compensare il disordine e la confusione dello stato psichico, in particolare mediante la costruzione di un centro con il quale tutto è correlato" (Jung, 1959b).

Tra le fonti che ci hanno ispirato nell'uso dei mandala, va citato il lavoro di Joan Kellogg, già membro del nostro gruppo di ricerche psichedeliche presso il Centro di Ricerca Psichiatrica del Maryland, a Baltimora. Ai tempi in cui lavorava come arte-terapeuta negli ospedali psichiatrici di Wycoff e di Paterson, nel New Jersey, Joan aveva dato a centinaia di pazienti un foglio con disegnato un cerchio e gli strumenti per colorare, chiedendo loro di disegnare qualunque cosa desiderassero. Fu così in grado di rilevare significative relazioni tra i problemi psicologici, le diagnosi cliniche e alcuni aspetti specifici delle loro produzioni artistiche, come la scelta dei colori, la preferenza per le forme arrotondate o spigolose, l'uso di cerchi concentrici, la divisione del mandala in sezioni, e il rispetto (o il mancato rispetto) dei confini del cerchio.

Presso il Centro di Ricerca Psichiatrica del Maryland, Joan confrontò i mandala che i partecipanti al programma dipingevano prima e dopo le sedute di terapia psichedelica, cercando di individuare relazioni significative tra le caratteristiche base dei mandala, il contenuto delle esperienze psichedeliche e il risultato della terapia. Il suo metodo è stato estremamente utile per noi ai fini del lavoro con la Respirazione olotropica. Joan, infatti, considerò il disegno dei mandala alla stregua di un test psicologico e descrisse in molte pubblicazioni i criteri per interpretarne i vari aspetti (Kellogg, 1977a e b, 1978). Nel nostro approccio, però, non interpretiamo i mandala e non li utilizziamo per trarne una diagnosi. Li usiamo invece nel lavoro di gruppo semplicemente come una fonte di informazioni sulle esperienze dei partecipanti. Descriveremo meglio il lavoro con i mandala nel Capitolo 4.

Capitolo 4

La pratica della Respirazione olotropica

Sedute individuali e di gruppo

La Respirazione olotropica si svolge in sedute individuali o in gruppi piccoli e grandi. Molti operatori certificati di Respirazione olotropica offrono sedute individuali nel proprio studio, sia a persone interessate a farne esperienza a fini di crescita personale, sia a clienti con un lieve disagio emotivo o psicosomatico che sarebbero comunque in grado di fare un lavoro di introspezione anche in gruppo. Le sedute individuali non sono comunque il modo migliore di sfruttare il potenziale della Respirazione olotropica: il lavoro in gruppo presenta vantaggi significativi. Il più ovvio è quello di natura pratica ed economica. Se una seduta individuale richiede infatti la presenza costante di una-due persone, almeno una delle quali deve essere un terapeuta esperto, nei gruppi il rapporto diventa di un facilitatore esperto per ogni otto-dieci partecipanti.

Nei gruppi, i partecipanti fanno la maggior parte del lavoro senza bisogno di un aiuto esterno, perché la maggior parte delle situazioni in cui è necessaria un'assistenza può essere gestita dai "sitter", anche da quelli che non hanno alcuna esperienza di Respirazione olotropica. Con un po' di aiuto e di guida da parte dei facilitatori esperti, i sitter sono in grado di creare un ambiente sicuro sul piano fisico ed emotivo, e di fare in modo che i partecipanti non interferiscano uno nel lavoro dell'altro. Se necessario, ricordano anche ai partner di respirare a ritmo più rapido, li accompagnano in bagno, offrono un contatto fisico nutriente, portano da bere, passano fazzoletti di carta, li coprono con una coperta e si prendono cura in generale di quel che serve.

Se nei gruppi non è un problema quando l'esperienza di un partecipante dura più a lungo del solito, a un terapeuta che abbia un'agenda con orari rigidi la cosa può creare qualche difficoltà. Non è mai possibile valutare in anticipo quanto durerà una seduta individuale: la durata dell'esperienza varia ed è indispensabile che i facilitatori rimangano accanto ai respiranti fino al completamento del processo, almeno per quel giorno.

Per questo motivo, di solito, gli appuntamenti per le sedute individuali di *breathwork* vengono fissati alla fine della giornata lavorativa, una pratica che limita di per sé il numero di sedute che un operatore può offrire in un certo periodo.

Il gruppo presenta anche vantaggi sul piano psicologico, perché in gruppo il lavoro è più profondo ed efficace che nelle sedute individuali. Condividere uno stato olotropico di coscienza con altre persone, in una grande sala, ascoltando musica potente punteggiata dai suoni prodotti dagli altri partecipanti, genera un campo esperienziale molto intenso. L'atmosfera che ne risulta aiuta chi respira a lasciar andare le difese psicologiche abituali, a far emergere il materiale inconscio e a dargli un'espressione emotiva e fisica.

L'opportunità di condividere con altri un'esperienza privata o imbarazzante rappresenta un altro vantaggio importante del lavoro di gruppo. Negli stati olotropici di coscienza, le persone sono spesso esposte a materiale sensibile che considerano immorale, offensivo o sgradevole, come immagini violente o blasfeme, fantasie sessuali, ricordi di incesto, tendenze antisociali. I respiranti possono avere difficoltà a confidare tali esperienze ad altre persone, dalle quali si aspettano in genere una reazione negativa, come un giudizio morale, un senso di disgusto o un rifiuto.

Se le stesse rivelazioni vengono fatte nelle sedute individuali e i terapeuti non reagiscono con un giudizio critico, in genere i clienti attribuiscono tanta tolleranza alla formazione particolare che impedisce al terapeuta di reagire d'impulso, o agli anni di esperienza clinica con individui anormali che li hanno "immunizzati" rispetto agli aspetti devianti della natura umana. In queste circostanze, il comportamento accogliente e non giudicante del terapeuta viene quindi facilmente percepito come una posa studiata che non può certo fornire l'esperienza riparativa che registriamo invece quando quel tipo di reazione ci arriva da una persona comune.

Per questo motivo, partecipare alle sedute di condivisione di un gruppo, formato da un campione rappresentativo della popolazione generale, può avere un fortissimo effetto di riscatto. Ascoltando le storie degli altri, scopriamo che anche loro hanno emozioni, fantasie e tendenze che noi per primi consideriamo riprovevoli, e comportamenti che pensavamo ci rendessero immorali e spregevoli in modo assolutamente unico. La scoperta e il riconoscimento che si tratta semplicemente di aspetti della natura umana, del nostro essere "fatti di carne", e che siamo tutti "nella stessa barca" comporta di per sé un acuto senso di sollievo.

Di fatto, la reazione del gruppo al genuino disvelamento del materiale inconscio più profondo tende a essere esattamente opposta a quella che in genere ci si aspetta. Di regola, gli altri offrono comprensione, compassione e un caldo sostegno emotivo. Spesso, la confessione sincera di un membro del gruppo incoraggia un clima di fiducia e di apertura agli aspetti più oscuri della nostra stessa vita interiore. Il lavoro di gruppo con gli stati olotropici di coscienza porta di norma a stabilire un legame significativo tra i partecipanti, e genera molto rapidamente un senso di appartenenza. L'antropologo culturale Victor Turner, di origini scozzesi e americane, che ha dedicato la sua carriera allo studio dei riti di passaggio nelle culture native, afferma che la condivisione di stati di coscienza non ordinari in un contesto rituale favorisce lo sviluppo del senso di appartenenza alla comunità (*communitas*; Turner, 1969, 1974).

Nelle circostanze giuste, la Respirazione olotropica può essere utilizzata anche con pazienti psichiatrici affetti da seri problemi emotivi e psicosomatici. Tuttavia, per la maggior parte di essi sarebbe difficile o impossibile partecipare ai gruppi, dove è richiesta una capacità di alternarsi nei ruoli di respirante e di sitter, e partecipare in modo costruttivo all'elaborazione dell'esperienza degli altri. Questi pazienti richiedono l'attenzione esclusiva di un terapeuta esperto o, idealmente, di una coppia di terapeuti uomo-donna per tutta la durata della seduta, e un setting particolare in cui possano essere monitorati per ventiquattro ore.

Nei paragrafi che seguono, illustreremo in dettaglio i passi e le condizioni necessarie per praticare in modo sicuro ed efficace la Respirazione olotropica nel contesto di piccoli o grandi gruppi. Descriveremo come creare il setting fisico e il sistema di supporto interpersonale per questo tipo di lavoro e di come preparare i partecipanti alle sedute di gruppo sul piano teorico e su quello pratico. Un paragrafo particolare di questo capitolo è dedicato alle controindicazioni fisiche ed emotive, e ai criteri base per valutare preventivamente i partecipanti. In seguito affronteremo il modo per cominciare e poi condurre una seduta di Respirazione olotropica, descriveremo la gamma delle esperienze olotropiche e spiegheremo il ruolo di facilitatori e sitter. L'ultimo paragrafo di questo capitolo affronterà invece il lavoro con i mandala e fornirà i principi fondamentali per la conduzione del lavoro di elaborazione.

Setting e sistema di supporto interpersonale

È abbastanza difficile trovare un luogo adeguato per i seminari e per i corsi di formazione di Respirazione olotropica. Per essere efficace ed evocativa, la musica va infatti suonata a un volume sufficientemente alto, in particolare nella prima parte della seduta e nel momento culminante dell'esperienza. Inoltre, molti facilitatori inseriscono nel loro repertorio musica sciamanica, etnica, rituale e spirituale (anche registrazioni dirette di cerimonie africane, indiane, tibetane, balinesi e degli Aborigeni australiani) che può suonare strana, sconcertante o addirittura spaventosa per persone che con essa non abbiano alcuna familiarità.

Per esempio, in una formazione triennale che abbiamo condotto in Europa, abbiamo ricevuto lamentele da un gruppo di agricoltori svizzeri convinti che il nostro lavoro fosse "opera del demonio". Scoprimmo poi che, dalle finestre aperte della nostra stanza di lavoro, avevano sentito brani come la *Danza delle scimmie* di Bali (*ketjak*) e i canti polifonici dei monaci tibetani Gywto e degli sciamani Tuva. Nel 1992, la conferenza dell'ITA, Associazione Transpersonale Internazionale (International Transpersonal Association) di Praga fu contestata da gruppi di cristiani fondamentalisti perché il programma comprendeva la *Danza del cervo* degli indios Huichol del Messico centrale. In altre occasioni, a suscitare analoghe reazioni, sono state le registrazioni dei rituali mistici *dhikr* del sufismo islamico, i canti dei Tuareg, la musica trance marocchina, la musica gutturale del popolo eschimese degli Inuit o le percussioni africane del Burundi.

I partecipanti alle sedute di Respirazione olotropica devono avere la libertà di esprimere fino in fondo qualunque cosa emerga. Con grande regolarità capita di sentire piangere forte, urlare, emettere suoni infantili o privi di senso, parlare lingue straniere, esprimersi con versi di animali, con parolacce e con nenie. Tutto questo crea un'atmosfera acustica assolutamente insolita, in cui la musica armoniosa si sovrappone a una vasta gamma di suoni cacofonici. In certe occasioni non è facile dire quali suoni provengano dagli altoparlanti e quali dalle persone presenti nella stanza. Per un pubblico di non iniziati, anche questa può essere una fonte di fantasie selvagge e di forti reazioni negative.

Paradossalmente, quasi tutti i partecipanti si adattano con facilità all'ampia gamma di suoni che emerge nel corso delle sedute di Respirazione olotropica, e tuttavia tendono ad avere reazioni negative alle interferenze del mondo esterno. Negli anni abbiamo sperimentato intrusioni di questo genere in molti casi: musica proveniente da un'altra stanza di lavoro, personale dell'albergo che ci ospita che entra nella stanza per chiedere di fermare la musica perché è più forte di quanto si fossero aspettati, sirene dalla vicina stazione dei vigili del fuoco, e così via. Una volta, un fulmine ha colpito l'edificio che ci ospitava e un vigile del fuoco ha insistito perché evacuassimo una stanza piena di persone che in quel momento erano molto vulnerabili perché profondamente immerse nella loro esperienza, "nel processo", come diciamo noi. Anche una conversazione comune può risultare disturbante, soprattutto se avviene nella fase finale della seduta, quando la musica è meno forte e l'umore generale particolarmente meditativo.

Quando cerchiamo un luogo adatto per condurre seminari di Respirazione olotropica, di solito ci rivolgiamo a un centro per ritiri o a un albergo che abbiano una grande sala, sufficientemente isolata e distante da altre attività.

È essenziale poter suonare la musica a pieno volume e poter fare liberamente rumore, e contemporaneamente non essere noi stessi esposti a interferenze esterne. Le dimensioni della sala dipendono dal numero di partecipanti: una misura approssimativa è di circa due metri quadrati per partecipante.

Nella situazione ideale, sarebbe utile coprire le finestre e ridurre significativamente la presenza di luce nella stanza, in particolare se i partecipanti non utilizzano mascherine. Deve esserci abbastanza luce perché i facilitatori e i sitter vedano che cosa fanno i respiranti, ma la luce troppo intensa tende a interferire con l'esperienza, a meno che non venga da dentro. Le esperienze olotropiche più intense, soprattutto quelle estatiche, possono determinare visioni di luci radiose, del tutto indipendenti dall'illuminazione della stanza, perfino nel buio più completo.

Una necessità in più, di importanza cruciale perché il setting sia adeguato alla Respirazione olotropica, è la vicinanza dei bagni. Se questi sono lontani, o se per recarvisi occorre fare scale o prendere l'ascensore, i respiranti tendono facilmente a uscire dallo stato olotropico. Nelle migliori circostanze, ovvero quando il bagno è vicino e hanno un compagno di respirazione esperto, i respiranti non hanno nemmeno bisogno di aprire gli occhi per recarvisi: continuano a respirare rapidamente e seguono il loro processo senza interruzioni. I respiranti possono seguire i sitter con le mani sulle loro spalle o camminando al loro fianco.

Durante l'esperienza, per una questione di comodità e di sicurezza, i respiranti restano sdraiati su una superficie morbida. Se c'è un tappeto spesso, o un tappeto con un'imbottitura elastica, è sufficiente stendervi sopra un sacco a pelo che il partecipante può portarsi da casa. Se il pavimento è duro, forniamo noi materassini o tappetini di misura adeguata, che consentano ai partecipanti la necessaria libertà di movimento. Ai tappetini vengono aggiunti, quando occorre, cuscini, coperte, cuscini da meditazione o altri oggetti morbidi. Se nella sala affittata per il seminario non ce ne sono, si chiede ai partecipanti di portarne da casa, o di utilizzare qualunque cosa possa servire allo scopo.

Tutte le volte che è possibile, i seminari di Respirazione olotropica si conducono in strutture residenziali, dove sia possibile anche mangiare e dormire. In questo modo avremo a disposizione un ambiente sicuro e familiare, soprattutto per i partecipanti che seguono i seminari nelle ore pomeridiane, dopo le quali può essere utile avere del tempo per integrare l'esperienza prima di poter tornare alle attività normali, fuori dall'ambiente in cui si tiene il seminario. Il viaggio di ritorno può essere difficile, in particolare per i partecipanti che devono guidare la macchina e affrontare il traffico cittadino o condizioni meteorologiche avverse. In più, alcuni di loro possono ritrovare a casa una situazione interpersonale complicata, che forse non sono pronti ad affrontare subito dopo una profonda esperienza emotiva.

Di tanto in tanto abbiamo la fortuna di trovare strutture bellissime, dove siamo completamente soli in una zona sufficientemente isolata, in cui i partecipanti non incontrano praticamente nessuno che non abbia familiarità con ciò che stanno facendo.

Più spesso, i nostri gruppi condividono la struttura con altri gruppi o con singoli ospiti. Questa situazione tende a presentare due ordini di problemi. L'aspetto e il comportamento degli individui in stati olotropici di coscienza sono, di norma, abbastanza insoliti, tanto da poter confondere o addirittura turbare gli estranei che li incontrano. Per contro, chi partecipa ai nostri gruppi, reso particolarmente sensibile dalle profonde esperienze che attraversa, dopo la seduta ha bisogno di un ambiente tranquillo e meditativo, tanto da trovare difficile e disturbante l'atmosfera rumorosa e piena di attività di un albergo.

Sia che il luogo del seminario ci offra una privacy totale, sia se dobbiamo dividerlo con altri ospiti, prima ci facciamo carico di spiegare a chi gestisce il centro quello che facciamo e che cosa devono aspettarsi: suoniamo musica ad alto volume e i partecipanti emettono strani suoni. Il personale del luogo va anche rassicurato che gli stati di coscienza non ordinari con i quali lavoriamo sono la conseguenza di mezzi naturali e che non contemplano l'uso di sostanze psicoattive. Un ulteriore tema da spiegare e chiarire è quello dell'intimità del contatto fisico. Molti problemi collegati all'uso della Respirazione olotropica negli alberghi o nei centri congressi sono evitabili se i membri dello staff hanno la possibilità di partecipare alle sedute e di sperimentare il processo in prima persona. Nei luoghi che usiamo ripetutamente per i seminari o per la formazione, li abbiamo sempre invitati a unirsi al gruppo per le sedute di *breathwork*. Il bisogno di far familiarizzare gli estranei con il lavoro del quale sono testimoni si basa sulle nostre passate esperienze. Esempi di problemi che possono sorgere nel rapporto con il mondo esterno sono esposti nel Capitolo 6.

Alcuni dei luoghi migliori in cui abbiamo lavorato in passato avevano caratteristiche che li rendevano ideali per questo intenso lavoro interiore. Erano situati in meravigliosi ambienti naturali, in particolare nei pressi dell'oceano, di un lago o del mare, in montagna, nella prateria o nella foresta. L'Esalen Institute, con le sue famose fonti termali calde e la sua posizione tra i monti Santa Lucia e l'Oceano Pacifico, ma anche la fattoria Hollyhock situata sulla spettacolare costa della Baia di Vancouver nell'Isola di Cortes (British Columbia), sono certamente degni di una nota di merito.

Dopo un'intensa seduta di *breathwork*, i partecipanti hanno tutti i canali sensoriali estremamente aperti. Per usare un'espressione di William Blake, le loro "porte della percezione sono purificate". Ogni esperienza dei colori, dei suoni, degli odori e dei sapori risulta amplificata e arricchita, cosa che li avvicina molto alla natura. Una nuotata rilassata nell'acqua dell'oceano, di un fiume o di un lago può far emergere echi dei primi momenti della nostra esistenza nel liquido amniotico all'interno dell'utero, o addirittura il ricordo dell'inizio della vita stessa, nell'oceano primordiale. Questo può facilitare enormemente il processo di integrazione dell'esperienza. In circostanze più modeste, anche un bagno caldo nella vasca o in piscina può produrre effetti analoghi.

La contiguità con la natura e l'acutezza dei sensi così raggiunta si riflette anche nell'atteggiamento verso il cibo. Dopo le sedute di Respirazione olotropica, si apprezzano maggiormente alimenti naturali sani, preparati con cura e con sapori, colori e consistenze particolari. Mentre non si sente alcun desiderio per il cibo artificiale, per il fast food, per i piatti pesanti o molto unti, a maggior ragione se serviti in modo sciatto, verso il quale non avremmo magari alcuna avversione nella vita di tutti i giorni. Quando organizziamo i pasti con chi ospiterà il seminario, quindi, teniamo in grande considerazione anche questo aspetto.

La preparazione teorica dei partecipanti

Una buona preparazione teorica dei partecipanti è un prerequisito essenziale per far sì che il lavoro con la Respirazione olotropica sia efficace, in particolare perché l'uso di questo approccio terapeutico e di autoesplorazione comporta un lavoro con gli stati olotropici di coscienza. Fin dai tempi della rivoluzione industriale e scientifica, la civiltà occidentale ha sposato e glorificato la razionalità e rifiutato le esperienze olotropiche e tutto ciò che le riguardava, catalogandole come irrazionali. La scienza materialista ha relegato la prospettiva sulla vita e la visione del mondo rivelate dalla pratica spirituale e dalle attività rituali nel regno delle favole e della psicopatologia. Di conseguenza, chiunque viva in una società industriale ha poca familiarità con gli stati olotropici e molte idee errate in merito, che vanno corrette e dissipate prima di cominciare.

In genere cominciamo questa preparazione facendo una domanda ai partecipanti: "Quanti di voi hanno sperimentato, nella vita quotidiana, stati di coscienza non ordinari, come intense esperienze durante una pratica spirituale, in un'autosperimentazione psichedelica, in rituali sciamanici, in sedute di psicoterapia esperienziale, in situazioni di quasi morte o durante crisi psicospirituali spontanee (emergenze spirituali)?" A questo punto portiamo la loro attenzione sul fatto che gli psichiatri tradizionali si riferiscono agli stati di coscienza non ordinari di qualunque genere come a "stati alterati" e li vedono come manifestazioni di malattie mentali. Questo implica che le informazioni che offrono sono poco genuine e rappresentano una distorsione o una riduzione del modo corretto di sperimentare noi stessi e il mondo.

Spieghiamo dunque che la definizione potrebbe essere appropriata per alcune condizioni patologiche, come un delirio associato a encefalite, meningite, febbre tifoide e altre malattie infettive, uremia e disturbi cerebrali da patologie cardiovascolari e degenerative. Tuttavia, lo stato di coscienza indotto dalla Respirazione olotropica appartiene a un ampio e importante sottogruppo di stati di coscienza non ordinari (*stati olotropici*) per i quali tale classificazione è inesatta e fuorviante. In questo caso la coscienza cambia qualitativamente, ma non è danneggiata né compromessa. In circostanze adeguate, le esperienze che avvengono in questo stato hanno un potenziale terapeutico, trasformativo ed evolutivo, e possono far emergere nuove preziose informazioni.

A questo territorio appartengono le esperienze che gli sciamani incontrano nelle crisi di iniziazione e che usano con i loro clienti, gli stati di trance che i nativi di diverse culture trasformano in riti di passaggio, e le avventure esperienziali degli iniziati agli antichi misteri di morte e rinascita. Altri esempi sono le esperienze indotte da varie "tecnologie del sacro", procedure volte a indurre stati olotropici, messe a punto da diversi gruppi religiosi (scuole di Yoga, Theravada, Mahayana, Zen, Buddhismo tibetano, Taoismo, Sufismo e mistici cristiani). La civiltà occidentale ha dovuto fare i conti su vasta scala con gli stati olotropici durante la rivoluzione psichedelica degli anni Sessanta. Purtroppo, la natura irresponsabile e caotica di questo movimento ha oscurato l'enorme valore positivo di tali stati.

Se compresi e sostenuti correttamente, gli stati olotropici non sono né patologici né anormali. Sono anzi caratterizzati da un potenziale terapeutico, trasformativo ed evolutivo e da un preziosissimo valore euristico: lavorare con essi fornisce nuovi rivoluzionari insight sulla natura della coscienza, della psiche, della salute e della malattia, così come su alcune tra le più profonde questioni filosofiche e metafisiche (Grof, 1998, 2000). La moderna ricerca sulla coscienza, condotta nella seconda metà del Ventesimo secolo, ha consentito di far emergere gli errori della rivoluzione industriale e scientifica in merito agli stati olotropici.

Nel loro entusiasmo per il potere della ragione e per il suo enorme potenziale, gli scienziati materialisti alle prime armi catalogarono tutto ciò che non era razionale come imbarazzante residuo dell'infanzia dell'umanità e del medioevo. Nella loro giovanile superbia non si resero conto che non tutto ciò che esula dal campo del razionale è di per sé irrazionale. Il territorio degli stati olotropici e delle esperienze mistiche non è né irrazionale né anormale. Si tratta piuttosto di un territorio transrazionale e in molti modi paranormale, che comprende e trascende il razionale.

Negli ultimi decenni, i ricercatori di orientamento transpersonale di varie discipline hanno compreso l'importanza critica del bambino che è stato gettato via con l'acqua sporca nell'era dell'Illuminismo e della Rivoluzione scientifica.

Una volta chiarite le credenze errate della nostra cultura in materia di stati di coscienza non ordinari, affrontiamo con i partecipanti alcuni degli argomenti già trattati dettagliatamente nei primi capitoli di questo libro. Spieghiamo il significato del nome *olotropica* ("che si muove verso la completezza"), che abbiamo usato per definire la nostra forma di respirazione, descriviamo le caratteristiche base delle esperienze olotropiche e delineiamo in che modo la nostra idea di coscienza e di psiche debba cambiare radicalmente per poter lavorare efficacemente e ottenere risultati con la Respirazione olotropica e con altri approcci che utilizzino gli stati olotropici.

Descriviamo brevemente la cartografia estesa della psiche, compresi i livelli perinatale e transpersonale, ed esponiamo la natura stratificata dei sintomi emotivi e psicosomatici e i meccanismi di guarigione che operano sui diversi livelli della psiche. Dedichiamo tempo anche a discutere della spiritualità come di una dimensione importante e legittima della psiche e dello schema universale delle cose. Questo significa anche fare una distinzione precisa tra la spiritualità genuina, cioè quella basata sull'esperienza personale, che è universale, non confessionale e comprensiva di tutto, da una parte, e le religioni organizzate con i loro dogmi, spesso tormentate da sciovinismo settario, estremismo e fondamentalismo, dall'altra.

Probabilmente, il punto più importante della preparazione è la discussione dell'intelligenza terapeutica interiore e della fiducia nel processo, qualcosa che distingue il lavoro con gli stati olotropici da quello delle terapie verbali, che si rifanno a tecniche basate su teorie psicologiche specifiche. Strettamente collegato a questo principio fondamentale è l'incoraggiamento a lasciar andare tutte le aspettative per la seduta: ciò che ci piacerebbe sperimentare, i problemi sui quali vorremmo lavorare e le aree che preferiremmo evitare. Sottolineiamo bene l'importanza di rimanere nel presente, di focalizzarsi sulle emozioni e sulle sensazioni fisiche, e di astenersi dall'analisi intellettuale. È utile ricordare ai partecipanti che nel lavoro esperienziale con gli stati olotropici "la mente è il peggior nemico". Se ci arrendiamo al processo, lo stato olotropico porterà automaticamente in superficie i contenuti inconsci emotivamente più carichi e pronti per essere elaborati, determinando da sé l'ordine in cui emergeranno.

Lo screening delle controindicazioni fisiche ed emotive

Una parte essenziale della preparazione delle sedute di *breathwork* consiste nella discussione delle controindicazioni fisiche ed emotive al lavoro con gli stati olotropici. Nel migliore dei casi, la valutazione delle controindicazioni dovrebbe essere già avvenuta, per corrispondenza, prima dell'inizio del seminario. Abbiamo scoperto che è molto difficile rimandare a casa qualcuno quando, immediatamente prima della seduta, si riscontra qualche problema grave, perché a quel punto ogni partecipante ha già preso la sua decisione e il suo impegno, e ha dedicato tempo e denaro per partecipare al seminario. Quasi sempre, in questi casi, sentiamo spiegazioni e giustificazioni di ogni genere sul perché va bene che rimangano, e commenti del tipo: "Non vi preoccupate, mi prendo io tutta la responsabilità per ciò che potrebbe accadere" oppure "Firmerò una liberatoria". Questo non libera, ovviamente, gli organizzatori e i facilitatori della loro responsabilità morale e legale.

Dopo aver incontrato qualche difficoltà effettuando la valutazione sul posto, abbiamo deciso di inviare a tutti coloro che vogliono iscriversi un questionario medico da compilare e rispedire prima di organizzare il viaggio. Il questionario contiene domande sulle condizioni e sulle situazioni che dobbiamo sempre chiarire prima di ammettere un partecipante al seminario.

Contestualmente informiamo gli iscritti che non potranno parteciparvi a meno che non siano chiariti tutti i punti che risultano problematici nel loro questionario.

La nostra preoccupazione primaria riguarda i gravi disturbi cardiovascolari: pressione alta, aneurismi, infarti pregressi, emorragie cerebrali, miocarditi, fibrillazioni atriali o altri problemi simili. Il motivo è che la seduta di respirazione può far emergere ricordi traumatici associati a forti emozioni, che potrebbero risultare rischiose per i partecipanti con disturbi di questo genere. Questi ricordi vengono di norma repressi o diventano oggetto di amnesia, per cui è impossibile prevedere in anticipo il loro emergere. Alcuni di questi ricordi possono anche implicare una quantità considerevole di pressioni e tensioni fisiche. Rivivere la propria nascita, per esempio, comporta sempre uno stress fisico ed emozioni intense, cosa che rappresenta un rischio reale per persone con problemi cardiologici importanti.

Quando il problema è la pressione alta, chiediamo che sia monitorata da un medico. Un altro fattore sul quale basiamo la nostra decisione di ammettere o no un partecipante è il valore massimo di pressione arteriosa raggiunto prima di essere messo sotto controllo. Se non siamo in grado di valutare da soli la situazione, possiamo chiedere al medico o al cardiologo dell'iscritto di fornirci una valutazione della condizione fisica dell'individuo. Dato che è improbabile che questi medici abbiano familiarità con la Respirazione olotropica, dobbiamo raccogliere le informazioni necessarie in modo indiretto, chiedendo se il paziente potrebbe fare un'attività fisica intensa, che potrebbe sottoporlo a un grado di sforzo simile alla Respirazione olotropica, come il sollevamento pesi o gli esercizi con le macchine da palestra.

La situazione relativa ai problemi cardiovascolari è paradossale. Da una parte, infatti, i fattori psicologici, come i ricordi traumatici del periodo perinatale, dell'infanzia, della fanciullezza e di altri periodi della vita di un individuo giocano un ruolo importante nella genesi di questo tipo di patologie, e la Respirazione olotropica rappresenta uno strumento davvero prezioso per fare pulizia di queste tracce traumatiche, tanto da essere utilizzata nella prevenzione dei problemi cardiovascolari, o perfino nel loro trattamento in fase iniziale. D'altra parte, una volta che la patologia sia progredita, quei cambiamenti che prima erano solo funzionali (energetici) diventano organici (strutturali) e vanno a rappresentare una controindicazione per un lavoro profondo con le emozioni.

Un'altra condizione importante da considerare è la gravidanza, che però non rappresenta una controindicazione assoluta. La decisione di lasciar partecipare una donna incinta, e con quali modalità, è lasciata all'individuo. Un fattore importante è comunque il mese di gravidanza: le donne che rivivono il momento della loro nascita in uno stato olotropico di coscienza tendono a sperimentarsi contemporaneamente, o a fasi alterne, anche come la donna che partorisce. E la questione non ha soltanto un risvolto psicologico, può avere anche un deciso corrispettivo sul piano fisiologico. Spesso produce intense contrazioni uterine che, in una fase avanzata della gravidanza, possono dare l'avvio a un parto prematuro.

In alcune occasioni abbiamo visto donne non gravide cominciare a mestruare a metà del ciclo dopo aver rivissuto in modo potente l'esperienza della loro nascita, un fatto che riflette con chiarezza in che misura l'utero possa venire impegnato in questo processo sul piano fisiologico.

Dal momento che rivivere in un'unica esperienza la propria nascita e il proprio parto è l'unica situazione che presenti un rischio per la gravidanza all'interno di una seduta di Respirazione olotropica, le donne gravide possono sperimentare in tutta sicurezza una vasta gamma di altre esperienze. Per questo motivo abbiamo spesso ammesso donne in gravidanza nei nostri seminari, ma abbiamo prima fatto con loro un accordo specifico. Dovevano promettere che avrebbero sospeso la respirazione accelerata qualora le avesse condotte nella direzione di un'esperienza di parto/nascita. Anche se nel corso degli anni abbiamo fatto questo accordo con molte donne in gravidanza (soprattutto ai primi mesi), non abbiamo mai rilevato indicazioni che la respirazione comportasse qualche rischio per il feto e per la gravidanza stessa. Naturalmente, il lavoro con una donna incinta deve essere attento e particolarmente rispettoso. Sitter e facilitatori devono essere consapevoli in ogni momento del suo stato di vulnerabilità, e proteggerla dal rischio di traumi meccanici prodotti dall'esterno. Questa considerazione vale anche nella vita quotidiana di queste donne, e non è quindi una raccomandazione specifica delle sedute di Respirazione olotropica.

Un'altra condizione che richiede attenzione è la presenza di convulsioni nella storia clinica del partecipante, in particolare se di tipo epilettico. Si sa infatti che l'iperventilazione tende ad accentuare le alterazioni epilettiche delle onde cerebrali (quali punte e punte-onda) e questo fenomeno è effettivamente utilizzato dai neurologi come una forma di test per l'epilessia. Ci siamo quindi preoccupati a ragione che, nei partecipanti con una storia clinica di epilessia, l'accelerazione della respirazione potesse indurre convulsioni di tipo epilettico. Tuttavia, non abbiamo mai rifiutato l'iscrizione a un seminario a individui con un'anamnesi di questo tipo. Abbiamo invece preparato i facilitatori e i sitter all'eventualità, fornendo istruzioni specifiche sul da farsi. Le convulsioni di tipo epilettico si presentano in modo molto drammatico e possono risultare spaventose per la persona comune.

Comunque le nostre preoccupazioni si sono rivelate prive di fondamento: in più di trentacinquemila sedute che abbiamo condotto negli anni, siamo stati testimoni di un unico caso di convulsioni epilettiche, in un soggetto che ne aveva già avute in precedenza e che, dopo un po' di confusione successiva all'episodio si era addormentato, per poi svegliarsi dopo due ore sentendosi bene, anzi meglio che prima della seduta.

Per le controindicazioni legate a traumi fisici o a postumi di interventi basta un po' di buon senso. I partecipanti che ne hanno subiti di recente dovrebbero evitare di partecipare alle sedute di *breathwork* o per lo meno non fare alcun lavoro corporeo che coinvolga le aree interessate. Negli individui quasi completamente ristabiliti, il lavoro fisico deve essere particolarmente attento, adeguato alla gravità e ai tempi di guarigione della ferita o dell'intervento al quale sono stati sottoposti. Questo vale, ovviamente, per le fratture ossee, per le ernie del disco, per le lussazioni della spalla o del ginocchio, per le ferite post-operatorie ancora non completamente cicatrizzate e per qualunque condizione assimilabile.

Gli individui con patologie debilitanti potrebbero non avere energia e resistenza sufficienti per sostenere la respirazione accelerata per un lungo periodo di tempo. Chi abbia subito in passato un distacco della retina o soffra del tipo di glaucoma associato a un'elevata pressione oculare dovrebbe evitare di impegnarsi in qualunque tipo di lavoro corporeo che possa far aumentare la pressione nell'occhio. Di per sé, la respirazione accelerata non ha effetti nocivi su questo tipo di problema.

Se la persona che si iscrive al seminario ha una malattia contagiosa, è opportuno un po' di giudizio per determinare quanto sia sicuro per gli altri partecipanti ammetterla nel gruppo. Se si tratta di una malattia respiratoria caratterizzata da tosse e raffreddore, applichiamo gli stessi criteri che utilizzeremmo in situazioni della vita di tutti i giorni: la persona dovrebbe stare a casa e non inserirsi in un ambiente sociale che comporta uno stretto contatto con gli altri. Criteri diversi si applicano alle persone sieropositive all'HIV o affette da AIDS. In questo caso la ricerca ha dimostrato che il rischio di contagio è minimo, salvo in caso di trasmissione diretta di fluidi corporei, in particolare di sangue.

Nel corso degli anni abbiamo osservato solo pochissime situazioni in cui la respirazione ha determinato emorragie nasali. Benché si tratti di casi veramente sporadici, data la natura pericolosa della malattia abbiamo deciso di tenere a disposizione guanti di lattice, nei seminari, nel caso i facilitatori o i sitter si trovino a dover trattare con eventuali spargimenti di sangue.

L'AIDS è una malattia che scatena paure intense in molte persone. Per quanto irrazionale possa essere, questa paura va rispettata. Se nel gruppo ci sono persone affette da AIDS (cosa che in teoria dovremmo venire a sapere grazie al questionario), siamo sinceramente dell'idea che i loro sitter ne debbano essere informati, in modo da poter decidere liberamente se, in una circostanza del genere, si sentono a loro agio nel ruolo. La Respirazione olotropica, infatti, può portare a uno stretto contatto fisico, ed è importante che questo venga offerto in modo non ambiguo, perché il respirante si senta completamente accolto. Per una persona in stato di regressione alla prima infanzia, questa accoglienza può fare la differenza tra un'esperienza profondamente riparativa e il doloroso rinforzo di un senso di rifiuto. La nostra esperienza, fin qui, è che c'è sempre qualcuno, nel gruppo, che non ha problemi a fare da sitter a qualcuno affetto da questa malattia. Se in un unico gruppo ci sono due individui con l'AIDS o sieropositivi, possono anche decidere di assistersi a vicenda.

L'asma psicogena è un disturbo che tende a rispondere positivamente alla Respirazione olotropica associata al lavoro corporeo. Tra i partecipanti ai nostri corsi di formazione e ai seminari, abbiamo assistito in molti casi a una significativa riduzione dei sintomi, e perfino alla sparizione duratura degli attacchi d'asma. La strategia generale, lavorando con persone asmatiche, consiste nel lasciar andare le emozioni represse e i blocchi fisici responsabili del gonfiore, dell'infiammazione e della costrizione dei bronchi mediante l'emissione di suoni, la manifestazione di tremori fisici, le smorfie, le sensazioni di soffocamento, e con l'uso di ogni altro canale che si renda disponibile. Tuttavia, gli individui che soffrono di asma cronica da anni, tendono a sviluppare seri problemi cardiovascolari. Quando questo avviene, è rischioso esporli alla quantità e al grado di stress fisico ed emotivo necessario per liberare le vie aeree. La decisione di accettare o no un individuo che soffre di asma in un gruppo di *breathwork* richiede una valutazione attenta della sua condizione fisica. Ogni volta che lavoriamo con individui asmatici, chiediamo loro di portare con sé, in seduta, i loro inalatori. Se in un momento qualunque cominciano a respirare con troppa difficoltà, possono accedere allo strumento e dare un sollievo immediato ai sintomi.

Nella Respirazione olotropica vanno tenute in considerazione anche alcune importanti controindicazioni di carattere emotivo. Mentre quelle fisiche, infatti, sono indipendenti dalle circostanze e si applicano ogni singola volta che si utilizza il metodo, le controindicazioni alle quali attribuiamo un carattere emotivo dipendono dal setting e dalla composizione del gruppo. Se conduciamo un seminario breve, i criteri di valutazione sono molto più restrittivi di quelli che useremmo per un lavoro che si svolga in un centro residenziale dove sia possibile poi fermarsi a dormire e dove sia presente personale con una certa esperienza del lavoro con gli stati olotropici. Quando queste condizioni non vengono soddisfatte, non è saggio condurre sedute di respirazione con individui che abbiano avuto gravi problemi emotivi, tali da richiedere in passato un ricovero psichiatrico.

Come abbiamo già segnalato, in qualunque lavoro in cui siano coinvolti stati olotropici di coscienza, la guarigione comprende di norma una temporanea attivazione dei sintomi. Nelle persone che possono contare su un buon adattamento a livello emotivo e sociale, questo processo porta a elaborare efficacemente il materiale inconscio che emerge alla coscienza, nel giro di alcune ore. Alcuni individui, tuttavia, possono aver avuto in passato episodi spontanei di disagio prolungato, che non sono stati in grado di contenere e che hanno quindi richiesto un ricovero. Per queste persone, la Respirazione olotropica può far emergere una quantità enorme di materiale inconscio profondo, che potrebbe richiedere giorni interi per essere elaborato. Il che produrrebbe inevitabilmente seri problemi tecnici, a maggior ragione se dovesse accadere in una struttura affittata per un periodo di tempo molto preciso (per esempio dal venerdì sera al mezzogiorno di sabato).

Nella prospettiva di uno psichiatra convenzionale, se la seduta di *breathwork* porta al rilascio di un vasto materiale inconscio che non può essere portato a risoluzione nel contesto del seminario, si dice che questo ha causato un "episodio psicotico". Questo genere di eventi contribuisce a creare alla Respirazione olotropica la fama di pratica pericolosa e piena di rischi. All'interno del quadro filosofico della terapia olotropica, questa situazione presenta problemi logistici dovuti alle circostanze ma, di per sé, costituisce un'importante opportunità terapeutica. Significa infatti che del materiale traumatico di grande importanza, prima sepolto in profondità nell'inconscio, si è reso disponibile per un'elaborazione a livello conscio. Compreso, guidato e gestito correttamente, questo tipo di evento può quindi essere estremamente positivo, tanto da portare a una guarigione radicale e a una trasformazione positiva della personalità. Lo stesso principio vale se l'apertura dell'inconscio è avvenuta in modo spontaneo o nel contesto di altri potenti metodi esperienziali di psicoterapia.

I diversi modi in cui la stessa situazione può essere interpretata riflettono lo scontro tra paradigmi che sperimentiamo oggi in psichiatria e in psicologia sulla comprensione della natura e della funzione dei sintomi. Come abbiamo già segnalato, i clinici di formazione ufficiale tendono a vederli come problemi e ne usano l'intensità come misura della gravità del disturbo. Come conseguenza, concentrano la maggior parte dei loro sforzi sulla ricerca di modi per sopprimerli e considerano la loro riduzione come la prova di un miglioramento clinico. Per i facilitatori di Respirazione olotropica, invece, i sintomi sono l'espressione dell'impulso dell'organismo a guarire e rappresentano il suo tentativo di liberarsi del suo passato traumatico. La loro intensità indica quindi la profondità, l'ampiezza e la velocità del processo di guarigione.

Per essere terapeutico e trasformativo, questo processo va riconosciuto in quanto tale e richiede condizioni particolari per essere completato con successo. Può richiedere una struttura residenziale dove sia possibile restare almeno ventiquattro ore e un personale qualificato a lavorare con gli stati olotropici.

La mancanza di centri di questo tipo è il problema più grosso quando si tratta di gestire stati olotropici di lunga durata, sia che si tratti di eventi spontanei ("emergenze spirituali") sia indotti da sostanze psichedeliche, da sedute di psicoterapia esperienziale, da pratiche spirituali o da esperienze di quasi-morte. I centri che sono esistiti in passato, come quelli di John Perry (il *Diabasis* a San Francisco e il *Chrysalis* vicino a San Diego), o il *Pocket Ranch* di Barbara Findeisen a Geyserville (California), hanno tutti finito per chiudere per problemi di natura economica.

Il trattamento in questi centri era sostanzialmente più economico di quello usato negli ospedali psichiatrici ufficiali con le loro spese astronomiche. Tuttavia i clienti non erano in grado di ricevere un rimborso del trattamento da parte delle assicurazioni, perché la terapia offerta in questi centri alternativi non era riconosciuta come legittima dalle autorità mediche e legali. Anche se alcuni sussidi e donazioni occasionali ai centri hanno offerto un po' di respiro alla situazione, i clienti dovevano coprire di tasca loro una parte sostanziosa dei costi, e le strutture alternative non sono state in grado di sopravvivere nel lungo periodo.

Il problema più grosso per chi deve gestire reazioni prolungate al lavoro con la Respirazione olotropica (o con qualunque altra terapia esperienziale) risulta quindi l'assenza di "day hospital" dedicati, dove i processi potrebbero essere portati efficacemente a risoluzione e completamento da facilitatori competenti e qualificati per questo compito. Quando non sussistono queste condizioni, le persone che hanno bisogno di un'assistenza prolungata per completare il loro processo emotivo finiscono per cercare aiuto in una struttura psichiatrica convenzionale.

Nelle circostanze attuali, questo comporta una diagnosi di "reazione psicotica acuta" e la somministrazione di routine di psicofarmaci soppressivi che interferiscono con la risoluzione positiva e con una chiusura efficace dell'episodio.

La Respirazione olotropica può, in realtà, essere usata nella terapia di un'ampia gamma di disturbi emotivi e psicosomatici, comprese le emergenze spirituali, ma soltanto se abbiamo a disposizione una struttura e un sistema di supporto adeguati. Finché la teoria e la pratica della psichiatria non verranno rivoluzionate tanto da metterci a disposizione centri basati sul nuovo paradigma, la presenza di un trattamento psichiatrico nella storia di una persona continuerà a rappresentare una controindicazione alla partecipazione a un seminario breve di Respirazione olotropica.

In alcuni casi abbiamo fatto qualche eccezione a questa regola, ma soltanto se la natura degli episodi per cui l'iscritto era stato ricoverato rientrava nei nostri criteri di emergenza spirituale piuttosto che in quelli di patologie più gravi, come una schizofrenia paranoide o un grave disturbo bipolare.

Istruzioni pratiche per le sedute di respirazione

A parte quando viene praticata in un rapporto uno a uno, in sedute individuali con un facilitatore o con un terapeuta, in genere nella Respirazione olotropica si lavora a coppie. In ogni incontro, metà dei partecipanti respira e l'altra metà l'accompagna mettendosi nella posizione di sitter (compagno di respirazione). La scelta del partner è una parte importante della preparazione. Anche se non abbiamo regole fisse per questa parte del processo, forniamo comunque suggerimenti. Avvisiamo i partecipanti, e in particolare chi non ha esperienza di *breathwork*, che orientarsi automaticamente su un partner che conoscono bene potrebbe non essere la scelta ideale. Lavorare con una persona con cui abbiamo un rapporto emotivo presenta vantaggi e svantaggi. In un rapporto in cui sia presente un forte investimento personale, potrebbe essere più difficile aprirci e mostrare certi aspetti di noi stessi. Come pure può essere difficile assistere una persona molto vicina mentre attraversa esperienze dolorose ed emotivamente pesanti. Un'altra possibile complicazione è che la seduta finisca per sollevare questioni di transfert e controtransfert che potrebbero poi essere portate nella vita quotidiana, creando ulteriori problemi.

Ecco un esempio che risale a uno dei nostri seminari canadesi. Dopo aver spiegato i difetti relativi alla scelta di una persona molto vicina come compagna di respirazione, una coppia che non aveva alcuna esperienza di Respirazione olotropica decise di lavorare comunque insieme, ignorando l'avvertimento. "Abbiamo un rapporto meraviglioso," affermarono, "non ci sarà alcun problema." Nella prima seduta, la moglie respirava e suo marito era il suo sitter. Dopo un'ora circa, il marito cominciò a reagire con forza all'atmosfera evocativa che si era creata nella stanza: la musica intensa, gli sfoghi emotivi di sua moglie, le urla degli altri respiranti. In breve, non riuscì più ad accompagnarla e entrò direttamente "nel processo". Si stese a terra e, invece di fare il sitter, passò all'esperienza diretta e dovemmo farci carico noi di accompagnare sia lui sia sua moglie. Si trattava di un seminario residenziale, e la nostra camera da letto era adiacente alla loro. Quella notte non fu facile dormire, perché loro litigavano e noi sentivamo tutto. Tra l'altro, il rimprovero rabbioso della moglie: "Non ci sei mai quando ho bisogno di te, e anche questa volta è successo lo stesso!"

Nel corso degli anni abbiamo visto molti casi in cui le combinazioni moglie/marito, fidanzata/fidanzato, genitori/figli, datore di lavoro/impiegato e perfino terapeuta/cliente hanno funzionato benissimo, ma erano situazioni in cui entrambi i partecipanti avevano già una buona esperienza di Respirazione olotropica. Tuttavia, per le ragioni che abbiamo indicato, questi tipi di accoppiamento non sono raccomandati alle prime esperienze. Se durante la seduta sorgono problemi tra chi respira e chi lo accompagna, nel gruppo si può fare molto per risolverli, e i partecipanti possono imparare lezioni importanti da situazioni del genere. Nonostante questo, è meglio che questo avvenga con persone che non fanno parte della nostra vita, in modo che i partecipanti non trasferiscano nella loro quotidianità alcuna tensione interpersonale residua.

In genere raccomandiamo ai partecipanti di non dedicare troppo tempo alla ricerca del “partner giusto”. Vediamo continuamente verificarsi straordinarie sincronicità, in cui persone che si scelgono a caso, o addirittura finiscono insieme perché non c’è più nessun altro da scegliere, scoprono di essere perfette l’una per l’altra, per aver avuto importanti problemi simili, perché rappresentano una l’opposto dell’altra o portano tematiche complementari tra loro, tutte cose che rendono estremamente preziosa la formazione di quella coppia, trasformandola di per sé in un’esperienza terapeutica. Il processo di scelta dei partner può diventare inaspettatamente difficile quando lavoriamo in Paesi con regole culturali con le quali non abbiamo familiarità. Il paragrafo dedicato alle sfide culturali dei facilitatori di Respirazione olotropica, nel Capitolo 6, offre qualche esempio tratto da seminari che abbiamo svolto in India, Giappone e Irlanda.

Quando il gruppo ha un numero dispari di partecipanti, creiamo una situazione in cui una persona accompagna due respiranti o, meglio ancora, dove due sitter ne assistono tre. Nel secondo caso, i sitter si siedono tra i respiranti, con il respirante in più al centro. È molto raro che entrambi i sitter siano occupati nel momento in cui la persona in più ha bisogno di assistenza. Se possibile scegliamo per questi gruppetti anomali persone che abbiano già una certa esperienza di Respirazione olotropica. I facilitatori devono ovviamente prestare un’attenzione particolare ai respiranti che non sono assistiti al cento per cento e devono essere pronti a intervenire non appena si renda necessaria la loro assistenza.

Una volta che ogni partecipante abbia trovato un partner, forniamo a tutti le istruzioni necessarie per la seduta. Descriviamo in dettaglio che cosa avverrà e ciò che dovranno fare nei ruoli alternati di respirante e di sitter. Nei gruppi numerosi, facciamo anche un’altra cosa: dividiamo i partecipanti in gruppi più piccoli. Il numero di ciascun gruppo dipende dalle circostanze.

Se tanto le sedute di respirazione quanto la condivisione di gruppo hanno luogo nella stessa giornata, i gruppi sono più piccoli (approssimativamente dodici partecipanti). Se le sedute e la condivisione con metà del gruppo hanno luogo in giorni diversi, come avviene di norma nei seminari di cinque giorni e negli incontri di formazione per facilitatori, il numero dei partecipanti di ogni piccolo gruppo può raddoppiare.

Dopo che i partecipanti sono stati divisi in piccoli gruppi, presentiamo i facilitatori esperti e gli apprendisti, che li assisteranno nel *breathwork* e condurranno le sedute di elaborazione.

I piccoli gruppi, a questo punto, passano circa un'ora con i rispettivi facilitatori per conoscersi un po' e per avere la possibilità di fare le domande necessarie a dissipare eventuali dubbi prima che la seduta cominci.

Preparazione alla seduta ed Esercizio di rilassamento

Prima dell'inizio della seduta, i facilitatori hanno l'importante compito di assicurarsi che i materassini siano distribuiti nella stanza in modo uniforme, e che lo spazio sia usato nel modo migliore possibile. Senza una guida, i partecipanti si affollano quasi sempre in certe zone, lasciando altre parti della stanza completamente vuote. Un altro problema comune è che i materassini vengono orientati in tutte le direzioni possibili: questo non è un uso ideale dello spazio, soprattutto se il gruppo è numeroso e lo spazio a disposizione scarseggia.

La migliore soluzione per questo problema consiste nel sistemare i materassini lungo linee parallele, lasciando uno spazio sufficiente tra un materassino e l'altro perché all'occorrenza i partecipanti possano entrare e uscire dalla stanza, e perché i facilitatori possano svolgere il loro lavoro. Quando qualcuno, soprattutto un partecipante in uno stato di coscienza non ordinario, deve scavalcare altre persone, cuscini o coperte per recarsi in bagno, è facile che disturbi il processo degli altri. Scherzando, le persone che seguono i nostri corsi di formazione, definiscono questa situazione una "corsa a ostacoli olotropica".

Prima che i partecipanti scelgano il punto in cui lavorare, è importante informarli che la musica, nelle sedute di Respirazione olotropica, può raggiungere anche un volume molto alto, in particolare nel momento culminante. Le persone più sensibili ai suoni possono allora scegliere i punti più lontani dagli altoparlanti. In alcuni casi, qualche partecipante estremamente sensibile agli stimoli acustici si protegge i timpani con tappi per le orecchie di spugna o batuffoli di cotone. Se la sala è abbastanza grande, il problema della distribuzione poco uniforme del volume può essere gestito sistemando gli altoparlanti vicino alle pareti, a qualche metro dal partecipante più vicino, oppure in posizione sopraelevata.

L'ultima cosa da fare prima di cominciare la seduta è controllare che tutti i partecipanti e i sitter siano presenti nella stanza. Se qualcuno si è assentato temporaneamente, aspettiamo che tutti siano rientrati. Quando è capitato che qualche respirante o qualche sitter atteso per la seduta non si sia presentato, ci siamo sempre organizzati per trovare un sitter sostitutivo.

Come abbiamo già segnalato, una persona con precedenti esperienze di Respirazione olotropica può assistere contemporaneamente due respiranti, oppure due sitter esperti ne possono assistere tre. Queste formazioni richiedono un'attenzione particolare da parte dei facilitatori per evitare che possano andare a rinforzare vissuti di abbandono nel caso in cui un respirante non riceva l'attenzione di cui ha bisogno, o che sia necessario gestire un respirante che comincia improvvisamente a muoversi.

Quando il setting fisico è pronto e tutti i partecipanti sono presenti, si può dare inizio alla seduta. L'esercizio di rilassamento che dà l'avvio è stato messo a punto da Christina nei primi anni in cui abbiamo lavorato all'Esalen Institute. È un esercizio che prende spunto dai molti anni in cui ha praticato hatha yoga e varie forme di meditazione. Il suo scopo principale è aiutare i partecipanti a rilassarsi e ad aprirsi il più possibile, mirando allo stato particolare che il Buddhismo Zen definisce *mente del principiante*. Questo significa lasciar andare qualunque progetto che potremmo avere per la seduta, smettere di pensare a tutto ciò che abbiamo letto o sentito dire sulla Respirazione olotropica e concentrarci esclusivamente sul momento presente. La qualità di attenzione ideale per la Respirazione olotropica è la stessa che ha verso le esperienze interne chi pratica la meditazione buddhista Vipassana: il principio fondamentale è dare piena e sostenuta attenzione, o consapevolezza (*sati*), al nostro corpo, alle sensazioni, al contenuto della coscienza e alle azioni, poi lasciare andare l'esperienza, in modo da prepararci al momento che segue. Dopo che i respiranti si sono stesi sui materassini, con gli occhi chiusi o coperti dalle mascherine, e che i sitter hanno trovato posto al loro fianco, cominciamo a parlare a tutto il gruppo con voce lenta e delicata, lasciando uno spazio adeguato tra un suggerimento e l'altro.

Stendetevi supini... con i piedi a una distanza comoda... le braccia lungo i fianchi... le palme delle mani rivolte verso l'alto. È una posizione molto aperta, molto ricettiva. Ora, sentendo il contatto del corpo con il materassino... sistemate tutto ciò che va sistemato e lasciatevi affondare nel pavimento... il più possibile, lasciando andare qualunque programma abbiate fatto per questa seduta, ogni aspettativa, ogni idea di dover realizzare qualcosa, o di evitare qualcosa di inaccettabile, di spaventoso, di troppo difficile. Aprite la mente, lasciate spazio a qualunque esperienza si presenti, fidatevi che a portarla è quella parte di voi che rappresenta una forza di guarigione... il vostro guaritore interno.

Gradualmente percorreremo tutto il corpo, dalla punta dei piedi alla sommità della testa... rilassandoci. Ora rilassate la punta dei piedi... le piante dei piedi... la parte superiore... le caviglie. Rilassate i polpacci. Poi le tibie, la parte frontale delle gambe... rilassando. Rilassate le ginocchia, davanti e dietro... ora passate alle cosce... rilassatele... davanti e dietro... poi rilassate le natiche... sprofondate sempre di più nel materassino. Rilassate tutta la zona intorno ai genitali e il bacino... rilassate le anche. Ora tutto il bacino è rilassato quanto riuscite a rilassarlo oggi.

Portate l'attenzione allo stomaco. Rilassate gli addominali, quella pancia che forse cercate di tenere in dentro ogni giorno della vostra vita... e tutti gli organi interni della zona. Rilassate. Risalite lungo il corpo rilassando la colonna vertebrale... partite dalla base... rilassate risalendo verso il centro poi piano, piano fino alla nuca. Rilassate il petto, la parte alta della schiena... rilassate... rilassate le spalle... le braccia... i bicipiti... i gomiti... scendete, rilassando tutte le braccia, fino ai polsi, alle mani... rilassate le mani e le dita... giù giù fino ai polpastrelli.

Spostatevi fino al collo, rilassate la nuca e tutto il collo fino alla base del cranio, aprite e rilassate la gola... la bocca... la lingua. Spostate l'attenzione sulle mascelle, una zona molto contratta per molti di noi... lasciate andare la tensione nella mascella... lasciate che la vostra bocca si apra un po'... rilassate il mento e le guance... rilassate gli occhi, le palpebre, le sopracciglia e il naso. Rilassate il viso, la fronte... magari fate una smorfia, contraete i muscoli del viso e tenete la contrazione per un paio di secondi, poi lasciate andare... sospendete qualunque espressione del viso, ogni immagine pubblica, restate totalmente inespressivi. Rilassate le orecchie, la parte posteriore della testa, il cuoio capelluto, e infine risalite, rilassando fino alla sommità del capo.

Ora siete rilassati in tutto il corpo. Sciolti... aperti. Se ripercorrete il corpo dalla punta dei piedi alla sommità del capo lo troverete il più rilassato possibile... e quando vi sentite davvero rilassati, rilassatevi ancora più profondamente.

Ora che il vostro corpo è più rilassato, più aperto, portate l'attenzione al respiro... sentite il ritmo normale, quotidiano, del vostro respiro... e mentre continuate a essere consapevoli di come respirate, cominciate ad accelerare il ritmo del respiro... fate che diventi più rapido del solito... permettete al respiro di percorrere tutto il corpo, fino alla punta delle dita delle mani e dei piedi, lasciate che vi riempia tutto il corpo... ora il respiro è molto più profondo e molto più rapido del solito. Ora acceleratelo ancora di più... perché diventi ancora più rapido del solito, e più profondo... e ancora più profondo, e più veloce.

A questo punto, se avete una fonte di ispirazione nella vostra vita, potete provare a connettervi con essa, per chiedere una guida.
A questo punto il vostro respiro è molto più profondo e molto più rapido del solito. Quando comincerà la musica, lasciate che sia la musica a sostenere il vostro respiro... trovate il vostro ritmo. Apritevi al respiro, alla musica, e a qualunque esperienza vi si presenti.

L'introduzione di Christina continua a essere utilizzata, con qualche variazione, dalla maggior parte degli operatori di Respirazione olotropica. Circa trent'anni fa, assieme a un nostro carissimo amico, lo psicologo e maestro buddhista Jack Kornfield, abbiamo avviato una tradizione di ritiri in cui si praticavano insieme la Respirazione olotropica e la meditazione Vipassana. Jack aggiunse all'introduzione di Christina la *respirazione a coppie* utilizzata in certe pratiche buddhiste. Questo esercizio aiuta a stabilire un profondo collegamento tra le persone che la praticano insieme. Dopo che i respiranti hanno finito il rilassamento e cominciano a focalizzarsi sul respiro, invitiamo quindi i sitter a unirsi a loro.

... E ora, sitter: sincronizzate il vostro respiro con quello della persona con cui lavorate, e fate risuonare un "aaaah" a ogni espirazione... abbastanza forte perché lo sentano anche gli altri... aaaah...
... Respiranti: sintonizzatevi con il suono prodotto dai vostri sitter, collegatevi con loro per mezzo del respiro... aaaah... e se lo desiderate, sincronizzate il vostro respiro con quello di altre coppie nella stanza,

in modo che tutto il gruppo respiri come un unico organismo... aaaah (continuate a respirare così per qualche minuto)...
E ora continuate a respirare in silenzio...
... Sitter: mantenete questa qualità di attenzione per tutta la seduta, in modo da restare presenti, davvero presenti per il vostro partner...
... E respiranti: cominciate ad aumentare il ritmo del vostro respiro...

A questo punto, riprendiamo l'introduzione descritta sopra, chiedendo ai respiranti di accelerare il loro respiro e di arrendersi alla musica.

Conduzione delle sedute di Respirazione olotropica

Una volta cominciata la seduta, il compito dei respiranti è rimanere sdraiati, con gli occhi chiusi, e sostenere la respirazione accelerata a un ritmo sufficientemente comodo. La qualità di attenzione e l'atteggiamento nei confronti dell'esperienza è probabilmente più importante della velocità e dell'intensità del respiro. In realtà, accostarsi alla seduta con ambizione e determinazione forti, sforzandosi troppo, può essere un grosso ostacolo, perché l'obiettivo è semmai quello di lasciar andare il controllo e arrendersi. Sforzarsi di lasciar andare è una contraddizione di termini.

L'atteggiamento ideale del respirante nei confronti dell'esperienza è quello in cui si focalizza completamente l'attenzione sul processo nel suo svolgersi da un attimo all'altro, e non su un obiettivo o su un risultato specifici. Idealmente, i respiranti mantengono il ritmo respiratorio indipendentemente dalla forma che va assumendo l'esperienza: aumento della tensione fisica, intense emozioni o ricordi specifici che emergono, rilassamento progressivo.

Nei limiti del possibile, sospendono qualunque giudizio intellettuale e danno piena espressione alle reazioni fisiche ed emotive che emergono spontaneamente.

Finché i respiranti fanno il loro lavoro interiore in modo autonomo, i sitter si limitano a osservarli. Se questi notano un rallentamento del ritmo respiratorio, di tanto in tanto inviano ai respiranti il segnale sul quale si sono accordati prima della seduta. Se il respirante piange o ha il naso che cola, possono passargli un fazzoletto di carta, se ha sete gli offrono un bicchiere di acqua, se ha freddo una coperta, e se necessario lo accompagnano in bagno.

I facilitatori si muovono per la stanza, monitorando la situazione generale in cerca di situazioni in cui potrebbe servire un'assistenza più specifica. Talvolta viene loro chiesto di sostituire un sitter che deve andare in bagno.

Di tanto in tanto possono dare un sostegno emotivo ai sitter che rispondono alla situazione in corso con forti emozioni.

Quando qualche respirante comincia a muoversi, rischiando di invadere lo spazio altrui o di diventare pericoloso per gli altri partecipanti, sitter e facilitatori collaborano per garantire la sicurezza di tutti gli interessati. Altri motivi per intervenire sono le situazioni in cui un respirante si rifiuta di continuare perché ha troppa paura, o sperimenta sintomi fisici particolarmente sgradevoli. In questo caso i facilitatori cercano di rassicurarlo o lo aiutano a trovare sollievo e conforto in un lavoro corporeo. Una volta che il respirante riluttante sia rientrato "nel processo" è essenziale aiutarlo a rimanere nella stanza e dargli sostegno fino al raggiungimento di una risoluzione efficace della seduta.

I facilitatori esperti svolgono la maggior parte del loro lavoro attivo nella fase finale delle sedute, con i respiranti che non hanno raggiunto una chiusura adeguata dell'esperienza e che sperimentano ancora sintomi residui. Questo è il momento per intervenire con un lavoro corporeo di rilassamento, con un massaggio tranquillizzante o con un contatto fisico nutriente.

Se l'esperienza si protrae significativamente oltre l'usuale ed è necessario lasciare libera la stanza per una seduta successiva, usiamo una stanza "di fuga" in cui poter proseguire il lavoro corporeo. In questo caso provvediamo a fornire un sitter al respirante che, nella seduta successiva, rimane senza il suo.

Molti respiranti elaborano comunque il materiale che emerge in piena autonomia, e non richiedono alcun tipo di assistenza da parte dei sitter o dei facilitatori. Riescono cioè a portare l'esperienza a una risoluzione spontanea e la terminano in un profondo stato meditativo di rilassamento.

Dopo essere tornati alla realtà e aver scambiato tranquillamente due parole con uno dei facilitatori, si spostano in una stanza diversa per disegnare il loro mandala. A seconda delle circostanze e delle inclinazioni personali, i sitter possono decidere di restare accanto ai respiranti o di lasciarli soli.

Lo spettro delle esperienze olotropiche

Le esperienze che hanno luogo durante le sedute di Respirazione olotropica sono eminentemente personali e variegate. Non rappresentano una reazione stereotipata all'accelerazione del respiro (la sindrome da iperventilazione), come si legge nei manuali di fisiologia della respirazione, ma piuttosto la storia psicosomatica del respirante. In un gruppo di persone che abbiano avuto tutte la stessa preparazione teorica, che abbiano ricevuto le stesse istruzioni e che ascoltino la stessa identica musica, ognuna avrà la sua esperienza altamente specifica e significativa sul piano personale. Inoltre, una stessa persona che si sottoponga a una serie completa di sedute, avrà esperienze di contenuto diverso da seduta a seduta. In questo modo il susseguirsi di esperienze andrà a costituire un viaggio continuo verso la scoperta di sé e l'autoguarigione.

Talvolta le esperienze non hanno un contenuto specifico e si limitano a manifestazioni fisiche e all'espressione di emozioni. L'intera seduta può, per esempio, portare solo a un intensificarsi delle contratture e dei blocchi fisici già presenti nel corpo del respirante (l'"armatura caratteriale" di Wilhelm Reich), poi rilasciarli in profondità. Se al momento della seduta il respirante ha in primo piano un vissuto di rabbia, l'intensificarsi di questa emozione e una forte catarsi della stessa potrebbero diventare il contenuto principale della seduta. La fonte di queste emozioni e sensazioni fisiche potrebbe non essere immediatamente identificabile, e in questo caso il respirante dovrà attendere fino a una seduta successiva per avere, in merito, insight significativi.

In alcuni casi, la seduta di Respirazione olotropica, pur non avendo un contenuto specifico, assume una forma in netto contrasto con quelle descritte in questo capitolo. La respirazione accelerata, infatti, può condurre a un rilassamento progressivo, al dissolversi dei confini e a esperienze di comunione con gli altri, con l'universo e con Dio. Il respirante raggiunge progressivamente uno stato mistico senza dover affrontare alcun tipo di materiale complesso sul piano fisico o emotivo. Spesso questa situazione si associa a visioni di luce bianca o dorata. È importante informare in anticipo i respiranti di questa possibilità, perché è abbastanza comune, per alcuni, svalutare questo tipo di esperienza evolutiva e considerare la seduta come un fallimento perché "non sta succedendo niente".

Se l'esperienza ha un contenuto specifico, di solito fa riferimento a uno dei diversi livelli dell'inconscio che appartengono alla mappa estesa della psiche di cui abbiamo già parlato (*vedi* il Capitolo 2). I respiranti possono rivivere vari eventi della loro infanzia o della loro vita con un contenuto emotivamente molto carico, in cui hanno subito un trauma fisico o psicologico, o anche momenti di grande felicità e soddisfazione. Talvolta la regressione non porta a galla direttamente questi ricordi, ma conduce prima il respirante in una zona intermedia di sequenze simboliche o fantasie che rappresentano variazioni sullo stesso tema.

I ricordi delle varie fasi del trauma della nascita, cioè le matrici perinatali di base o BPM, che sono tra le esperienze più comuni delle sedute di Respirazione olotropica, rappresentano con grande cura vari aspetti del processo del parto, spesso con dettagli fotografici, anche negli individui che non hanno alcuna consapevolezza intellettuale delle circostanze della loro nascita (Grof, 2006a). Questa esperienza può essere accompagnata da manifestazioni fisiche che indicano come il ricordo della nascita raggiunga il livello cellulare. Abbiamo visto individui sulla pelle dei quali, mentre rivivevano la loro nascita, si sono presentati lividi proprio nelle aree in cui era stato applicato il forcipe, e questo anche se non sapevano di essere stati sottoposti a questa procedura nei loro primi attimi di vita. L'uso effettivo del forcipe è stato poi confermato dai genitori o dal referto medico. Siamo anche stati testimoni di alterazioni nella colorazione della pelle e dell'apparizione di petecchie (macchioline rosso scuro causate dallo stravaso di minuscole quantità di sangue dai capillari alla pelle) in persone nate con il cordone ombelicale stretto attorno al collo. La regressione spesso procede anche oltre, portando all'emergere di ricordi del periodo fetale, di varie fasi dell'esistenza prenatale. Questo può implicare situazioni specifiche che il respirante è in grado di identificare, da episodi di beatitudine indisturbata della sua vita intrauterina a esperienze di segno contrario, come influenze tossiche di vario tipo, interferenze causate da forti scosse o da rumori violenti, da stress o da malattie della madre, così come da un tentativo di aborto con mezzi chimici o meccanici. Infine, a rendere le cose ancora più impressionanti, i respiranti possono addirittura fare esperienza del loro concepimento a un livello di coscienza cellulare.

Il repertorio dei fenomeni transpersonali che si verificano nelle sedute di Respirazione olotropica è ricco e variegato. Comprende esperienze di identificazione con altre persone, con interi gruppi, o con altre forme di vita. La trascendenza dal tempo lineare porta a fare esperienza di ricordi ancestrali, razziali, collettivi, filogenetici e karmici. L'incontro e l'identificazione con figure archetipiche di varie aree del mondo, le visite a vari territori mitologici e gli stati di comunione cosmica sono tra le esperienze riportate più spesso da chi partecipa a sedute di Respirazione olotropica, e si tratta di esperienze capaci di fornire importanti nuove informazioni, precedentemente sconosciute ai respiranti, ma che in seguito trovano conferma nella consultazione di fonti appropriate.

Anche le manifestazioni esterne e il comportamento dei partecipanti, durante le sedute, varia enormemente. Alcune persone restano tranquille e pacifiche, tanto che sembra che dormano anche nel mezzo di una qualche potente esperienza interiore. Altre mostrano una forte eccitazione psicomotoria: si agitano in modo scomposto, vanno avanti e indietro, si muovono carponi, tremano con violenza o muovono con forza il bacino in su e in giù. Spesso osserviamo comportamenti che sono caratteristici di varie specie animali, come strisciare, scavare, ghermire o muoversi come un pesce nell'acqua o un uccello in volo. Ci sono respiranti che per tutta la seduta non emettono un solo suono, altri che piangono con forti gemiti, urlano, fanno il verso di un animale, parlano lingue e linguaggi che non conoscono, o dicono parole senza senso, totalmente incomprensibili.

Per quanto bizzarri possano apparire i suoni e il comportamento esteriore a un osservatore estraneo, si tratta sempre di espressioni significative dell'esperienza interiore del respirante. E hanno sempre un valore terapeutico, perché aiutano a scaricare le emozioni trattenute e le energie fisiche bloccate. Il motivo per cui le persone nella civiltà industriale hanno difficoltà a capire come possano essere terapeutiche le esperienze olotropiche descritte in questo paragrafo è che sono convinte che la terapia debba essere razionale. Contrariamente a ogni nostra aspettativa culturale, i metodi usati dagli sciamani e da altri guaritori nativi (e anche dalla terapia psichedelica e dalla Respirazione olotropica) hanno spesso un successo terapeutico proprio in virtù di meccanismi che trascendono e disorientano la ragione.

Presentiamo di seguito diversi esempi di esperienze di Respirazione olotropica che si concentrano su vari livelli della psiche. Partiamo da racconti relativi a eventi della biografia postnatale che mostrano come anche i gravi traumi fisici abbiano un forte impatto psicotraumatico e possano influenzare in profondità la vita seguente di un individuo. Il primo è la descrizione di una delle prime sedute di *breathwork* di Elizabeth, una scrittrice e redattrice freelance di trentasette anni, che in seguito ha frequentato uno dei nostri corsi di formazione, diplomandosi come facilitatrice. In questa seduta, ha rivissuto e superato un incidente occorsole nell'infanzia, che aveva completamente dimenticato.

A trentasette anni mi sono sentita pronta a provare la Respirazione olotropica. La nascita del nostro primo figlio, cinque anni prima, mi aveva fatto precipitare in un periodo prolungato e inaspettato di depressione post partum. Le prove che ogni genitore si trova ad affrontare avevano portato a galla altri vissuti psicologici irrisolti e io avevo cominciato una regolare psicoterapia. Ma mi sentivo ancora molto confusa, impotente contro la rabbia che mi esplodeva dentro, in profondità, in reazione a eventi di poco conto, e avevo davvero paura che avrei finito per fare del male a mio marito o al mio bambino. Pensai che il lavoro centrato sul respiro, una forma esperienziale di psicoterapia, avrebbe potuto essermi d'aiuto.

Mi iscrissi così a un seminario della durata di un weekend e guidai per otto ore per raggiungere, da casa mia, tra i monti del Vermont, la spiaggia di Cape Cod. La sabbia invadeva l'autostrada come neve. L'oceano era ovunque. Provincetown, in ottobre, sembrava una città fantasma, spoglia e abbandonata. Il vecchio albergo scricchiolante dava sulla baia dove erano approdati per la prima volta i Padri Pellegrini. Sul vuoto assoluto di questo posto incombeva una lugubre presenza di vento, mare e folklore locale. Era il weekend di Halloween e quella sera ascoltammo una lezione dello psichiatra Stanislav Grof che ci raccontò degli stati di coscienza non ordinari, del processo della nascita e dei territori transpersonali.
Ci furono mostrate diapositive dei bellissimi e fantasiosi disegni prodotti dalle persone che avevano già fatto l'esperienza che avremmo fatto anche noi il giorno seguente. Durante la pausa, ognuno di noi trovò un partner per la seduta del giorno dopo.

Il mattino dopo, mi stesi a terra con più di un centinaio di altre persone. Il mio partner si sedette accanto a me e io intrapresi un viaggio che avrebbe cambiato la mia vita. Respirando sempre più in fretta, immersa in una musica evocativa, mi arresi alle sensazioni inaspettate che cominciavano a scorrere dentro di me. Il mio corpo prese immediatamente vita propria. Le braccia mi si muovevano in ampi cerchi, con una potenza tale da farmi sentire posseduta da qualche forza sovrumana. Questa danza continuò per un po'. Poi l'energia si concentrò particolarmente nel mio polso sinistro finché non mi trovai a sperimentare esattamente il dolore che avevo provato a undici anni quando me lo fratturai. In quel momento mi sentii dire: "Mio padre mi ha rotto il polso quando avevo undici anni". Immagini e sensazioni di questo incidente da tempo dimenticato cominciarono a riemergere con prepotenza dal passato.

Molto più che semplicemente ricordare l'episodio, mi sentii come ero allora, una bambina nel cortile della casa dove ero cresciuta. I primi giorni d'autunno erano caldi. Eravamo tutti a casa, perfino mio padre che, essendo un medico, stava fuori casa per la maggior parte del tempo. Probabilmente, quindi, era un weekend. La sua macchina, una Saab bianca, era parcheggiata nel vialetto che costeggiava l'ingresso principale di casa nostra. Mio padre stava salendo in macchina per scendere lungo la collinetta e sistemarla nel box. Io correvo verso di lui piena di entusiasmo: "Posso sedermi sopra la macchina?" chiesi. Mi diede il permesso senza alcuna esitazione e io mi arrampicai sulla capote, pregustando il piacere di percorrere qualche metro in questo modo poco ortodosso. La macchina cominciò a scendere lungo il vialetto. All'inizio fu molto divertente, come andare in barca a vela, cosa che facevamo insieme, ogni tanto, lungo la costa del Maine. Il selciato si muoveva proprio sotto di me, e la ghiaia scorreva come il mare.

Ma quando arrivammo alla fine della discesa e mio padre cominciò a spostare la macchina in avanti, le sensazioni cambiarono di colpo. Il mio corpo perse l'equilibrio. Annaspai nella ricerca disperata di qualcosa a cui aggrapparmi sul metallo liscio e infine mi sentii cadere sul selciato. Anche mentre annaspavo sapevo che sarei sicuramente caduta, caduta su quel marciapiede duro davanti a quest'auto in movimento. E con altrettanta certezza sapevo che, se non fossi riuscita a fare qualcosa per venirne fuori, la macchina mi avrebbe schiacciata.

Non appena toccai terra, strizzai tutto il corpo e rotolai su me stessa, fino a trovarmi sul lato del vialetto. Incerta su come fossi arrivata lì, mi sedetti sull'erba morbida, tremando e rabbrividendo. Mio padre era accanto a me e mi chiedeva come stavo. Tutta la mia attenzione era rivolta al mio polso sinistro. Sapevo che era rotto con la stessa certezza con cui avevo compreso prima che sarei caduta, e che avrei dovuto rotolare per non finire sotto la macchina. Sollevai il polso per farglielo vedere. La mano ricadeva con un angolo insolito, cosa che mi fece pensare a un fiore con lo stelo spezzato. "Il polso," dissi, "ha qualcosa che non va. Penso che si sia rotto". Mio padre lo esaminò rapidamente. "No," disse con tutto il peso della sua autorità di medico, "va tutto bene. Non c'è niente fuori posto".

Io gli credetti, o per lo meno ci provai. Ma mi fu impossibile colmare la frattura tra la mia fiducia in mio padre e i segnali che ricevevo dal corpo. Mi ritirai in camera mia, non sapendo dove altro andare, e mi sdraiai sul letto, sospesa tra la dolorosa certezza di un osso rotto e la sentenza negativa di mio padre, una negazione senza possibilità di appello. Il mio braccio sinistro, inservibile, era steso su un cuscino accanto a me. Mi sentivo stranamente distaccata da questo braccio, a parte quando un dolore acuto si presentava al minimo movimento. In camera c'era buio, con qualche lama di luce che sfuggiva dalle persiane chiuse. Quando infine prevalse la certezza della mia condizione, mia madre mi portò all'ospedale. Fui sottoposta ai raggi X e poi ingessata per sei settimane. I miei amici firmarono il gesso, mio padre non disse niente. Non pensai quasi più all'incidente negli anni successivi, sommersa da altri eventi che erano sembrati assai più significativi. Ma la seduta di Respirazione olotropica mi aveva riportato esattamente a quella parte di me che richiedeva attenzione. Anche se ero guarita fisicamente molti anni prima, qualcosa dentro di me era ancora rotto.
A questo punto il movimento del mio corpo, e in particolare delle mie braccia, era molto più intenso, e sentivo un'incredibile forza di guarigione che emanava dalla mia mano destra e si dirigeva verso il polso sinistro. Di nuovo mi sentii parlare, questa volta dicendo in tono sorpreso: "Il mio braccio destro vuole guarire il polso rotto". E lì mi sentii sollevare da una qualche forza invisibile, fino a trovarmi in piedi e d'improvviso mi ritrovai circondata da persone che mi sostenevano, in quella stanza, e che mi incoraggiavano a continuare finché questa danza incredibile raggiunse il suo termine spontaneamente, in un modo bellissimo e misterioso.
Dopo la seduta mi sentivo colma di gratitudine per aver trovato dentro di me la capacità di guarirmi da sola. Negli anni successivi riuscii a ela-

borare questo episodio con la mia famiglia, compresi i miei genitori, e a ristabilire con loro un rapporto più genuino. Ben presto mi resi conto che i temi coinvolti in questo incidente si erano estesi ad altri episodi della mia infanzia, e infine riconobbi alcuni schemi familiari che si erano riprodotti di generazione in generazione. Aiutata dal continuo lavoro con il respiro e da un partner capace di sostenermi, cominciai ad affrontare alcuni dei dolori della mia vita e a riappropriarmi di alcuni pezzi importanti del mio passato.

Il secondo racconto descrive una seduta di Katia, un'infermiera psichiatrica di quarantanove anni che segue i nostri corsi di formazione. La seduta si svolge principalmente intorno a un'esperienza traumatica della sua prima infanzia, anche se la risoluzione del suo trauma ha forti risvolti transpersonali. In questa seduta, il dissolversi dell'armatura bioenergetica prodotta dalla lunga immobilizzazione subita nell'infanzia è stata sperimentata come una fuga dalla corazza di una tartaruga, e quindi nel piacere di muoversi liberamente in un bellissimo ambiente naturale.

Fin dall'inizio della seduta, l'intensità della respirazione mi ha fatto avvertire come il mio corpo fosse bloccato e congelato nella posizione supina. Cercavo disperatamente di mettermi a pancia in giù, ma non ci riuscivo. Mi sentivo come una tartaruga impotente, rovesciata sul dorso e incapace di sfuggire a questa situazione difficile e pericolosa. Cominciai a piangere per la frustrazione di non riuscire a cambiare posizione, perché mi sembrava che da questo dipendesse la mia vita. Notai che questa tartaruga aveva sulla pancia l'immagine di un bambino che aveva bisogno di nutrirsi e sentii che c'era un collegamento tra questa esperienza e la mia bambina interiore. (NdT, vedi *il disegno b, a pagina 279.) Continuai a piangere a lungo, sconsolata.*
Poi qualcosa cominciò a cambiare e sentii che il guscio della tartaruga portava impressa l'immagine di un panorama bellissimo. (NdT, vedi *il disegno c, a pagina 279.) Poi la mia esperienza cambiò ancora e mi trasformai in una bambina piccola, che non riusciva a cambiare posizione e aveva bisogno che qualcun altro l'aiutasse a farlo. (In seguito chiesi a mia madre, che mi disse che quando avevo un anno il mio pediatra prese la decisione di ingessarmi per farmi tenere le gambe aperte in modo da curare un'imperfezione nella struttura delle anche. Fui immobilizzata in un gesso per quaranta giorni.)*

Dopo qualche tempo, e con molto sforzo, riuscii infine a rotolare sulla pancia e mi vidi immersa in un panorama bellissimo: correvo sulla spiaggia, mi tuffavo e nuotavo nell'acqua cristallina. Mi resi conto che il panorama in cui mi trovavo era lo stesso che era dipinto sulla corazza della tartaruga. Mi sentii libera di godermi il profumo dei fiori, il rumore delle cascate e l'aria impregnata della fragranza dei pini. Mi sentivo vecchia come la terra e giovane come un'Eterna Ragazzina (un riferimento scherzoso all'archetipo junghiano della Puella Aeterna). Vidi una pozza d'acqua e andai a berne. Immediatamente percepii un senso di salute e benessere che mi riempiva il corpo e la mente.
La notte seguente sognai di essere a Roma, davanti a una chiesa, e di incontrare una monaca buddhista che mi raccontava la storia del suo viaggio di iniziazione. Le raccontai del mio, che comprendeva un pellegrinaggio dal monte Everest (che nel mio sogno si trovava nel Nord Europa) fino al deserto del Sahara, con una sosta ad Assisi. Il panorama che descrivevo alla monaca buddhista nel mio sogno era lo stesso che avevo visto dipinto sul guscio della tartaruga qualche ora prima, durante la seduta di respirazione.

Il racconto che segue descrive la seduta di Respirazione olotropica di Roy, psichiatra cinquantatreenne e rocciatore appassionato, durante la quale ha ripercorso il momento della sua nascita, le esperienze traumatiche e la deprivazione emotiva subita nei primi attimi della sua vita. Dopo aver rivissuto i ricordi di questi eventi, Roy ha potuto rendersi conto di quanto profondamente essi abbiano influenzato la sua esistenza successiva. Dalla seduta derivarono anche alcuni straordinari insight sul collegamento tra il suo sport preferito e la sua nascita biologica. Anche se il fuoco principale della seduta di Roy era di tipo biografico e perinatale, molta della sua efficacia terapeutica venne dalla dimensione transpersonale.

Il 15 luglio, martedì, il tempo è stupendo (sole caldo, brezza fresca, cielo limpido e azzurro), un po' come nella valle del Yosemite in estate. Noto altre sensazioni che mi riportano a una meravigliosa scalata sul Yosemite: la stessa apprensione, la stessa determinazione a tentare, nonostante un brutto presentimento sulla difficile prova che mi attende, perfino la stessa diuresi nervosa (con l'emissione di grandi quantità di urina). Sarei riuscito ad arrivare in cima o sarei tornato indietro? Ne sarei emerso integro o ferito? Non lo so.

Comincio a respirare profondamente, più in fretta, poi ancora più profondamente. Cominciano a pizzicarmi le mani, poi anche i piedi. La musica è pulsante, e improvvisamente mi trovo a scalare la roccia sacra di El Capitan, nel parco di Yosemite, quasi in vetta. Mi muovo con grande instabilità, ma con agilità ed eleganza, lungo una difficile spaccatura verticale. Il sole mi scalda la schiena, la brezza è leggera e delicata e la vista sulla valle è spettacolare. Sono davvero vivo, e mi godo completamente il movimento, il sole, la sensazione della roccia. Sono il primo della cordata, e procedo con tanta forza che non devo fermarmi a mettere alcuna protezione. Sento un desiderio profondo di liberarmi della corda, di slegarmi e di... volare.

Assieme a questo desiderio provo una sensazione invadente di essere trattenuto, schiacciato, ma da che cosa? La mia voce interiore, che è quella di mio padre, cerca di spaventarmi: la libertà sarebbe troppo pericolosa. Non riesco a distinguere chi sta scalando con me, ma sento che è mio padre e che mi trattiene. Mi sento bloccato in vecchie credenze, in vecchi modi di pensare. La sua approvazione è necessaria per la mia identità. Continuo a credere e ad agire come se la mia identità e il mio valore dovessero arrivare da fuori. La brama di liberarmi, di alzarmi in volo, si fa sempre più intensa. Comincio a piangere e provo rabbia.
Per quanto ancora dovrò lasciarmi trascinare verso il basso dalle insicurezze di mio padre (o dalle mie), dalle sue paure, dalle sue idee di giusto e sbagliato, dal suo senso di colpa, dalla sua mancanza di gusto? Quando mai riuscirò a liberarmi, a sciogliere i legami e a levarmi in volo? Mi arrabbio con tutto ciò che mi trattiene, ed è qualcosa che ha un volto maschile. Tra le lacrime, con tutta la mia rabbia, comincio a slegare la corda. Avverto una resistenza e una forte obiezione, non so se dal mio compagno di cordata o dalla mia voce interiore. Questa resistenza sembra ben radicata in paure e giudizi morali. Non arrivo a slacciare tutto il nodo, l'immagine svanisce e crollo sul materassino.

Però la mia rabbia cresce, diventa sempre più intensa, e le mie lacrime sono più amare. Non so davvero perché sono tanto furioso, ma sento di non aver ricevuto la guida di cui avevo bisogno, che nessuno mi ha insegnato com'è essere un uomo di mezza età, né mostrato come invecchiare con grazia. Ora mio padre è fragile, un vecchio verso il quale non è più permesso esprimere rabbia, e per il quale l'unica emozione appropriata è la compassione, non la collera. Così, mi ha derubato perfino del diritto a questa emozione. Sono furioso per una qualche

grande omissione, per un grande bisogno che non è stato soddisfatto. Forse quello della sua comprensione, della sua approvazione. Forse il desiderio di un padre veramente coinvolto nella vita, che avrebbe potuto aiutarmi a diventare uomo. La mia rabbia è alimentata da una vaga sensazione di bisogni insoddisfatti.
Via via che l'intensità della musica sale, mi accosto a un'altra grande mancanza che ho provato nella mia vita: quella mia madre, da cui sono stato separato nei primissimi giorni di vita. Sono nato con un volvolo intestinale, una torsione dell'intestino tenue che non consente il passaggio degli alimenti, e quando avevo cinque giorni sono stato sottoposto a un intervento chirurgico al quale nessuno si aspettava che sarei sopravvissuto. Sono rimasto in un'incubatrice e restituito a mia madre due settimane dopo. Sono diventato di nuovo quel neonato, sopraffatto da ondate di dolore, tristezza, sensazioni di totale isolamento. Dopo il difficile viaggio della nascita, proprio nel momento in cui dovrei ricevere tutto il conforto possibile, sento solo dolore, vengo aperto con un grosso taglio, e lasciato completamente solo. Mia madre non può prendermi in braccio. Essere tenuto in braccio è tutto ciò che voglio. Piango tutta la mia afflizione, sentendo il peso della solitudine, della mancanza di coccole, dell'assenza di un abbraccio. Sento che "il prezzo della vita è troppo alto". Mi arrabbio con Dio. Perché devo soffrire tutto questo? Perché Dio non ha provveduto a far andare meglio le cose? Piango amaramente. Sono arrabbiato con i medici, e con il sistema medico che mi isola e mi lascia solo.

Ora riesco a fare un passo indietro e a vedermi, neonato, steso lì. Sento una grandissima compassione per questo bambino così piccolo, per questo esserino che soffre, tutto solo. Non posso trattarlo con più compassione mentre diventa più grande? Lo sollevo e lo tengo abbracciato sul petto, consolandolo. Poi entro nella consapevolezza di mia madre e sono sopraffatto dal suo senso di desolazione, di perdita, dalla sua rabbia verso Dio. Quanto soffre anche lei! Com'era giovane e impaurita... In modo diverso dal mio si è sentita altrettanto sola. Che enorme perdita sta sperimentando! Il suo primogenito le viene strappato, e non può nemmeno tenerlo in braccio. Piango ancora più amaramente, vedendo che anche lei non viene consolata, e che si sente sola quanto me. Piango tutta la mia compassione per lei.
Penso sia stato a questo punto che Ashley e Linda, i facilitatori, si sono stesi accanto a me, sui due lati, e mi hanno tenuto abbracciato mentre piangevo. Io li tengo per mano. La mia rabbia comincia a dissolversi

mentre mi rendo conto che non sono completamente solo. Nana pregava per me, e tutta la chiesa con lei. Mio padre faceva tutto ciò che poteva, e lo stesso facevano i medici e gli infermieri. Fu chiamato un sacerdote, per darmi l'estrema unzione. Comincio a comprendere che non è colpa di nessuno, e questa idea disperde la rabbia, ma fa crescere il senso di tragedia umana. Che tragedia! Anche Dio partecipava di questa sofferenza? Anche Dio era una vittima?

Dopo un tempo lunghissimo posso finalmente essere preso in braccio da mia madre. Sento la mia pelle contro la sua, mi sento confortato, esausto ma sollevato. Al sicuro, finalmente. Ho dei flash di un ricordo evanescente in cui galleggio all'interno dell'utero. A un certo punto mi chiedo, o sento, che soltanto Dio può soddisfare la mia brama di completezza, di completamento. Solo Dio può abbracciarmi in modo sicuro, e portarmi fino al mio Sé superiore. Sento che in qualche modo, anche se non riuscivo a vederlo né a sentirlo, Dio mi ha tenuto abbracciato per tutto il tempo. Come desidero riposare per sempre tra le braccia di Dio, come sto facendo in questo preciso momento!

A questo punto, una musica africana molto animata, piena di percussioni e di canti corali, erompe con gioia. Io, un neonato di sesso maschile, vengo trasportato fino a un polveroso villaggio del Mali. Vengo steso su un tavolino e avvolto in fasce nel bel mezzo di un'adunata. Tutti gli abitanti del villaggio ballano in cerchio intorno a me, cantando e suonando i tamburi, per celebrare la mia nascita e darmi il benvenuto nel villaggio. Io sono felice. Sento che sto sorridendo; noto che la mia testa si muove da un lato all'altro del cuscino al ritmo della musica. Mi viene in mente ubuntu (un termine Bantu che descrive il senso di rassicurazione che viene dalla certezza dell'appartenenza a un nucleo più grande). Abbracciato dal caloroso benvenuto di questa comunità, divento umano. Di nuovo la musica cambia, e io torno a sentirmi in lotta per la mia libertà. Improvvisamente vengo trasportato a una scena del passato: una cena ufficiale in cui avevo confrontato i più autorevoli tra i presenti con una spiacevole verità, diventando il parafulmine della loro rabbia per aver parlato audacemente dove non era considerato educato farlo, un po' perché erano accecati dalla questione e un po' perché non avevo fatto marcia indietro. Quell'episodio mi aveva scosso in profondità, e per settimane avevo sentito che il prezzo emotivo pagato per questo ruolo era stato troppo alto. Per me, l'esperienza aveva risvegliato il vissuto di trovarmi tra papà e mamma

nel mezzo di una lite, quando mia madre temeva per la sua incolumità fisica. Ancora una volta mi ero ritrovato a confrontare, o piuttosto a sfidare, un potente padre arrabbiato, del quale desideravo l'approvazione. L'energia, quella sera, era stata intensissima.
Mentre rivivo questa scena, sto combattendo per la mia sopravvivenza. Un uomo molto potente, che conosco, mi attacca da destra. Io comincio a lottare, blocco i suoi pugni e rispondo a colpi di karate. È come se la mia libertà e la mia vera essenza fossero minacciate. Quest'uomo rappresenta simbolicamente l'autorità maschile, il padre che disapprova. Sta cercando di distruggermi e io combatto per la libertà e per la sopravvivenza. Gli metto le mani intorno al collo e comincio a strozzarlo. La mia stretta diventa sempre più forte e la sua faccia comincia a diventare rossa, poi blu. I suoi occhi si gonfiano. Gli grido: "Dimmi quello che devo sapere! Dimmi il segreto! Dimmi perché!" Lui tace, scuotendo la testa per dire "no" mentre gli stringo il collo ancora più forte. Lo sto soffocando con tutta la mia forza, e continuo a domandare, urlando: "Voglio sapere! Perché? Come devo vivere? Qual è lo scopo?" Lui non vuole, o non può, rispondere.
Improvvisamente mi rendo conto che non voglio ucciderlo. Non lo strozzo per ucciderlo, né per distruggerlo, né per esercitare la mia supremazia, né per abbatterlo. Piuttosto, voglio la sua benedizione, o una risposta. Mi viene in mente la storia di Giacobbe che lotta con l'angelo. Urlo: "Perché le cose sono così complicate? Perché non puoi, tu vecchio, e tu Padre, e tu Dio, fare meglio di così? Qual è la risposta, vecchio incompetente? Perché mi impedisci di sciogliere la corda e di liberarmi completamente?" Gli stringo la gola con ancora più forza. "Perché ho dovuto essere così solo, appena nato?"

Mi rendo conto, mentre la lotta arriva a un punto cruciale, che nessuno di loro ha una risposta. Non mi rispondono perché non possono farlo. Sono solo uomini vecchi e fragili, senza risposte, senza alcun potere reale, che meritano più compassione e pietà che paura e obbedienza. Non hanno mai avuto le risposte, e certo non possono darmene ora. Non posso più contare su di loro per definire il mio valore, la mia identità, la mia salvezza. La loro approvazione non comprerà la mia libertà. Urlo ancora più forte. Poi, esausto, lascio andare la presa e loro cadono all'indietro, scossi, mentre io crollo sul materassino. Per qualche istante mi sembra di cadere addormentato.
La musica cambia ancora, e un'altra volta sono un neonato tenuto in braccio (Linda e Ashley sono ancora accanto a me) e ho anche la sensa-

zione di essere di nuovo nell'utero materno. Sperimento la comunione con Dio, un Dio femmina. Mia madre mi sta dicendo: "Ora va tutto bene, e tutto andrà bene". Comincio a piangere di afflizione. È davvero possibile? Non è troppo bello per essere vero? Posso dare qualche peso a questa fiducia? Ho attraversato una tale enormità di impotenza, di depressione, di disperazione, di buio e di tragedia... posso osare credere che tutto sta andando bene?
Vedo una luce azzurra, che va e viene attraversando il mio campo visivo. Sullo sfondo vedo un grezzo tessuto intrecciato, del colore e della consistenza del rovescio dei blue jeans. Mi sento consolato e felice. Ora vengo tenuto in braccio, come un neonato, e mi rendo conto che i circa vent'anni di matrimonio, in cui non mi sono mai sentito abbracciato e tenuto stretto in questo modo, hanno rispecchiato in qualche misura i miei primi venti giorni di vita. Mentre vengo abbracciato, ora, vedo tutte le prove che mi attendono nella vita, come Gesù nel giardino di Getsemani.

Non voglio morire. Non voglio che questo vecchio me, ora consolato, muoia. Non voglio passare per questa sofferenza. Ricordo le parole di Stan quando diceva che sottomettersi all'annullamento dell'ego è necessario per il passaggio definitivo a una nuova nascita. Dico a Dio: "Continuerò a farmi strada, lottando, verso la luce, a procedere, a combattere per la mia vita. Anche per la vita del vecchio me. Ma se vuoi la mia vita, se vuoi che questo vecchio me muoia, va bene, affido il mio spirito alle Tue mani. Nel frattempo, non aspettarti che rinunci. Continuerò a cercare la luce, e a lottare per raggiungerla".
La musica cala di volume, e sento gli uccelli che cantano e il suono tranquillizzante dell'acqua di una cascata. Emergo alla luce del sole e provo gratitudine. Se il prezzo per essere vivo è dover lottare e sentirmi solo di tanto in tanto, accetto il prezzo. Ancora non so "il perché", non ho le risposte, ma le benedizioni della vita e l'amore incondizionato che sto sperimentando grazie a queste due donne (rappresentazione di mia madre e di un Dio femmina) sono un nutrimento sufficiente. Sento vagamente di essere tornato allo Yosemite. Ho raggiunto la vetta di El Capitan. Mi sento forte. Apro gli occhi e vedo Stan che mi guarda con compassione, interesse, cura e curiosità, come è tipico di lui. Comincio a risvegliarmi, lentamente, a riemergere da questo viaggio straordinario. Stan mi spiega il concetto di key log, *la chiave per uscire da un'impasse, che nel gergo del trasporto fluviale descrive il singolo tronco che, se viene rimosso, lascia liberi tutti gli altri tronchi*

di scendere lungo il fiume. Suggerisce che forse questa è stata la mia esperienza key log.

Due mesi dopo questa seduta di Respirazione olotropica, che era stata la sua prima e, fin qui, anche l'unica, Roy ci mandò una lettera in cui raccontava alcuni cambiamenti che aveva osservato e che considerava il risultato di questa esperienza, e della quale riportiamo qui qualche passo.

Nei primissimi giorni dopo il lavoro col respiro, ho riconosciuto nella mia seduta due fattori principali: un'esperienza del femminile, che mi ha permesso di consolare e nutrire e abbracciare il bambino piccolo (me stesso) che si era sentito tanto abbandonato dopo la nascita; e una parte maschile, in cui ingaggiavo una intensa lotta per il potere, la verità e la sopravvivenza con le figure che nella mia vita hanno rappresentato l'autorità maschile (compresi mio padre e il mio capo). Inizialmente ho provato un senso di risoluzione e di guarigione rispetto al primo, ma non rispetto al secondo. L'aspetto femminile della seduta di respirazione ha dato profondità alle prime conversazioni con mia madre su quanto si fosse sentita abbandonata e spaventata cinquantaquattro anni fa, quando le fui strappato e non le fu data la possibilità di prendermi in braccio per davvero per due settimane. Non riesco a comprendere completamente come, ma la respirazione mi ha permesso di lasciar andare il potere negativo che quell'esperienza esercitava nel mio inconscio. Non trovo le parole adatte a descriverlo, ma posso dire che sento che una forma di guarigione ha avuto luogo. In quello spazio, ora, quel bambino viene tenuto in braccio.
All'inizio sentivo che la parte maschile della seduta era ancora grezza e poco elaborata, e che nonostante i nuovi insight ricevuti, il processo di guarigione era ancora incompleto. Ora riconosco che la guarigione e l'apertura interiore che si sono verificate sono state molto più grandi, arrivando a toccare il mio rapporto con mio padre, la cui salute nei mesi scorsi è stata piuttosto vacillante, ma anche la mia relazione, ancora nuova e in fase emergente, con "l'esoterico".
Innanzi tutto, la malattia di mio padre ha creato una nuova opportunità di dialogo sui temi centrali più profondi della natura umana. Da adulto, la mia strategia per affrontare la sua forma abbastanza autoritaria di religione e le sue dichiarazioni assolutistiche sulla vita è stata quella di condividere sempre meno con lui riguardo a ciò che sono io. In parte questa strategia è stata frutto di paura. La seduta di respira-

zione, invece, mi ha aiutato a comprendere che, quando non condivido con lui ciò che sono, sto deprivando sia lui sia me. Ora sto impegnandomi in contatti più frequenti e più trasparenti con mio padre, e in una rappresentazione autentica di me stesso, in uno spirito d'amore.

In secondo luogo, anche se è più difficile da spiegare, sento che sta verificandosi intorno a me una guarigione del mio rapporto con l'esoterico. Ho sperimentato questa tendenza con un po' di diffidenza per diversi motivi: ho sempre evitato l'esoterismo come qualcosa di incompatibile con la mia formazione scientifica; non ho familiarità con gli insegnamenti esoterici e la mia cultura battista non ha dato molto spazio nemmeno alla possibilità di considerarli (eccezion fatta per "il demonio"); dove c'è una regola non detta, in genere c'è manipolazione. Da voi ho imparato che gli insegnamenti esoterici (come quelli delle principali religioni) possono essere strumenti di luce e di amore ma anche, se manipolati dall'abuso di potere e dall'intervento dell'ego, di oscurità. Ho imparato a fidarmi delle mie intuizioni in quest'area, e nel farlo sono riuscito ad aprirmi a nuove esplorazioni.

Per questo, per me, l'effetto principale della respirazione è stato quello di farmi aprire emotivamente, intellettualmente e spiritualmente. Mi ha portato guarigione. Sono sicuro che, continuando a vivere questa esperienza e a farne oggetto di riflessione, il processo di guarigione proseguirà. Anche mentre scrivo, sento che altre aree della mia vita si stanno aprendo agli insight ricavati dalla Respirazione olotropica. La vostra idea che l'esperienza fosse per me un key log *è decisamente appropriata.*

La descrizione che segue tratta di una delle sedute che Janet, una psicologa di quarantacinque anni, ha fatto durante la sua formazione di Respirazione olotropica. Nelle sue sedute ha rivissuto svariati episodi traumatici della sua difficile infanzia, tra i quali figurano abusi sessuali e sevizie fisiche. Queste sedute hanno spesso avuto al centro suo padre, cioè la persona che l'abusava ma che aveva avuto anche l'insolito ruolo di assistere sua madre al momento del parto, avvenuto in casa. Durante il parto, era stato guidato telefonicamente da un medico.

Janet ha avuto alcune delle esperienze più potenti e colorite alle quali abbiamo assistito in tutti gli anni della nostra pratica di Respirazione olotropica. Aveva un accesso insolitamente facile al territorio transpersonale, e anche le sue sedute più biografiche e perinatali erano spesso disseminate di un ricco simbolismo archetipico. Spesso vi apparivano figure e temi sciamanici, tantrici o della mitologia greco-romana: incontri con varie entità divine, prove complicatissime, smembramenti e morti, e rinascite psicospirituali. Durante la formazione si dedicò con grande profondità all'astrologia e restò affascinata dai collegamenti tra il contenuto delle sue sedute e gli archetipi associati ai suoi transiti planetari.

> *La prima esperienza in quella seduta fu quella di correre in una prateria, tanto simile alla campagna dove passavo le mie estati da bambina, ma ci stavo correndo da adulta, come se stessi correndo da qualcuno. Ho la vaga sensazione di un gruppo di donne che danzano con Dioniso, ed è una danza molto sessuale che rapidamente diventa brutale. Ho l'impressione che la danza si trasformi in uno smembramento. La mia coscienza si espande all'esterno come se potessi vedere una sequenza di svolte decisive, prima quella in cui il femminile smembra il maschile, poi quella in cui il maschile smembra il femminile, come se lo stesso mito venisse rappresentato in una realtà storico-mitologica con i ruoli di genere che si alternano.*
>
> *Vedo uno stallone nero, che galoppa e suda. Io corro verso di lui e gli salto in groppa, sentendomi come se cavalcassi un'energia maschile istintiva ed elementare. Sento il mio senso del Sé che da una parte si fonde con quello dello stallone e contemporaneamente se ne separa in quanto essere umano femminile. Lo stallone galoppa fino a una caverna e mi lascia lì. Io scendo nella caverna con la sensazione che sia la soglia dell'Ade. Proprio a questo punto, ecco che sento un'imponente e oscura presenza maschile che mi insegue. È una presenza elusiva, di forma antropomorfa ma non umana, dotata di un'intensa e oscura numinosità. La sua presenza è una minaccia per la mia vita e, non appena me ne rendo conto, so che è Ade, il dio greco della morte. Corro per salvarmi la vita, scendendo lungo la caverna, e cerco di sfuggirgli sprofondando nelle viscere della terra.*
>
> *Ho la strana sensazione di stare contemporaneamente correndo via da lui e verso la Madre Terra come Persefone. Continuo a correre. Ogni volta che penso di essere riuscita a sfuggirgli, improvvisamente e inaspettatamente mi si para davanti, e ride sadicamente dei miei tentativi di fuga. Dopo svariati scambi, tutti ricalcati su questo modello (io che corro per sfuggirgli e lui che improvvisamente riappare), Ade dice minaccioso: "Non puoi sottrarti alla Morte". Ho la sensazione di essere catturata proprio in quel momento, e di essere rapita da Ade che, in quanto Morte, mi porta sotto terra...*

Lo scenario ora cambia. Adesso sono una bambina che corre contemporaneamente per le due case in cui sono cresciuta. È una sensazione familiare, ma il modo in cui provo quella sensazione è più intenso. Continuo a respirare e sento le mie dimensioni che si restingono a quelle di quando avevo sette o otto anni. Cado in avanti e atterro a faccia in giù. Piango e cerco di sfuggire a mio padre strisciando per terra. Lui mi afferra per le caviglie e mi dice che "non ho modo di sfuggirgli". Piango forte. Non c'è nessun altro in casa. È la casa di Main Street, quella della mia prima infanzia. Sento il mio corpo che viene trascinato lungo il parquet del pavimento verso la sua massiccia, minacciosa, sinistramente oscura presenza. Ha un'erezione e comincio a provare la sensazione di quando mi violentava. Lo sento non come un singolo episodio ma come una serie ripetuta di episodi condensati in un'unica esperienza.

Sento il mio corpo violato in molti modi diversi, dalla sodomia allo stupro vaginale mentre sono legata, fino alla penetrazione orale. Comincio a provare una nausea estrema e mi sento soffocare sul materassino. Cerco di fuggire, ma non sento quasi più il mio corpo. Chiedo al mio sitter di tenermi le caviglie per vedere se torno a sentire qualcosa. Tutta la scena diventa confusa e a questo punto il mio corpo è totalmente insensibile. Torno a concentrarmi sul respiro, ma non sento niente. Vado in bagno e torno, e chiedo a Tav di aiutarmi. So che non posso andarci da sola, e che ho perso la capacità di sentire.
Tav mi guida e mi accompagna; mi stendo di nuovo sul materassino e comincia a salirmi un dolore nel petto e nella gola, che poi si trasforma in un'ombra nera e si nasconde impercettibilmente nel mio cuore. Perdo di nuovo la sensibilità. Tav mi incoraggia a continuare a respirare. Ora mi si presenta il ricordo di un intenso dolore provato dopo una delle peggiori sevizie sessuali da parte di mio padre, avvenuta quando ero appena un po' più grande, intorno agli undici anni. Provo un dolore acuto nell'area genitale per uno stupro brutale, e contemporaneamente l'intensa angoscia di essere sola. Penso che morirò di dolore e provo un intenso desiderio di morire per sfuggire a quell'atroce sofferenza e a mio padre.

Sono consapevole che sentire il desiderio di morire per sfuggire all'intensità del dolore è un sistema COEX familiare, associato alle mie tendenze autodistruttive, che in passato mi hanno condotta a tentare più volte il suicidio. Tav mi è vicino e continuo a respirare nel dolore.

Mentre questo raggiunge la gola, la scena cambia e sono di nuovo una bambina piccola. È la prima volta che mio padre mi trascina per le caviglie e mi sbatte il pene eretto in gola, impedendomi di respirare. Me lo tiene di proposito in fondo alla gola, e sghignazza sadicamente. Dico a Tav che sto soffocando, che non riesco a respirare; lui continua a incoraggiarmi a rimanere nell'esperienza. Mi porto la mano alla gola e lui mi chiede di stringere la sua mano, invece della gola. Tenendogli la mano, e premendomela sulla gola, la sensazione di soffocare e di non riuscire a respirare cresce. Si intensifica ulteriormente, quasi fino al punto in cui sento che potrei morire. Non riesco a sostenere la mia capacità di sentirlo, e il mio fuoco mentale si sposta sull'intenso desiderio di mio padre di uccidermi. Continuo a respirare in questa sensazione, e sperimento il suo desiderio di vedermi morire come il COEX suicida in cui poi si è trasformato. Sopraffatta dall'esperienza, lascio il campo della mia consapevolezza corporea, e piango sulla spalla di Tav. All'inizio riesco ad abbracciarlo, ma poi mi affloscio completamente. Lui non fa altro che dirmi di rimanere nell'esperienza, che sto andando benissimo, e di continuare a respirare. Torno a sdraiarmi, e sento l'intenso odio di mio padre nei miei confronti. Lo sperimento contemporaneamente nell'episodio specifico e nel corso della mia vita. Voleva che mia madre abortisse e mi ha odiata per tutto il tempo in cui l'ho conosciuto, fino a un tentativo tardivo di uccidermi, quando avevo diciotto anni. Mi sento come la bambina piccola che lo guarda e ha questa intensa sensazione di non riuscire a comprendere perché lui mi odi tanto. Ancora una volta provo questa sensazione, sono consapevole contemporaneamente sia del COEX sia di non comprendere perché non posso avere un rapporto affettuoso con gli uomini che amo. Posso vedere come questo sia il nucleo di esperienza da cui nasce il mio problema con gli uomini e piango dicendo alternativamente "perché, perché, perché" e "non capisco".

Dico a Tav che non posso arrivare fino in fondo a questo soffocamento. Lui continua a incoraggiarmi a respirare e a rassicurarmi che sto andando bene. Prendo qualche respiro e mi metto seduta; comincia a girarmi la testa e provo una violenta vertigine, poi un totale disorientamento. So che Tav è lì, ma non sarei in grado di dire dove sia il pavimento. Mi rigiro sul materassino, senza sapere dove è il sopra. (Dopo la seduta, mentre raccontavo la storia al mio sitter, mi sono resa conto che probabilmente svenni quando mio padre mi stava soffocando, e la

sensazione di vertigine e disorientamento dovevano essere più o meno ciò che ho provato quando ho ricominciato a respirare.)
Ricado sul materassino e sento come di essere dilavata da un'ondata oceanica; sono completamente immersa in uno stato oceanico intossicato da Nettuno. Poi la sensazione diventa quella dell'amore come droga, mentre provo l'esperienza di fare l'amore simultaneamente con tutti i ragazzi della mia vita: tutti quegli anni di sesso e droga. Provo di nuovo l'esperienza che ho vissuto passando dal fare sesso sotto stupefacenti a quella di farlo senza droghe dopo la terapia per i disturbi da stress post-traumatico centrata sull'abuso sessuale, e poi di nuovo nel tornare a usare sesso e droga. Infine, mi riconnetto all'esperienza più recente di fare l'amore con John e di preferire farlo senza sostanze. Quando non le usiamo, la sensazione di amore e l'energia erotica sono molto più intense, belle, divine.

Faccio una pausa e ringrazio Tav, che è ancora seduto accanto a me. So che dopo aver galleggiato nella marea tossica Nettuno-Venusiana per tutta la storia dei miei rapporti intimi, per quel giorno ho lavorato abbastanza. Bevo un po' d'acqua, mi sdraio di nuovo, e torno a respirare. Ho fatto l'esperienza di danzare con Plutone nel campo circondato dagli alberi, dove lui era una figura scura e non antropomorfa. Ho avuto la consapevolezza che fosse dionisiaco, e più grande di Dioniso, ma anche che fosse contemporaneamente quel dio.
La nostra danza diventa travolgente, densa di sensualità e di erotismo. Mi stende a terra e mi penetra; ci fondiamo con la terra. Ho la consapevolezza che la terra è sia Dioniso sia il Femminile divino in uno stato di feconda unione sessuale. Non percepisco più me stessa come umana, né Plutone come un dio: entrambi, ora, siamo la Terra. Posso sentire la Luce del sole che penetra il mio suolo terreno e provo un'intensa sensazione di potere creativo.

Improvvisamente e con sorpresa mi sento come la terra che partorisce un prato fiorito e sento una voce femminile che dice che questa è Persefone, la primavera. Continuo a partorire cose nuove. Un'enorme sequoia cresce rapidamente dal centro di me, poi nasce un cervo, poi una sorgente di montagna sgorga dal terreno su un versante della montagna. Scorre fino a riversarsi nell'oceano e mi sento come l'oceano-madre penetrato dalla luce del sole mentre dò la vita ai delfini. Questa volta sento contemporaneamente i delfini che partoriscono a loro volta e li sento nuotare lungo tutto il mio corpo che giace sul materassino.

Mi sento l'oceano Nettuno-Venusiano che partorisce, mi sento i delfini, e sento la loro presenza sul mio corpo.

L'ultimo esempio è una seduta di Katia, l'infermiera psichiatrica di quarantanove anni della quale abbiamo già descritto in precedenza la risoluzione di un'esperienza traumatica infantile. In passato Katia ha sperimentato un'emergenza spirituale collegata al risveglio della Kundalini, e oggi ha facilmente accesso al livello transpersonale. Nel suo racconto compare una ricca schiera di esperienze spirituali, senza alcun riferimento a materiali della sua biografia postnatale o al periodo perinatale.

Il giorno in cui abbiamo fatto questa seduta di Respirazione olotropica c'era molto vento; le finestre non erano completamente chiuse e ogni tanto entravano forti folate. La mia sitter, una bellissima donna argentina preoccupata che potessi raffreddarmi, cercava di tenermi coperta. Nei due giorni precedenti la seduta di breathwork, *le discussioni di gruppo si erano incentrate sui temi della morte e della rinascita, un argomento che sentivo molto vicino e caro. In passato avevo avuto un'emergenza spirituale che aveva preso la forma di una morte e rinascita psicospirituale: mi erano occorsi diversi anni per completarla e integrarla. Io amo il vento, come amo ogni fenomeno naturale, ma quel giorno avevo un gran bisogno di pace, e tutte quelle raffiche mi facevano sentire agitata e irritata. Mi arresi e accettai che il vento soffiasse non soltanto fuori ma anche dentro di me, ma all'inizio della seduta non sentivo il bisogno di respirare molto profondamente; era un po' come se tutta l'attività esterna del vento stesse respirando per me. Mi lasciai trasportare dalla musica, lasciai che la mia mente seguisse le sequenze musicali e cominciai a sentire che il mio corpo veniva modellato in forme diverse, come se io non fossi altro che un pezzo di morbida argilla nelle mani di uno scultore esperto.*
Presi la forma di fiori, di alberi, di rocce, di luccicanti cascate di acqua, e di vari animali. Come impastata da una proteiforme ondata di impermanenza, cominciai a trasformarmi in uno scoiattolo, in un cervo che correva nella foresta, poi in una grande tartaruga immersa in un mare di un blu profondo. Tra i cespugli apparve un arciere e, con sorpresa, notai che era proprio uguale a me. Mi guardò, tese l'arco senza esitazione e mi colpì al cuore con la sua freccia, poi sparì. La freccia non mi fece alcun male; mi fece anzi sentire che lo spazio del mio cuore diventava un tunnel infinito attraverso il quale la mia

coscienza cominciava a viaggiare a velocità supersonica. Il gioco della mutevolezza procedeva e divenni un puma splendente, poi una grossa cavalletta verde seduta immobile su un fiore, poi un minuscolo colibrì, un cavallo che cominciava a galoppare, e una montagna coperta di fitte foreste. Questo continuo cambiamento di forma mi procurava un grande piacere fisico. Poi le sequenze cominciarono ad accelerare, e la qualità dell'esperienza si fece sempre più simile al moto perpetuo delle onde del mare. Ero pervasa da un senso di eterna mutevolezza e la musica (non so se veniva da fuori o da dentro di me) accompagnava e sosteneva questa danza perpetua di continua trasformazione.
Divenni un oceano pieno di pesci e di forme di vita acquatiche, un cielo stellato, il sole e la luna che si inseguivano in cielo ancora più rapidamente, il giorno e la notte che si alternavano ad alta velocità, le nuvole che volavano in cielo portate dal vento. Tutto il mio essere vibrava, il volume del mio corpo si espandeva, le leggere particelle che mi davano forma gravitavano nell'etere luminoso. Lo spazio tra loro era infinitamente espanso, eppure il centro gravitazionale, centripeto e centrifugo, mantenevano la loro coesione in perfetta sincronia.

*Il mio Io, testimone dell'esperienza, continuava a sussurrare: "Non attaccarti, lascia che avvenga, affidati, lascia andare!" La grande velocità con cui mi trasformavo mi dava le vertigini. Entrai in un vortice e improvvisamente mi ritrovai in uno stato molto, molto tranquillo e rilassato, completamente priva di peso, ben diversamente da come mi sentivo nell'esperienza precedente. Osservai un grande prato verde brillante, disseminato di fiori multicolori, dove due corpi nudi, uno maschile e uno femminile, sdraiati uno accanto all'altro nell'erba, si univano in un abbraccio pieno d'amore. In questa dimensione, la luce era emessa direttamente dai corpi e da vari oggetti; non veniva dall'esterno. Quei corpi limpidi e luminosi emettevano una piacevole luce vellutata. Guardavo la loro danza tenera, affettuosa e intima. Ero sopraffatta da una grande emozione. Mentre osservavo questa scena, sentii che alle mie spalle si materializzava un grande Essere. Dico "sentii" perché il mio sguardo era rivolto ai due esseri che facevano l'amore, ma in realtà vedevo e sentivo in tutte le direzioni dello spazio. Riconobbi che il grande Essere che si materializzava dalla vita in su era un'immagine di Cristo benedicente. (*NdT, vedi **il disegno a pagina 278.)* *Il Cristo irradiava un'attrazione e un amore così grandi che ne fui completamente assorbita. Divenni una cellula del suo corpo, pur senza perdere la mia identità; ero semplicemente cosciente di essere* *una cellula del suo corpo e contemporaneamente di essere ovunque portassi la mia attenzione. Avevo una sensazione di grande pace e di completezza, ero piena di amore e mi sentivo finalmente a casa. Rimasi in questa esperienza di comunione fino alla fine della seduta.*

Abbiamo chiesto a Katia in che modo le sue esperienze nella formazione di Respirazione olotropica stessero influenzando la sua condizione emotiva, la sua vita personale e il suo lavoro professionale. Ecco in sintesi la risposta che ci ha dato.

Nella primavera del 1997, quando ho letto il vostro libro La tempestosa ricerca di se stessi. Crisi psicologiche e cambiamento *e ho deciso di iscrivermi alla formazione in Respirazione olotropica, stavo mettendo ordine nel mio mondo interiore dopo un'emergenza spirituale che durava fin dal 1992, attivata da un lungo digiuno e da pratiche sciamaniche. Ciò che avevo sperimentato sarebbe stato considerato patologico dalla psichiatria ufficiale: un episodio psicotico con allucinazioni visive e uditive, visioni e disturbi psicosomatici. Fortunatamente, grazie al mio background professionale, avevo sufficienti esperienze e conoscenze per affrontare questa crisi trasformativa senza diventare pazza.*

Durante la mia emergenza spirituale, sperimentai una profonda trasformazione, straordinaria nei modi e di proporzioni apocalittiche, che mi lasciò spaventata e isolata, estranea a questo mondo. Ero scossa e avevo paura di parlarne con gli altri. Nelle mie sedute di respirazione, riuscii a completare, accettare e integrare molte delle esperienze non ordinarie della mia crisi spirituale che non avevano avuto modo di completarsi e stabilizzarsi, e quindi di arrivare a uno stato di maggiore sicurezza di me e di fiducia in me stessa.
Poter partecipare alla formazione in Respirazione olotropica e avere l'opportunità di condividere le mie esperienze con persone che fossero in grado di comprenderle fu molto rassicurante e mi consentì di accettarle senza riserve e con sentimenti di gratitudine. La mia Apocalisse si trasformò in una Rivelazione.

Ora sono in pace con me stessa, riconciliata, emotivamente stabile, intera e completa. Nel mio lavoro di counseling ho raggiunto una maggiore autostima sul piano professionale.
Prima della formazione, come spiega Joseph Campbell nel libro L'eroe dai mille volti, *non volevo riemergere dal mio viaggio interiore. Ma*

dalla formazione in poi, sono tornata completamente a questo mondo; sono in grado di portare amore, pazienza e tolleranza nei miei rapporti con altri esseri umani.

Il ruolo dei facilitatori

Il numero degli interventi esterni richiesti nelle prime due ore di Respirazione olotropica varia. La maggior parte del lavoro, ai facilitatori, tocca nella parte finale della seduta.

Tra la seconda e la terza ora, controlliamo rapidamente i respiranti che sono ancora nella stanza. Alcuni di loro hanno completato il loro processo e stanno semplicemente riposando o meditando. Capita invece che altri stiano sperimentando qualche sintomo residuo o un'impasse, che si trovino cioè "bloccati" in qualche sgradevole stato fisico o emotivo. In questo caso offriamo loro del lavoro corporeo o qualunque cosa di cui abbiano bisogno per portare a compimento l'esperienza in corso.

È importante che questa proposta venga fatta al momento giusto. La volontà di collaborare dei respiranti tende a calare con il tempo passato in seduta. In particolare, notando per esempio che molti altri se ne sono già andati, alcuni respiranti possono avere l'impressione di aver usato troppo tempo, così come possono accorgersi che è ora di pranzo o di cena. Una volta interrotto il respiro accelerato, anche il materiale inconscio irrisolto tende a essere meno disponibile per l'elaborazione.

Quando il respirante accetta la proposta, il compito del facilitatore è trovare modi adeguati per aiutarlo a lasciar andare ed esprimere le emozioni represse e l'energia fisica bloccata che la respirazione ha portato più vicine alla superficie.

Gli osservatori esterni che non hanno familiarità con la Respirazione olotropica credono che i facilitatori applichino un'ampia gamma di interventi, e immaginano che si tratti di una grande varietà di tecniche specifiche apprese durante la formazione, ma niente potrebbe essere più lontano dal vero. Tutto ciò che i facilitatori fanno ha un unico denominatore comune, guidato da un solo principio base. Raccolgono gli indizi provenienti dai respiranti e collaborano con la loro intelligenza alla guarigione interiore. Si limitano quindi a trovare il modo migliore per intensificare ciò che sta già accadendo, in modo del tutto congruente con la comprensione della natura dei sintomi emotivi e psicosomatici e con la strategia terapeutica emersa dallo studio degli stati olotropici di coscienza. Gli psichiatri ufficiali tendono a concentrare il loro interesse e i loro interventi sui sintomi, spingendosi talvolta così in là da vedere la presenza di sintomi come un disturbo in se stesso. Così utilizzano l'intensità dei sintomi come una misura della gravità del problema, e si impegnano con forza per trovare modi efficaci di darvi sollievo o di sopprimerli. Benché sia chiaro che questo approccio non risolve le cause sottostanti, questa strategia "allopatica" viene spesso denominata "terapia".

La psichiatria condivide l'uso del trattamento sintomatico con la medicina somatica. Tuttavia, nel trattamento delle malattie fisiche, sarebbe considerata una cattiva pratica limitare l'approccio alla soppressione dei sintomi. La terapia sintomatica viene utilizzata in primo luogo per dare conforto al paziente, ed è indicata in due situazioni: come complemento alla terapia diretta alla causa della malattia e nelle malattie incurabili in cui una terapia mirata alla causa non sia disponibile. Da questa prospettiva, limitare la terapia psichiatrica alla soppressione dei sintomi ha lo stesso peso che trattarli come se fossero incurabili.

La differenza tra un trattamento sintomatico e uno causale si può illustrare con l'esperimento di immaginazione che segue. Immaginiamo di guidare una macchina. Non sappiamo molto di come funziona, ma sappiamo che se sul cruscotto si accende una luce rossa siamo nei guai. Improvvisamente ne appare una; anche se non lo sappiamo, indica che abbiamo quasi finito l'olio. Portiamo l'auto dal meccanico per sapere che cosa succede. Lui guarda il cruscotto e dice: "Una luce rossa? Nessun problema!" Strappa il filo elettrico che la collega, la luce rossa sparisce e ci rimanda in strada.

La persona che "risolve" il problema in questo modo non è esattamente l'esperto che vorremmo per aiutarci. Abbiamo bisogno di qualcuno che intervenga in modo da far sì che il segnale non abbia alcuna necessità di apparire, non di uno che renda impossibile la sua apparizione senza occuparsi del problema che l'ha prodotta. Il parallelo tra questa situazione e la limitazione della terapia del disagio emotivo e psicosomatico alla soppressione farmacologica dei sintomi risulta ovvio. E tuttavia molti dei trattamenti psichiatrici di routine consistono esattamente in questo.

La ricerca sugli stati olotropici di coscienza ha rivelato un'alternativa importante. Ha mostrato che i sintomi sono qualcosa di più che un grosso fastidio nella vita di un paziente. Piuttosto, sono una manifestazione dell'impulso di autoguarigione dell'organismo che cerca di liberarsi di ricordi traumatici e di altro materiale disturbante presente sui livelli biografico, perinatale e transpersonale dell'inconscio. Una volta compreso questo, risulta chiaro che è vantaggioso far emergere i sintomi e portarli alla loro piena espressione invece di sopprimerli. Questa comprensione della funzione dei sintomi e la conseguente strategia terapeutica configurano un sistema di medicina alternativa chiamato *omeopatia*, che fu sviluppato nella prima metà del Diciannovesimo secolo dal medico tedesco Samuel Hahnemann (Vithoulkas, 1980).

L'omeopatia ha un ricco armamentario di rimedi di origine minerale, vegetale e animale, i cui effetti sono stati sperimentati in individui sani in un processo definito "proving" (sperimentazione). Quando un omeopata visita un paziente, sceglie per lui o per lei il rimedio che meglio di tutti riproduce i sintomi del paziente. La guarigione avviene mediante una temporanea intensificazione di quei sintomi. Lo stato olotropico di coscienza funziona come un rimedio omeopatico universale: tende cioè a intensificare tutti i sintomi preesistenti (che nella loro origine sono funzionali o psicogeni e non organici) invece di intensificarne uno specifico gruppo come avviene con i rimedi omeopatici tradizionali.

Porta anche a manifestarsi sintomi che prima erano latenti, rendendoli disponibili per l'elaborazione.

Un aspetto dell'omeopatia che genera dubbi e sospetti nei medici convenzionali è il fatto che gli omeopati diluiscono i loro rimedi a ripetizione e li scuotono vigorosamente prima di somministrarli ai pazienti. La diluizione può arrivare al punto che nella soluzione finale non è presente alcuna molecola della sostanza attiva iniziale. Gli omeopati rivendicano che è l'impronta energetica della sostanza e non la sostanza in quanto tale a procurare l'effetto terapeutico. Il lavoro con gli stati olotropici si serve della comprensione omeopatica dei sintomi, ma non presenta la stessa sfida teorica, in quanto non prevede l'uso di alcuna sostanza chimica.

Un sintomo psicogeno indica che, a causa del risveglio locale dei meccanismi psicologici di difesa, qualche importante materiale inconscio è emerso fino al punto in cui può essere sperimentato coscientemente, ma non fino al punto di essere risolto e scaricato energeticamente. L'ampia gamma degli interventi che i facilitatori di Respirazione olotropica mettono in atto hanno quindi un unico denominatore comune: quello di sostenere e intensificare i sintomi esistenti e portare a piena espressione il materiale che li ha determinati. Il facilitatore chiede al partecipante di portare la sua attenzione all'area in cui si verifica un problema e di fare qualunque cosa sia utile a intensificarne l'esperienza. Poi offre un intervento esterno per ampliare ulteriormente le sensazioni fisiche ed emotive presenti. Il passo successivo è incoraggiare il respirante a rivolgere la sua attenzione esclusivamente alle intense sensazioni dell'area in questione per scoprire in che modo il suo corpo risponde spontaneamente alla situazione. Una volta che la natura della reazione spontanea risulti chiara, è importante incoraggiare la piena espressione di tutti i movimenti fisici, dei suoni e delle emozioni con le quali si manifesta tale reazione, senza censure, senza giudizi e senza cercare di trattenere o modificare la reazione spontanea. Il processo continua finché facilitatore e respirante sono entrambi d'accordo che il problema si è adeguatamente risolto.

Una volta che lo sforzo congiunto di facilitatore e respirante porta a una conclusione efficace della seduta, è possibile favorire l'integrazione dell'esperienza con mezzi più sottili. Quando l'esperienza ha portato a una profonda regressione alla prima infanzia o al periodo perinatale, un contatto fisico consolante e nutriente può essere particolarmente significativo. Dopo un intenso lavoro corporeo, un buon massaggio può rivelarsi un utile complemento, sia che il suo scopo sia quello di fare una pulizia ancora più profonda delle tensioni residue o semplicemente quello di ottenere un effetto calmante. Questa parte del lavoro può talvolta essere delegata ai sitter, che spesso fanno un ottimo lavoro anche se non hanno alcuna formazione specifica e, in molti casi, non hanno mai fatto niente del genere in passato. Il respirante e il sitter decidono insieme quando è il momento giusto per lasciare la stanza e, a seconda di quanto è durata la seduta, si recano nella stanza dei mandala o in sala da pranzo per consumare un pasto.

Essere testimoni delle intense espressioni emotive e del comportamento dei respiranti, assieme all'esposizione a una musica potentemente evocativa, può avere un profondo impatto sui sitter.

Una parte del ruolo dei facilitatori, quindi, consiste nel tenere d'occhio non solo che cosa succede ai respiranti, ma anche le eventuali reazioni dei sitter e, se necessario, offrire sostegno anche a loro. Non è insolito che l'impatto dell'atmosfera che si crea nella stanza sia così forte da scatenare in qualche sitter un processo autonomo che lo rende incapace di dare sostegno alla persona che assiste. In questi casi i facilitatori devono organizzare rapidamente una situazione che fornisca un sostegno adeguato tanto al respirante quanto a chi gli faceva da sitter. In questa prospettiva è importante disporre di un numero sufficiente di facilitatori e di studenti in formazione, tale da poter coprire questo genere di imprevisti.

Come abbiamo già detto, tutti gli interventi dei facilitatori si rifanno a un unico principio: aiutare i respiranti a intensificare le sensazioni già presenti e facilitare l'espressione delle emozioni e delle sottostanti energie fisiche bloccate. Tuttavia, esiste un gruppo di situazioni e di problemi che si presenta regolarmente nelle sedute, in cui certe strategie di intensificazione dei sintomi si sono rivelate particolarmente utili. Affrontare queste situazioni richiede una formazione particolare, che sarebbe troppo tecnico discutere in questo contesto per i lettori che non abbiano un'esperienza diretta della Respirazione olotropica. Riportiamo quindi la discussione di queste strategie all'Appendice 1.

Il disegno dei mandala e il lavoro di gruppo

Quando i respiranti concludono la loro seduta e riemergono a uno stato ordinario di coscienza, i loro sitter li accompagnano nella stanza dei mandala, dove trovano una grande varietà di materiali artistici: pastelli, pennarelli, acquerelli, blocchi di carta da disegno. Sui fogli di carta sono disegnati, con leggeri tratti a matita, cerchi più o meno della dimensione di un piatto.

Questi cerchi appena visibili servono ad aiutare i respiranti a focalizzarsi sulla loro esperienza e a esprimerla in modo sintetico. Tuttavia, sottolineiamo il fatto che possono anche ignorare completamente il cerchio e che, se lo desiderano, possono riempire con il loro disegno anche tutto il foglio.

Le istruzioni per i respiranti sono di sedersi, meditare sulla loro esperienza e poi trovare un modo per esprimere ciò che è accaduto durante la seduta. I mandala sono poi utilizzati nel lavoro di gruppo come un completamento visivo ("*cervello destro*") dei resoconti verbali dei partecipanti che descrivono l'esperienza che hanno fatto nella seduta di *breathwork*. Non ci sono indicazioni specifiche per il disegno dei mandala. Alcuni preferiscono combinazioni di colore senza forme, che catturano l'atmosfera generale o il tono emotivo della seduta, altri costruiscono mandala geometrici o producono un disegno o un dipinto figurativo.

Talvolta questi ultimi riproducono visioni specifiche emerse durante la seduta o che possono essere assemblate in complessi diari di viaggio che ripercorrono varie fasi e sequenze del loro viaggio interiore. Alcuni respiranti decidono di documentare una sola seduta con vari mandala che ne rappresentino diversi frammenti o aspetti. In rari casi, il respirante non ha idea di che cosa sta per disegnare, e produce un disegno automatico.

Davanti a un foglio bianco, magari per la prima volta da anni, alcuni partecipanti vengono presi dal panico. Magari perché da bambini hanno avuto esperienze traumatiche con i loro insegnanti di arte oppure perché, per un motivo qualunque, si sentono inadeguati sul piano artistico. Durante la preparazione alle sedute parliamo di questo problema abbastanza comune, e rassicuriamo il gruppo che nel lavoro con i mandala non ci sono categorie come giusto e sbagliato, che non si tratta di una competizione a chi fa il quadro più bello, né di una lezione di arte. Soltanto il contenuto psicologico è importante, non la competenza artistica di chi lo produce. Spesso la qualità del mandala sorprende non solo i membri del gruppo, ma anche la persona che l'ha creato. È come se fosse il potere emotivo del materiale inconscio a guidare il processo artistico, a usare il respirante come canale e a trovare la sua espressione. In alcuni casi abbiamo visto l'esperienza del *breathwork* rivelare e liberare un genuino talento artistico che era latente nell'inconscio della persona o che era stato attivamente soppresso da esperienze traumatiche dell'infanzia.

Una ventina d'anni fa abbiamo assistito a un esempio eccezionale di questo tipo di risveglio artistico improvviso in Alice, che ha partecipato a un seminario residenziale vicino a Brisbane, in Australia.

Durante la seduta di Respirazione olotropica, Alice aveva rivissuto una serie di episodi della sua infanzia in cui gli adulti ridevano delle sue infantili creazioni artistiche. Benché loro fossero soprattutto divertiti perché trovavano buffi i suoi disegni, Alice si era sentita sbeffeggiata e ferita, e ne aveva provato vergogna. Negli anni seguenti si era sentita molto timida, inibita e infelice in tutte le lezioni di arte, a scuola. Mentre riviveva questi ricordi infantili durante la seduta di respirazione, cominciò a provare una vasta gamma di emozioni che andavano dalla vergogna al dolore fino a un'intensa rabbia, e riuscì a esprimerle completamente. Dopo una lunga lotta, Alice sentì di aver raggiunto un punto di risoluzione dei suoi ricordi traumatici e, con grande sorpresa, dipinse due mandala potenti, bellissimi anche dal punto di vista artistico. La mattina seguente, entrando nella stanza di lavoro, la trovammo seduta al centro, circondata da un gran numero di mandala incredibili, che coprivano ogni centimetro del pavimento. Scoprimmo poi che quella notte non aveva dormito, ma aveva continuato a dipingere con passione e ritmo febbrili fino all'alba. Negli anni che seguirono, la pittura occupò uno spazio importante nella sua vita.

Uno psicoanalista freudiano si aspetterebbe che sia possibile comprendere i mandala con lo stesso approccio usato nell'analisi per decifrare il simbolismo dei sogni o dei sintomi nevrotici. Cercherebbe cioè di collegare il loro contenuto agli eventi della vita del respirante, alla sua infanzia o ad altri momenti della sua vita. Questo approccio riflette la credenza di Freud che i processi della psiche mostrino un determinismo strettamente lineare e che siano i prodotti della storia postnatale di un individuo. Sebbene questo sia spesso vero, in certa misura, noi abbiamo osservato casi frequenti in cui i mandala non potevano essere completamente compresi come il prodotto del passato di un individuo.

Succede frequentemente che i mandala non ritraggano niente di ciò che è avvenuto nella seduta, ma anticipino piuttosto i temi di sedute future. Questo è perfettamente in linea con l'idea di C. G. Jung che i prodotti della psiche non possano essere necessariamente spiegati per intero dagli eventi storici che li hanno preceduti. In molti casi non hanno soltanto un aspetto *retrospettivo*, ma anche elementi *prospettivi* o *predittivi*. Il Sé, come Jung chiamò un aspetto autonomo e superiore della psiche umana, connesso con l'inconscio collettivo, ha un certo piano per l'individuo coinvolto e lo guida verso un obiettivo che rimane nascosto finché non viene realizzato. Jung chiamò questo movimento della psiche *processo di individuazione*. Di conseguenza, la spiegazione di certi aspetti dei mandala giace nel futuro. I mandala non sono soltanto storicamente determinati ma sono anche il prodotto di un processo che può essere definito *teleologico* o *finalistico*. Questo principio assomiglia a ciò che nella Teoria del Caos viene definito *attrattore strano*.

Questo è uno dei motivi per cui chiediamo ai partecipanti di conservare i loro mandala, anche se non li soddisfano o appaiono incomprensibili. Spesso, varie forme di approcci introspettivi, come l'analisi dei sogni delle notti seguenti, altre sedute di Respirazione olotropica, il gioco della sabbia junghiano, la meditazione o la pratica della Gestalt portano a vedere quegli stessi mandala in modi che non erano possibili nel momento in cui sono stati creati. Alla fine dei seminari di un mese che conduciamo all'Esalen Institute e dei corsi di formazione in Respirazione olotropica, diamo sempre ai partecipanti uno spazio in cui esporre i loro mandala e condividere con il gruppo il processo che hanno attraversato nel tempo passato insieme.

È straordinario osservare come una serie di mandala prodotti dopo sedute consecutive di respirazione, messi in sequenza cronologica, spesso fornisca una vera e propria fotografia istantanea del processo di trasformazione interiore intrapreso da chi li ha eseguiti. Descriverlo a parole richiederebbe un tempo assai più lungo.

Molti sitter decidono di rimanere accanto alla persona con cui hanno lavorato anche dopo che questa è tornata a uno stato di coscienza ordinario. Alcuni di questi sitter non si limitano a osservare i respiranti mentre dipingono i mandala, ma si uniscono a loro creando i loro propri disegni, collegati a ciò che essi stessi hanno sperimentato mentre assistevano i partner. È notevole quanto spesso questi mandala riflettano le esperienze parallele dei sitter o offrano straordinari insight sul processo dei respiranti.

Un'alternativa interessante al disegno dei mandala appena descritto è il processo messo a punto, praticato e insegnato dalla pittrice francese Michelle Cassoux. Michelle ha sviluppato inizialmente questo approccio a Parigi, nel suo lavoro con i bambini, ma in seguito l'ha impiegato come un sistema per affrontare le sue difficili e tempestose esperienze di risveglio della Kundalini. Trasferitasi in California, ha denominato il suo processo "*the Painting Experience*" (l'Esperienza della pittura) e ha cominciato a insegnarlo con Stewart Cubley, al tempo suo marito, in corsi e seminari. Insieme hanno descritto questo lavoro in un libro a quattro mani, *Life, Paint and Passion: Reclaiming the Magic of Spontaneous Expression* (Vita, pittura e passione: Riappropriarsi della magia dell'espressione spontanea, Cassoux e Cubley, 1995).

Michelle usa grandi fogli di carta stesi su pannelli verticali e incoraggia i suoi allievi a dipingere non soltanto con i pennelli ma anche con le dita e con le mani. Insegna loro a sintonizzarsi con le più profonde energie creative e a usare la pittura come uno strumento per la scoperta di sé e per esplorare le dimensioni spirituali del processo creativo. L'idea è che la pittura sia assolutamente spontanea, senza alcuna idea preconcetta sul suo contenuto. Per questo motivo la Painting Experience di Michelle rappresenta un complemento perfetto della Respirazione olotropica, che usa gli stessi principi di autoesplorazione: stare nell'attimo presente con la "mente del principiante" e permettere al materiale inconscio di emergere senza censure e senza cambiare niente. In molti casi, abbiamo fatto seguire un modulo della nostra formazione in Respirazione olotropica da un seminario di Michelle il weekend successivo, e abbiamo sperimentato direttamente la compatibilità dei due approcci.

Un'altra interessante alternativa al disegno dei mandala è il metodo del *Soul Collage* (Collage dell'anima) ideato da Seena B. Frost (Frost, 2001). Molti partecipanti ai seminari, ai training e alle sedute terapeutiche di *breathwork* si trovano ad affrontare qualche blocco psicologico davanti al compito di disegnare o dipingere. Come abbiamo segnalato, questo è dovuto più che altro a qualche esperienza traumatica che hanno avuto da bambini, con i genitori, gli insegnanti o i compagni di classe nei corsi di arte; talvolta però è la loro autostima generale un po' bassa a farli dubitare delle loro abilità. Il Soul Collage aiuta tutte queste persone a superare resistenze e blocchi emotivi. È un processo creativo accessibile a chiunque perché sfrutta dipinti e fotografie già esistenti.

Invece del materiale per disegnare e dipingere, i partecipanti ricevono un'ampia selezione di riviste illustrate, cataloghi, calendari, biglietti di auguri e cartoline illustrate. Possono anche portare le loro fotografie personali, prese dall'album di famiglia, o foto di persone, animali e paesaggi che hanno scattato loro stessi. Con le forbici, ritagliano le parti di queste immagini che ritengono appropriate per descrivere la propria esperienza, poi le incollano insieme su spessi cartoncini pre-ritagliati. Se partecipano a un gruppo che non si conclude in un solo incontro, alla fine si ritroveranno con un intero set di cartoline, tutte dense di significati profondi per loro. Possono portare le loro cartoline a casa di un amico, alle sedute di terapia individuale o ai gruppi di sostegno, ma possono anche utilizzarle come decorazioni per la casa.

Un'altra alternativa interessante o complementare al disegno dei mandala è la scultura con argilla o con altri materiali per modellare. Abbiamo introdotto questo metodo quando abbiamo avuto in gruppo partecipanti ciechi o realmente incapaci di disegnare mandala. È stato interessante vedere che anche alcuni altri partecipanti hanno preferito questo mezzo quando era disponibile, oppure hanno associato in modo creativo il disegno dei mandala con la scultura o con altri oggetti e materiali diversi (pezzi di stoffa, piume, lana, frammenti di legno, foglie, conchiglie...).

Più tardi, nel corso della giornata, in genere dopo una pausa per il tè o per la cena, i respiranti portano i loro mandala, i collage e le sculture a una seduta di gruppo nella quale parlano delle loro esperienze. Dopo che ogni partecipante ha accettato di mantenere ogni rivelazione su un piano strettamente confidenziale, e ha promesso di non divulgarla fuori dal cerchio, i facilitatori che conducono il gruppo li incoraggiano a essere completamente aperti e sinceri nel condividere le loro esperienze. La volontà dei partecipanti di rivelare il contenuto delle loro sedute, con molti dettagli intimi, porta a un forte senso di appartenenza e di fiducia all'interno del gruppo. Cosa che approfondisce, intensifica e accelera l'intero processo terapeutico.

In contrasto con la pratica della maggioranza delle scuole di terapia, i facilitatori si astengono dall'interpretare le esperienze dei partecipanti, principalmente perché tra i vari approcci esistenti manca un accordo comune sulle dinamiche della psiche. Abbiamo già discusso come qualunque interpretazione, in queste circostanze, sia dubbia e arbitraria. Un'altra ragione per tenerci lontani dalle interpretazioni sta nel fatto che i contenuti psicologici sono spesso sovradeterminati e significativamente collegati a diversi livelli della psiche. Dare una spiegazione apparentemente definitiva o un'interpretazione comporta il rischio di congelare il processo e di interferire con il progresso terapeutico.

Un'alternativa più efficace consiste nel porre domande che aiutino a far emergere ulteriori informazioni dalla prospettiva del membro del gruppo che, avendo fatto l'esperienza, è il vero esperto di tutto ciò che concerne la sua esperienza. Quando siamo pazienti e resistiamo alla tentazione di condividere le nostre impressioni e i nostri insight, spesso i partecipanti trovano che le loro stesse spiegazioni riflettono in modo assai più appropriato le esperienze fatte. In alcune occasioni può essere molto utile condividere ciò che abbiamo osservato in passato relativamente a esperienze simili, o indicare collegamenti con le esperienze di altri membri del gruppo. Quando le esperienze contengono materiale archetipico, appare anche utile il metodo dell'*amplificazione* messo a punto da C.G. Jung (segnalare paralleli tra un'esperienza particolare e temi mitologici simili di varie culture) o consultare un buon dizionario dei simboli. Tuttavia, i facilitatori sottolineano che ogni commento o amplificazione che offrono sono soltanto tentativi potenzialmente suggestivi. I partecipanti sono quindi invitati a prendere solo ciò che trovano utile e a lasciar perdere il resto.

L'elaborazione di gruppo non deve limitarsi necessariamente ai resoconti verbali e alla descrizione dei mandala; può anzi essere efficacemente associata a vari approcci esperienziali. In alcune occasioni i respiranti vengono incoraggiati a esprimere con lo strumento dello psicodramma vari elementi delle loro sedute o dei loro mandala. Quando appare appropriato, suggeriamo che assumano l'identità di vari protagonisti delle loro esperienze, come una persona che appartiene a una vita passata, animali reali o di potere, e figure archetipiche, e a rappresentarla in una danza espressiva, in una pantomima o a darle voce impersonandola. Durante la rappresentazione, il gruppo può sostenere il partecipante con l'uso di tamburi, sonagli o vocalizzi improvvisati.

Altre volte, il gruppo fornisce una profonda esperienza riparativa ai respiranti che, nella loro seduta, hanno rivissuto ricordi che hanno dato un acuto sollievo a sensazioni di estraniamento, ostracismo, solitudine o non appartenenza. I respiranti incontrano spesso episodi di rifiuto e di abuso emotivo da parte dei genitori, dei compagni di scuola e della società in generale. La sensazione di non appartenenza tende a presentarsi spesso anche nelle persone che sono cresciute all'interno di matrimoni interrazziali o in famiglie in cui i genitori appartenevano a chiese diverse ed erano rigidamente impegnati sul piano religioso. Le radici profonde dei sentimenti di isolamento sociale e di abbandono risalgono spesso alla carenza di contatto umano nei primi momenti dopo la nascita.

Un atteggiamento affettuoso, nutriente e di sostegno da parte dei compagni di gruppo, sia esso espresso con parole o attraverso un tocco o un abbraccio, può avere riflessi importanti nel determinare un'esperienza riparativa in un respirante che sia completamente aperto in seguito a una seduta di respirazione. In rari casi, abbiamo usato un modo molto efficace per guarire ferite emotive così antiche e ancora presenti. Abbiamo chiesto al respirante di stendersi supino a terra, al centro della stanza. Il resto del gruppo si è disposto intorno all'individuo e l'ha sollevato prendendolo per gli avambracci e per le mani. Il gruppo l'ha poi fatto oscillare dolcemente avanti e indietro, accompagnando il movimento con suoni tranquillizzanti. Nel corso degli anni, abbiamo osservato come il canto collettivo di un *OM*, protratto per un lungo periodo di tempo, sia la scelta preferita; spesso emergeva spontaneamente dal gruppo senza che fosse programmato né richiesto. Difficile credere alla potenza terapeutica di questo esercizio per chi non l'abbia osservato o sperimentato in prima persona.

In alcune occasioni, qualche respirante è ancora immerso nel suo processo quando comincia la condivisione di gruppo. È importante disporre di un numero adeguato di facilitatori, in modo che qualcuno possa rimanere con chi sta ancora respirando, finché completa il suo processo. Altri respiranti che invece hanno concluso potrebbero non essere ancora pronti a partecipare alla condivisione. In questo caso troviamo utile portarli ugualmente nel gruppo e lasciarli riposare su un materassino all'esterno del cerchio. In questo modo sono inclusi nel gruppo, ma possono scegliere in che misura desiderano, o sono in grado di partecipare alla condivisione. Se qualcuno decide di non parlare in gruppo, è essenziale che un facilitatore scambi rapidamente due parole con lui o con lei al termine della seduta di respirazione, per sapere in che condizione si trova e se ha bisogno di aiuto.

La lista delle indicazioni che abbiamo descritto in questo capitolo va seguita alla lettera quando si conduce la Respirazione olotropica in seminari introduttivi. Quando invece si prevedono sedute ripetute, come nel caso di gruppi di lunga durata che si incontrano regolarmente a intervalli specifici, nei corsi di formazione per facilitatori di Respirazione olotropica o nei seminari della durata di un mese, la valutazione dei partecipanti, la preparazione teorica e le istruzioni pratiche vengono effettuate soltanto all'inizio. Nei gruppi aperti, le informazioni necessarie vengono date ai nuovi arrivati in sedute private individuali.

Un'alternativa consiste nel fornire le informazioni teoriche e le istruzioni pratiche necessarie sotto forma di videocassette, e poi di programmare una seduta successiva in cui rispondere a tutte le domande sollevate dalla visione della cassetta. Questo tipo di materiale è disponibile presso il Grof Transpersonal Training (www.holotropic.com). La preparazione teorica per la Respirazione olotropica è contenuta in un Dvd intitolato *Healing Potential of Non-Ordinary States of Consciousness: A Conversation with Stanislav Grof* (Il potenziale terapeutico degli stati di coscienza non ordinari: Una conversazione con Stanislav Grof). Gli aspetti pratici della conduzione delle sedute di Respirazione olotropica sono invece esplorati nel Dvd intitolato *Holotropic Breathwork: A Conversation with Christina and Stanislav Grof* (Respirazione olotropica: Una conversazione con Christina e Stanislav Grof).

A questo punto, vogliamo di nuovo chiedervi cautela: questi video sono stati prodotti per offrire ai nuovi arrivati le informazioni base sulla Respirazione olotropica prima che partecipino a sedute sotto la supervisione di facilitatori esperti. Non rappresentano una preparazione adeguata per fare da sé esperimenti di *breathwork*, né tanto meno per condurre sedute con altre persone. Il lavoro con gli stati olotropici è potente e può aprire la porta a livelli profondi dell'inconscio. La gestione delle esperienze che possono seguirne richiede esperienza e competenza terapeutica adeguate. Un prerequisito necessario per condurre questo lavoro con il minimo rischio e il massimo vantaggio è una formazione intensiva che associ lo studio teorico con una serie di sedute pratiche sotto la guida di un esperto. Potete trovare anche le informazioni sui nostri corsi di formazione sul sito del GTT, Grof Transpersonal Training (www.holotropic.com).

Quando le sedute di Respirazione olotropica vengono condotte su base individuale, alcune delle indicazioni contenute in questo capitolo non sono applicabili e vanno modificate. La preparazione teorica e pratica, come l'elaborazione delle esperienze, avvengono all'interno delle sedute individuali. Il setting per il *breathwork* sarà uno studio o una stanza privata e la persona che conduce la seduta avrà contemporaneamente il ruolo del facilitatore esperto, del sitter e dell'assistente per le necessità di base. Dove possibile, l'ideale sarebbe avere una seconda persona, un collega o un apprendista, che possa assistere al processo, cosa che raccomandiamo caldamente a chi usa un contatto fisico di sostegno nelle sedute private. Se infatti questo approccio non presenta problemi nelle situazioni di gruppo, dove i testimoni esterni offrono un'importante salvaguardia, ci raccomandiamo di non usarlo a porte chiuse nelle sedute individuali dove siano presenti soltanto un cliente e un terapeuta.

Ci piacerebbe chiudere questo capitolo rinviando i lettori a una serie di libri di Kylea Taylor che rappresentano un utilissimo compendio a questo volume.

Il primo, *The Breathwork Experience: Exploration and Healing in Non-Ordinary States of Consciousness* (L'esperienza della Respirazione olotropica: Esplorazione e guarigione negli stati di coscienza non ordinari, Taylor 1994) è una guida concisa e informativa sulla Respirazione olotropica.

Il secondo, *The Ethics of Caring: Honoring the Web of Life in Our Professional Healing Relationships* (L'etica della cura: Onorare la tela della vita nelle nostre relazioni terapeutiche professionali), con una prefazione di Jack Kornfield (Taylor, 1995) è un'esplorazione dei temi etici relativi a sesso, potere, soldi e spiritualità che ogni terapeuta incontra nel suo lavoro con i clienti.

Il terzo libro, *The Holotropic Breathwork Facilitator's Manual* (Manuale del facilitatore di Respirazione olotropica, Taylor, 1991) è un piccolo tesoro di informazioni pratiche per i facilitatori che hanno completato la formazione GTT e programmano i loro primi seminari.

Infine, *Exploring Holotropic Breathwork: Selected Articles from a Decade of the Inner Door* (Esplorare la Respirazione olotropica: Articoli scelti da un decennio di The Inner Door, Taylor, 2003) è una vasta selezione di articoli apparsi in "The Inner Door", una newsletter della comunità olotropica, che copre un'ampia varietà di temi personali e professionali che emergono in modo ricorrente nella Respirazione olotropica.

Capitolo 5

Integrazione dell'esperienza e lavoro successivo

Le sedute di Respirazione olotropica possono aprire la mente a un livello molto profondo e cambiare la relazione fra le dinamiche consce e quelle inconsce. L'esito finale delle sedute non dipende da quanto materiale traumatico è stato portato alla coscienza ed elaborato, ma da come è stata completata e integrata l'esperienza stessa. Di conseguenza, i facilitatori hanno bisogno di rimanere con i respiranti tutto il tempo necessario per aiutarli a raggiungere una conclusione soddisfacente. In questo capitolo preciseremo che cosa deve essere fatto prima, durante e dopo la seduta per far sì che la Respirazione olotropica sia sicura, efficace e produttiva.

Spiegheremo come si creano le condizioni per un'integrazione ottimale e come si aiutano i partecipanti nella transizione dal workshop alla vita di tutti i giorni. Nell'ultimo paragrafo rivedremo brevemente altri approcci all'autoesplorazione, tutti compatibili con la Respirazione olotropica, che sono stati usati occasionalmente da alcuni praticanti per completarla.

Creare le condizioni per un'integrazione ottimale

I primi passi verso un'integrazione riuscita si fanno durante la fase preparatoria, prima che cominci il lavoro esperienziale. È importante dire ai respiranti che una condizione necessaria per il successo della seduta sta nel mantenere l'attenzione sui processi interiori, nell'abbandonarsi completamente all'esperienza e nell'esprimere senza giudizi le emozioni e le energie fisiche che emergono durante il lavoro. Insistiamo anche, il più possibile, perché i partecipanti sospendano l'analisi razionale e si fidino della loro guida e intelligenza terapeutica interiore più che del loro intelletto.

Durante le sedute i facilitatori possono aiutare i respiranti che mostrano una certa riluttanza a continuare o vogliono concludere la seduta, rassicurandoli e incoraggiandoli a rimanere sdraiati, con gli occhi chiusi o coperti con una mascherina, e a continuare a respirare con un ritmo più veloce. Se è necessario, i facilitatori possono rimanere con i respiranti recalcitranti per un po' di tempo, tenendogli la mano o offrendogli aiuto.

Dobbiamo cercare di evitare, a tutti i costi, che la seduta termini quando il respirante sta ancora affrontando un'esperienza difficile, perché ciò porterebbe a una scarsa risoluzione del materiale inconscio e a una difficile fase post-seduta.

La condizione fisica ed emotiva dei respiranti di solito dipende in modo determinante da come si sentono nel momento in cui terminano la seduta. Prima che i respiranti lascino la stanza, i facilitatori devono parlare brevemente con tutti e sapere come si sentono. Nella situazione ideale, dopo le sedute, i respiranti non provano dolore o tensione fisica, sono rilassati ed emotivamente a proprio agio. In caso contrario i facilitatori devono continuare il lavoro e rimanere con loro finché l'esperienza non viene completata in modo soddisfacente.

Facilitare il passaggio alla vita quotidiana

Partecipare a un gruppo di Respirazione olotropica, anche se si tratta solamente di un breve weekend introduttivo, tende a creare un clima emotivo e intellettuale straordinario, che porta i partecipanti a una sorta di separazione dalla cultura che li circonda, non diversamente da quanto avviene nei riti di passaggio delle culture native. Tuttavia, nei riti di passaggio questa separazione è temporanea e, alla fine, le esperienze non ordinarie degli iniziati confermano il punto di vista spirituale della loro cultura e creano un legame più stretto fra gli iniziati e il resto della tribù.

Questo non avviene invece con i seminari di Respirazione olotropica che si tengono nelle società tecnologiche; in effetti si verifica una situazione esattamente opposta. Qui i partecipanti vengono avviati a una comprensione della psiche e dell'universo che è radicalmente diversa dalla visione creata dalla scienza materialista che domina la civiltà industriale. La nuova prospettiva che emerge dal lavoro con gli stati olotropici di coscienza si discosta sia dall'ateismo occidentale sia dal mondo delle religioni organizzate. Nei gruppi di Respirazione olotropica questa nuova visione della realtà non viene fatta conoscere solo intellettualmente, ma è anche confermata dalle profonde esperienze personali dei partecipanti.

L'idea di un Dio che si trova al di fuori della creazione e può essere raggiunto solo attraverso la mediazione della gerarchia ecclesiastica viene sostituita dal concetto di intelligenza cosmica che ha creato l'universo e ne permea ogni parte. È l'"Oltre Dentro" il divino, che si può trovare all'interno di ciascuno di noi perché, in definitiva, siamo identici. Il mondo degli oggetti e degli esseri separati è un'illusione; alla base c'è un campo unificato, una matrice cosmica che collega tutte le cose. Ogni essere umano rappresenta un microcosmo che contiene informazioni sul macrocosmo e, in un certo senso, è commensurabile e identico a esso ("*come sopra così sotto*", "*come dentro così fuori*").

Il mondo materiale accessibile ai sensi e alle loro estensioni non è l'unica realtà: esistono livelli di esistenza che rimangono nascosti finché ci troviamo in uno stato ordinario di coscienza e questi livelli accolgono luoghi ed esseri archetipici, che formano e informano il mondo della materia. La possibilità, o perfino la plausibilità della reincarnazione, del karma e della sopravvivenza della coscienza dopo la morte non è una questione di credo, ma una deduzione basata sull'esistenza di esperienze personali di vite passate, molto intense e convincenti, sperimentate negli stati olotropici.

L'autoesplorazione che usa gli stati olotropici tende quindi a creare una sottocultura distinta che accetta, o dà addirittura per scontate, certe realtà che nella nostra cultura una persona troverebbe strane o addirittura folli. Questa situazione è particolarmente vera quando si tratta di un gruppo che ha condiviso le esperienze olotropiche per un periodo di tempo esteso, per esempio un seminario della durata di un mese, un corso di formazione per facilitatori, oppure un gruppo avanzato che si incontra regolarmente per un certo numero di mesi.

Per i respiranti questa visione del mondo appena scoperta non è irrazionale, bizzarra o stravagante, ma è transrazionale, nel senso che comprende e trascende la ragione. I suoi principi fondamentali vengono scoperti singolarmente dalla maggior parte degli individui coinvolti in questa forma di autoesplorazione. Questa visione dell'esistenza, nella sua totalità, somiglia molto alle idee delle grandi filosofie spirituali orientali e delle tradizioni mistiche di tutte le parti del mondo: la *filosofia perenne* di Aldous Huxley (Huxley, 1945). Inoltre, le esperienze olotropiche spesso chiariscono e confermano certe credenze delle tradizioni sciamaniche e delle culture native in generale.

Per i molti di noi che hanno incontrato la comprensione della psiche e dell'universo nel modo descritto qui, risulta davvero interessante e incoraggiante sapere che questa prospettiva, incompatibile con il pensiero newtoniano-cartesiano settecentesco del materialismo scientifico, è invece sostenuta e provata dai molti metodi del nuovo paradigma emergente, come quello della fisica relativistica-quantistica, l'olografia ottica e il pensiero olonomico, la nuova biologia, la teoria dei sistemi, e altri ancora (Capra, 1975; Pribram, 1971; Bohm, 1980; Sheldrake, 1981; Laszlo, 1993, 2004).

Nella nostra esperienza, tornando dai seminari di Respirazione olotropica, alcuni individui tendono a essere entusiasti di ciò che hanno sperimentato e visto, tanto da sentire il bisogno di condividerlo indiscriminatamente con gli altri. Costoro raccontano di aver rivissuto la loro nascita, sperimentato ricordi delle loro vite precedenti, incontrato esseri archetipici o comunicato con i loro parenti morti. Tutte queste esperienze si verificano quotidianamente nelle sedute di *breathwork* di persone del tutto normali, ma sembrerebbero impossibili o folli a persone che non hanno avuto modo di condividere tali esperienze.

Di conseguenza, è importante segnalare questi possibili inconvenienti ai partecipanti prima che il lavoro sia terminato. Noi chiediamo loro di lasciare sedimentare l'esperienza per un po' di tempo prima di parlarne con gli altri e, anche allora, di scegliere con cura le persone con cui condividere questa esperienza e le metafore da usare. Dopo una seduta impegnativa raccomandiamo di non ributtarsi immediatamente nella mischia, e di trattenersi per parecchi giorni dal condividere le proprie esperienze con gli altri. Se le circostanze lo permettono, è utile fare lunghi bagni, passeggiare in mezzo alla natura, fare un buon massaggio, meditare, dipingere e ascoltare musica.

Di solito le persone non sono in difficoltà per le esperienze che vivono, ma a causa di ciò che ne fanno. Questo risulta vero sia che tali esperienze vengano indotte da tecniche psicoterapeutiche o da sostanze psichedeliche, o ancora se si verificano spontaneamente nella vita di tutti i giorni. La SEN (Spiritual Emergency Network, Rete di Emergenza Spirituale) è un'organizzazione che Christina ha fondato nel 1980 per sostenere le persone in crisi spirituale. Ai suoi inizi la Newsletter della SEN pubblicava un fumetto che rappresentava un'illustrazione grafica di questo fatto.

Stan, l'autore del fumetto, aveva preso lo spunto in India, quando aveva visto un gruppo di yogi che meditavano appesi agli alberi per i piedi. Il fumetto mostrava uno yogi con la barba e un panno attorcigliato sui fianchi, che penzolava dall'albero a testa in giù. Seduto sotto l'albero stava un uomo con addosso la camicia di forza; su di lui la nuvoletta del fumetto diceva: "Perché chiamano te mistico e me psicotico?" La risposta dello yogi era: "Un mistico sa con chi *non* deve parlare".

Come condurre i colloqui successivi

Ovunque sia possibile, le sedute di Respirazione olotropica dovrebbero essere seguite da una serie di colloqui individuali. Questa è la regola quando il metodo viene usato nel trattamento di disturbi emotivi e psicosomatici.

Quando la condizione emotiva del cliente lo permette, le sedute di Respirazione olotropica e i colloqui successivi si possono condurre in uno studio privato. Se invece lavoriamo con clienti gravemente disturbati, l'intero trattamento, cioè le sedute di *breathwork* e i colloqui successivi, richiedono un ricovero di ventiquattro ore in un centro residenziale.

Nel nostro corso di formazione per facilitatori di Respirazione olotropica, che consiste in una serie di moduli di sei giorni, programmati a coppie, abbiamo la possibilità di combinare il lavoro di gruppo con i colloqui individuali. La situazione era simile nei seminari della durata di un mese che tenevamo all'Esalen Institute. Comunque, nel corso degli anni, abbiamo condotto un gran numero di seminari della durata di un weekend o di cinque giorni, dove la discussione delle esperienze si limitava al lavoro di gruppo. Spesso infatti le persone arrivavano da molto lontano e dovevano ripartire subito dopo la fine del seminario.

Una situazione di questo tipo richiede uno screening più attento dei partecipanti che soffrono di disagi emotivi. Quando è possibile, noi forniamo gli indirizzi di facilitatori esperti, preferibilmente nella zona, che potranno contattare se hanno domande o bisogno di assistenza. La cosa sta diventando sempre più semplice, perché il numero di facilitatori esperti è in continuo aumento. Per il momento più di mille persone, in diverse parti del mondo, hanno completato la nostra formazione.

Questo ci ha permesso di tenere seminari in aree in cui i facilitatori possono offrire poi il sostegno necessario.

Le pause individuali dopo la seduta hanno parecchie funzioni. Danno l'opportunità di raggiungere una comprensione più profonda e accurata dell'esperienza della seduta usando il materiale che è emerso nei sogni o durante la meditazione, disegnando altri mandala, scrivendo diari o resoconti del lavoro svolto. Le sedute di *breathwork* portano regolarmente specifiche immagini archetipiche o materiale di tipo sciamanico, tantrico, alchemico o relativo a qualche altro insegnamento esoterico. Può essere molto utile dirigere l'attenzione dei respiranti su una letteratura specifica che può aiutare a chiarire tali esperienze e può essere usata per guidarli in ulteriori esplorazioni.

Se la seduta ha avuto luogo in un gruppo che si incontra regolarmente, e si sono verificati dei problemi, il colloquio può essere usato per progettare la strategia della seduta successiva, nel caso dovessero riemergere le stesse questioni. Un esempio di tale situazione è la paura di perdere il controllo, che richiede di rassicurare il respirante che tali paure sono ingiustificate e di spiegarne il perché. Un altro problema comune è l'esperienza di disperazione associata all'inizio del parto (BPM II). In questo caso abbiamo il compito di convincere il respirante che il modo più veloce per uscire dalla situazione consiste nel gettarsi a capofitto nell'esperienza stessa della disperazione, finché essa non raggiunge l'intensità che aveva durante il parto reale.

Quando questo accade, il sentimento di disperazione scompare e il lavoro procede automaticamente allo stadio successivo. Paura di morire, di impazzire, di non tornare indietro dall'esperienza sono tra i tanti problemi importanti di cui bisogna parlare.

Molti respiranti che hanno avuto una storia di deprivazione anaclitica fanno molta fatica, per varie ragioni, ad accettare il contatto fisico di sostegno. Se questa resistenza persiste, dobbiamo discuterne le cause e cercare di sviluppare la fiducia del respirante, così che il problema si possa risolvere. Altri esempi sono le varie prescrizioni ricevute fin dall'infanzia, del tipo "i bambini si vedono, ma non si sentono"; "i maschietti non piangono; se piangi, sei una femminuccia", oppure "le brave ragazze non si arrabbiano", che impediscono ai respiranti di esprimere appieno le proprie emozioni. Qui i facilitatori cercano di convincere i respiranti che i loro comportamenti, riflettendo ingiunzioni e proibizioni ricevute nell'infanzia dalle autorità genitoriali, non hanno più alcuna importanza e in realtà vanno contro di loro, interferendo con il processo di guarigione.

La funzione più importante dei colloqui successivi è quella di accertare la condizione del respirante e di suggerire, se necessario, gli specifici metodi complementari di cui parleremo nel paragrafo seguente.

I metodi che integrano la Respirazione olotropica

Nei giorni che seguono una seduta intensa, che abbia portato a un'importante apertura emotiva, si può facilitare l'integrazione utilizzando vari metodi complementari. Fra questi abbiamo le conversazioni post-seduta con un facilitatore esperto, la meditazione, la trascrizione dettagliata dell'esperienza vissuta, il disegno di altri mandala e il lavoro con il Soul Collage (collage dell'anima). Se l'esperienza olotropica ha liberato un eccesso di energia fisica precedentemente repressa, può essere utile correre, nuotare, fare danza espressiva o altre forme di esercizio fisico aerobico. Viceversa, un buon lavoro sul corpo con un professionista che permetta l'espressione emotiva, oppure una seduta di agopuntura, può aiutare a sciogliere blocchi energetici residui. Anche se la Respirazione olotropica funziona come un approccio integrale all'autoesporazione e alla terapia, è tuttavia compatibile e combinabile con una vasta gamma di altri metodi di psicoterapia e di scoperta di sé.

La pratica della Gestalt può aiutare l'integrazione di intense sedute di Respirazione olotropica e fornire intuizioni accurate sul materiale inconscio venuto alla luce. Questo metodo è stato sviluppato in Sud Africa e nell'Esalen Institute di Big Sur da Fritz

Perls (1893-1970), uno psichiatra e psicoanalista tedesco che si è formato a Berlino e in Austria. La pratica della Gestalt è emersa a metà del Ventesimo secolo come scuola di psicoterapia umanistica ed è diventata molto popolare negli anni Sessanta e Settanta. Questo originale metodo di terapia e di autoesplorazione contiene influenze provenienti dalle religioni orientali, dalla fenomenologia esistenziale, dalla fisica, dalla psicologia della Gestalt, dalla psicoanalisi, dalla rappresentazione teatrale, dalla teoria del campo e dalla teoria dei sistemi.

La pratica della Gestalt rappresenta uno scarto radicale dall'enfasi freudiana sull'esplorazione della storia del cliente alle attuali psicodinamiche fra il cliente, il terapeuta e il gruppo, portandola su quanto sta accadendo "qui e ora": che cosa si sta facendo, pensando e sentendo in questo momento, piuttosto di che cosa è stato o avrebbe potuto o dovuto essere. L'obiettivo della terapia della Gestalt, oltre ad aiutare i clienti a superare i sintomi, consiste nell'aiutarli a diventare pienamente attivi, creativi e liberi da blocchi fisici ed emotivi e da questioni rimaste in sospeso (le "gestalt incomplete"). Tutto questo migliora la qualità della loro vita e aumenta la soddisfazione, la realizzazione, la crescita personale, l'autoaccettazione e la capacità di sperimentare di più nel presente senza eccessive interferenze provenienti dal bagaglio del passato.

Il Sand Play (gioco della sabbia) è un metodo unico di terapia non verbale, sviluppato dalla psicoanalista svizzera Dora Kalff dopo che C.G. Jung la incoraggiò a utilizzare questo approccio nel lavoro con i bambini. Gli strumenti base del Sand Play sono un contenitore di dimensioni prestabilite, parzialmente riempito di sabbia, e una grande quantità di piccoli oggetti: pupazzetti raffiguranti persone di età e culture diverse, animali, creature archetipiche, alberi e costruzioni in miniatura, e molti oggetti naturali, come conchiglie e pietre di forme e colori interessanti. Usando questi oggetti i clienti creano composizioni molto personali, che riflettono il loro stato interiore. La premessa alla base di questa tecnica è l'ipotesi di Jung che, nella psiche, esista una pulsione fondamentale verso la guarigione, che lui ha chiamato *processo di individuazione*. Dora Kalff ha riconosciuto come le immagini create dai bambini e dagli adulti corrispondano ai processi psichici di individuazione (Kalff, 2003).

Lo psicodramma è un'altra metodologia esperienziale che si può usare occasionalmente in situazioni specifiche come utile complemento alla Respirazione olotropica. La tecnica è stata sviluppata da Jacob Levy Moreno, uno psichiatra rumeno, sociologo e fondatore della psicoterapia di gruppo. Quando era ancora studente di medicina, Moreno rifiutò la teoria freudiana e cominciò a sperimentare il setting di gruppo sviluppando i giochi di ruolo, all'inizio in forma di teatro di strada, coinvolgendo passanti volontari, e in seguito in contesti professionali. Lo psicodramma contiene forti elementi teatrali e spesso si esegue su un palcoscenico usando vari oggetti. Si possono elaborare diversi conflitti intrapsichici e interpersonali chiedendo ai compagni di gruppo di assumere i ruoli dei protagonisti, di identificarsi con loro e di mimare i loro atteggiamenti, le loro emozioni e i loro comportamenti.

Un altro metodo utile è l'EMDR (*Eye Movement Desensitization and Reprocessing*, desensibilizzazione e rielaborazione attraverso i movimenti oculari) di Francine Shapiro. Questo metodo si basa sull'osservazione che l'emergere del materiale inconscio di solito si associa a rapidi movimenti oculari (REM) e, viceversa, rapidi movimenti oculari possono facilitare l'emergere di materiale inconscio. Durante il lavoro terapeutico con questo metodo, i clienti vengono preparati a focalizzarsi su un obiettivo precedentemente identificato, per esempio immagini vivaci legate a un ricordo, un'immagine negativa di sé o specifiche sensazioni fisiche ed emotive. I clienti quindi seguono per un periodo di venti-trenta secondi i movimenti delle dita del terapeuta, che si muovono nel loro campo visivo. Al posto del movimento delle dita si può usare una stimolazione acustica, a base di colpetti leggeri o preregistrati. Il terapeuta incoraggia il cliente a osservare pensieri, sentimenti e sensazioni che affiorano alla mente. Questo processo viene ripetuto molte volte durante ogni seduta (Shapiro, 2001, 2002).

Alcuni facilitatori a volte completano le sedute di Respirazione olotropica con il metodo delle Costellazioni familiari e sistemiche. Questa tecnica controversa è stata elaborata dal sacerdote cattolico tedesco Bert Hellinger, che si è ispirato ai rituali Zulu e alle dinamiche di gruppo dei nativi, osservate quando era missionario in Africa (Hellinger, 2003). Sotto la guida del facilitatore gli individui lavorano su alcune questioni personali o su problemi che coinvolgono le proprie dinamiche familiari e scelgono, fra i membri del gruppo, chi rappresenta se stessi o i loro familiari. Dispongono questi rappresentanti in una "costellazione", assegnando postazioni e distanze che sentono giuste per loro in quel momento. Poi si siedono e osservano quello che succede.

A differenza di quanto accade nello psicodramma, qui i rappresentanti non agiscono e non recitano. L'obiettivo è quello di entrare nel Campo cosciente, come lo definisce lo psichiatra tedesco Albrecht Mahr, e lasciare che l'intuito dei rappresentanti guidi le dinamiche del gruppo e i cambiamenti della costellazione (Mahr, 1999). La teoria che sta alla base del metodo dice che il Campo cosciente dà la possibilità ai rappresentanti di provare e articolare gli stessi sentimenti dei veri membri della famiglia. Insoddisfazione e disagio rispetto alla postazione sono visti come indicazioni di "coinvolgimento sistemico" fra i familiari. Questo accade quando la famiglia è afflitta da un trauma irrisolto, come un suicidio, un omicidio o la morte prematura di un suo membro, la morte di parto della madre, episodi di abuso, di guerra o di disastro naturale. Si fa un passo verso la guarigione quando tutti i partecipanti della costellazione sentono di essere nel posto giusto e gli altri rappresentanti sono d'accordo.

Mentre le Costellazioni familiari di Bert Hellinger conquistavano una grande popolarità internazionale, Hellinger stesso è diventato una figura controversa e oggetto di critiche, soprattutto in Germania. Le critiche riguardano il suo rigido atteggiamento patriarcale e dispotico, i giudizi bizzarri, le affermazioni estreme non dimostrate, l'oscuro misticismo, il parteggiare per i colpevoli e giustificare l'incesto, i criminali di guerra e i dittatori, compreso Hitler. Tuttavia tali atteggiamenti e comportamenti sono sintomatici della personalità di Hellinger, ma non sono parte integrante della sua tecnica. Molti dei suoi seguaci, tra cui Albrecht Mahr, praticano il metodo delle Costellazioni familiari senza gli estremi e le distorsioni che riflettono i pregiudizi personali di Hellinger e trovano questo metodo molto interessante e gratificante.

Il Voice Dialogue (dialogo delle voci) è una tecnica terapeutica, ma anche una teoria della personalità, sviluppata dagli psicologi e autori americani Hal e Sidra Stone (Stone e Stone, 1989). Come C.G. Jung e Roberto Assagioli prima di loro, questi autori ipotizzano che ognuno di noi sia fatto di molti sé separati, subpersonalità o schemi d'energia della psiche. La loro tecnica ci permette di dialogare con i nostri Sé interni e di scoprire come operano dentro di noi, come sentono, qual è la loro gerarchia dei valori, come ci fanno sentire, che cosa vogliono da noi, eccetera.

Traendo la consapevolezza dai diversi aspetti di noi stessi, possiamo raggiungere lo stato dell'Ego Consapevole, sperimentare noi stessi come separati da noi stessi e "svincolati dall'essere identificati con un Sé particolare".

Dato che la Respirazione olotropica, per come comunemente la intendiamo, è sia una metodologia che facilita l'apertura spirituale sia una strategia di autoesplorazione e un metodo terapeutico, è perfettamente compatibile con varie forme di pratica spirituale quali la meditazione buddhista e taoista, l'hatha yoga e altre tecniche yoga, la meditazione in movimento, il tai chi chuan, il qi gong, le danze e i canti Sufi, la Kabbalah, la preghiera cristiana, la spiritualità nativa americana e molte altre.

Si tratta in questo caso di una combinazione ideale che, con il passare del tempo, può portare non soltanto alla guarigione emotiva e psicosomatica, ma anche a una trasformazione permanente e positiva della personalità.

CAPITOLO 6

Cimenti e tribolazioni dei facilitatori

Nel corso degli anni abbiamo condotto seminari di Respirazione olotropica in vari Paesi del mondo e in culture con strutture sociali, sistemi politici, costumi e credo religiosi diversi.

Talvolta le persone di questi ambienti hanno mostrato una reazione avversa ai vari aspetti di questo nuovo metodo autoesplorativo e terapeutico, che riguardava di volta in volta l'uso di musica ad alto volume, la scelta inusuale dei brani, lo stato di coscienza non ordinario dei partecipanti, l'intensa espressione vocale delle emozioni, le strane manifestazioni fisiche e il contatto fisico ravvicinato fra i respiranti, i sitter e i facilitatori. In molti casi, il setting fisico per le sedute e la qualità o l'affidabilità degli impianti musicali erano ben lungi dall'essere ideali.

Le storie che seguono illustrano alcune situazioni complesse che i facilitatori possono trovarsi ad affrontare quando praticano la Respirazione olotropica.

Incontro con la giunta militare a Buenos Aires

La nostra avventura argentina ebbe inizio in un seminario di cinque giorni all'Esalen Institute, in concomitanza con uno dei casi di guarigione più interessanti e sbalorditivi a cui abbiamo assistito negli ultimi trent'anni, cioè da quando pratichiamo la Respirazione olotropica. Durante il primo incontro del workshop, Gladys, una giovane partecipante, raccontò al gruppo di soffrire da circa quattro anni di una depressione cronica accompagnata da forte ansia, ed espresse la speranza che il lavoro sul respiro le fornisse qualche tipo di illuminazione sul suo debilitante problema.

Durante le prime due sedute, Gladys rivisse numerosi ricordi traumatici della sua infanzia e della sua fanciullezza e sperimentò una serie di sequenze significative legate alla sua nascita biologica. Sentiva che il materiale inconscio che era emerso nelle sedute costituiva la fonte della sua depressione, e la seconda seduta le consentì di attivare e rilasciare grandi quantità di energia repressa. In genere, questo è un passo importante nel lavoro terapeutico sulla depressione, condizione caratterizzata da importanti blocchi di energia fisica ed emotiva. Comunque, nonostante l'intenso lavoro svolto nella fase finale, la seduta non produsse una risoluzione e un sollievo soddisfacenti.

Il mattino successivo la depressione ricomparve, e sembrava assai più forte del solito, anzi aveva assunto una forma differente e Gladys, invece di mostrare la solita apatia, l'inibizione e la mancanza di iniziativa, era agitata. In origine, avevamo programmato la seduta della mattina come un forum aperto: una discussione di gruppo durante la quale i partecipanti potevano porre domande sulle loro esperienze e sulla teoria e la pratica della Respirazione olotropica. Però, vedendo le condizioni di Gladys, decidemmo di cambiare programma e di fare subito un lavoro esperienziale con lei.

Le chiedemmo di stendersi in mezzo al gruppo, di fare qualche respiro profondo e di abbandonarsi al flusso della musica che Christina stava suonando, poi di accettare tutte le esperienze che emergevano in quella situazione. Per circa cinquanta minuti Gladys sperimentò tremori violenti, soffocamento e tosse, emise forti rumori e apparentemente affrontò combattimenti contro nemici invisibili. In seguito dichiarò che in questa parte dell'esperienza aveva rivissuto la sua nascita, che era stata difficile, ma questa volta più profondamente di prima.

Nella seconda parte della seduta le sue grida si fecero più articolate e simili a un linguaggio. Noi la incoraggiavamo a far uscire i suoni nella forma in cui si presentavano, senza censurarli o giudicarli, anche se per lei non avevano alcun senso. Piano piano i suoi movimenti diventarono stilizzati ed enfatici e le sue parole più chiare, per quanto fossero pronunciate in una lingua che non conoscevamo. A un certo punto si sedette e intonò una sequenza melodica ripetitiva e incalzante, che suonava come una preghiera. La cosa andò avanti per parecchio tempo.

Questo evento ebbe un profondo impatto sul gruppo. Pur non capendo le parole o non sapendo che cosa stesse sperimentando Gladys dentro di sé, molti partecipanti provarono un'intensa commozione e cominciarono a piangere. Alcuni assunsero una posizione meditativa e giunsero le mani come in una preghiera. Dopo aver completato il suo canto, Gladys si calmò e riprese la posizione supina. Rimase in uno stato di rapimento estatico e di beatitudine per più di un'ora, completamente immobile. In seguito, durante il resoconto della sua esperienza, Gladys raccontò di aver sentito una spinta irresistibile a fare ciò che aveva fatto. Non capiva che cosa fosse successo e disse di non avere la minima idea della lingua che aveva usato nel canto.

Carlos, uno psicoanalista freudiano di Buenos Aires che partecipava al seminario, indicò che Gladys aveva cantato in perfetta lingua sefardita, una lingua che casualmente lui conosceva. Questa lingua, altrimenti detta *ladino*, è un incrocio giudeo-spagnolo, una combinazione di spagnolo medievale ed ebraico. Per una strana coincidenza Carlos, che è ebreo, ha studiato a lungo, come passatempo, la lingua sefardita. Gladys non è ebrea e non conosce né l'ebraico né lo spagnolo; non ha mai sentito parlare del ladino e non ne conosceva l'esistenza. Carlos ha tradotto le parole del salmo ripetitivo di Gladys, che aveva avuto un effetto così potente sul gruppo: "Soffro e soffrirò sempre. Piango e piangerò sempre. Prego e pregherò sempre".

Durante questo drammatico finale della sua esperienza nel gruppo, mentre cantava l'inno sefardita, Gladys ha vinto la depressione e la sua condizione psicologica si è stabilizzata positivamente. Carlos era rimasto molto impressionato da quello a cui aveva assistito. La sua formazione freudiana, con cui era venuto al workshop, era già seriamente minata dalla propria profonda esperienza della nascita e dai ricordi di vite precedenti molto convincenti e significativi, ma che non facevano parte del suo bagaglio scientifico, così come da esperienze simili provate da altri partecipanti del gruppo.

L'esperienza di Gladys fu l'ultima goccia, quella che fece traboccare la profonda conversione concettuale di Carlos verso la psicologia transpersonale. Dato che desiderava intensamente proseguire con questo approccio di autoesplorazione, ci chiese di recarci il più presto possibile a Buenos Aires per tenere un seminario di Respirazione olotropica. Noi avevamo già un intenso programma per il resto dell'anno, compreso un imminente lungo viaggio in Europa. Carlos insistette perché facessimo una deviazione e ci fermassimo in Argentina lungo il viaggio di ritorno dall'Europa alla California, si offrì di pagare la differenza del biglietto aereo e aggiunse alla quota un onorario molto allettante, al quale fu difficile resistere.

Noi due arrivammo a Buenos Aires dopo un lungo volo da Francoforte. Sapevamo che in Argentina c'era un regime militare, ma eravamo piuttosto ignoranti rispetto alla natura malvagia del regime, che si sarebbe rivelata tale solo molto più avanti. Il nostro arrivo coincise con l'inizio della dittatura di destra della giunta militare argentina, che si era impadronita del potere con un colpo di stato nel marzo 1976, durante i violenti conflitti fra l'estrema sinistra e l'estrema destra, e che sosteneva il presidente Juan Domingo Peron, deceduto di recente. La giunta praticava quella che fu chiamata la "guerra sporca": sparizioni organizzate dall'apparato dello Stato, tortura e messa a morte di migliaia di presunti dissidenti politici di sinistra e dei loro familiari.

Lungo il percorso dall'aeroporto, passammo vicino ad aree circondate da filo spinato e vedemmo numerosi carri armati e mezzi blindati. In alcune zone il numero dei soldati sembrava che superasse quello dei civili. Carlos prenotò per noi al Bauen Hotel, su uno degli ampi viali di Buenos Aires, e ci riservò uno spazio per tenere il seminario nello stesso hotel. Mentre entravamo, notammo che l'ingresso era sorvegliato da due giovani soldati armati di fucile mitragliatore. Intimiditi dalle nostre prime impressioni di Buenos Aires, chiedemmo a Carlos se era sicuro che fosse una buona idea tenere un seminario in tali circostanze. "Nessun problema," ci rassicurò, indicando una bacheca nella hall con la scritta "*Investigaciones Cientificas Psicologicas*" (Ricerca psicologico-scientifica). "Ho detto al direttore e al personale dell'albergo che avremmo condotto un importante esperimento scientifico".

Il seminario si svolgeva in una grande sala conferenze, destinato in genere ai meeting aziendali. Su richiesta di Carlos, le sedie erano state eliminate e sostituite con materassini. I partecipanti, che chiaramente non erano stati correttamente informati sulla natura del seminario, arrivarono in abbigliamento da lavoro: gli uomini con giacca e cravatta, le donne in gonna, calze di nylon e tacchi alti. Al termine della fase di preparazione sul tipo di lavoro che avremmo fatto, molti si tolsero scarpe e accessori.

Dopo il rilassamento iniziale, cominciò il lavoro sul respiro e partì la musica ad alto volume. Non ci volle molto tempo prima che risuonassero nella sala alte grida. Questo allarmò i due soldati di guardia all'ingresso dell'hotel; nella tesa situazione politica argentina, le grida destavano il sospetto di una possibile indicazione di dissenso o rivolta. Nel mezzo della seduta i soldati salirono fulmineamente le scale, aprirono la porta con una pedata e si precipitarono dentro con i mitra spianati. Ammutoliti dalla scena, restarono immobili puntando le armi in giro per la sala e cercando di capire che cosa stesse succedendo.

Carlos e il nostro traduttore impiegarono più di dieci minuti per rassicurare i soldati sul fatto che la situazione era inoffensiva e che non serviva un intervento militare. Carlos ricordò ai soldati l'avviso ben visibile nella bacheca della hall, che diceva che stavamo conducendo un importante esperimento scientifico con due famosi psicologi americani. Dopo che i soldati, piuttosto recalcitranti, ebbero lasciato l'insolita scena, la seduta continuò per un po' di tempo senza interruzioni.

Circa un'ora più tardi la porta si spalancò di nuovo. Questa volta due giovani in uniforme da camerieri entrarono portando vassoi pieni di tazze di caffè e di snack, come erano soliti fare durante le pause dei meeting aziendali.

Furono talmente colti di sorpresa da quello che videro, che quasi lasciarono cadere i loro vassoi. In quel momento le persone erano sdraiate sui materassini, alcuni in slip o boxer, e molti di loro erano fisicamente vicinissimi. Non era una scena a cui i camerieri erano soliti assistere nei meeting d'affari.

Mentre i sitter, che naturalmente erano presenti a entrambe le intrusioni, avevano sperimentato vari gradi di preoccupazione e paura durante la prima interruzione e di ilarità durante la seconda, i respiranti, così scoprimmo nell'incontro successivo alla seduta, erano così immersi nella loro elaborazione che nessuno di loro si era accorto che stesse accadendo qualcosa di insolito.

In competizione con la mostra dei Dobermann

Nel 1988, avevamo ormai certificato abbastanza facilitatori da poter offrire la Respirazione olotropica a gruppi più ampi. La Conferenza Transpersonale Internazionale che organizzammo a Santa Rosa, in California, sembrava offrire l'opportunità ideale per esplorare come sarebbe stato condurre una seduta di Respirazione olotropica su larga scala. Visto che molte delle persone che venivano alle nostre conferenze avevano già sperimentato la Respirazione olotropica nei nostri workshop, decidemmo di offrire come parte del programma una riunione pre-conferenza per respiranti esperti. Eravamo consapevoli del fatto che questo workshop avrebbe attratto un gran numero di persone e prenotammo il grande salone da ballo, la sala più ampia del Flamingo Hotel di Santa Rosa.

Due settimane prima dell'inizio della conferenza scoprimmo che erano emersi due allarmanti problemi nella preparazione del nostro workshop pre-conferenza di due giorni: un volontario, che si era proposto di gestire le iscrizioni, non era correttamente informato e aveva accettato un gran numero di partecipanti che non avevano alcuna esperienza precedente di *breathwork*. Inoltre, il personale incaricato delle prenotazioni dell'hotel, per qualche motivo, aveva dimenticato il fatto che avevamo prenotato il grande salone da ballo e l'aveva concesso a un altro gruppo per una mostra di cani Dobermann.

Quando scoprimmo che cosa stava accadendo e bloccammo le iscrizioni, il numero dei partecipanti ammontava già a più di trecentosessanta e noi ci trovammo ad affrontare il compito, apparentemente impossibile, di sistemarli tutti in una sala più piccola.

La mattina prima dell'inizio del seminario fummo svegliati da un sonno profondo dagli altoparlanti che suonavano l'Inno americano. Christina, mezza addormentata, andò alla finestra e sbirciò attraverso una fessura fra le tende, scoppiò a ridere e mi chiamò. Quando guardammo fuori dalla finestra della nostra stanza, vedemmo una scena surreale: intorno alla piscina stava marciando una lunga fila di Dobermann agghindati con un colletto da smoking, completo di farfallino. Gli addestratori marciavano orgogliosi accanto ai loro cani, tenendo tesi i guinzagli rossi; dietro di loro seguivano gli aiutanti, che portavano scopini e palette dal manico lungo. Erano il personale (chiamato "le palette") incaricato di mantenere la pulizia. Nei due giorni seguenti, nel percorso da e verso la sede del seminario, camminammo attentamente per evitare i posti che "le palette" avevano trascurato. Questa scena della piscina rappresentava un monito umoristico ma realistico della sfida che stavamo affrontando: i Dobermann avevano usurpato la grande sala che avevamo prenotato e noi dovevamo condurre un seminario di respirazione con trecentosessanta partecipanti nella Rainbow Hall, relativamente piccola.

Quando vennero distribuiti i materassini, gli spazi fra essi permettevano a stento ai facilitatori di muoversi e ai partecipanti di raggiungere il bagno. Due sviluppi inaspettati salvarono la giornata e cambiarono una situazione praticamente impossibile in un successo: fra i partecipanti c'era un gruppo di cinquantacinque giapponesi, che preferivano respirare a stretto contatto fisico, a pochi centimetri uno dall'altro; inoltre tutti i respiranti attivi muovevano gambe e braccia in modo perfettamente coordinato, danzando nell'aria senza toccarsi. Sembrava che l'intero gruppo fosse un organismo unico; questa perfetta integrazione dei movimenti ricordava quella dei grandi stormi di uccelli o dei branchi di pesci. Grazie a questi due fortunati casi, la prima grande esperienza di Respirazione olotropica, che sembrava dover finire in un disastro e in un potenziale fallimento, si risolse in un clamoroso successo.

Sfide culturali per i facilitatori di Respirazione olotropica

Quando accettiamo un invito, da singoli o da gruppi, a condurre un seminario di respirazione in diversi Paesi del mondo, ci capita di incontrare problemi legati specificamente alla storia, alla cultura e ai costumi delle regioni che visitiamo. Nessuno di questi è mai stato talmente grave da impedire lo svolgimento del lavoro, però in alcune occasioni queste differenze ci hanno sorpreso e hanno richiesto un adattamento o uno sforzo particolari.

Nel 1984 andammo in India, ospiti dell'Indian American Friendship Council, con lo scopo di tenere conferenze e seminari a Mumbay (Bombay), Dilli (New Delhi), Kolkata (Calcutta), e Chenai (Madras). Una parte significativa dei partecipanti erano professionisti, psicologi e psichiatri indiani. Con nostra sorpresa, all'inizio essi mostrarono un atteggiamento molto più critico e una resistenza maggiore alla psicologia transpersonale e alle nuove tecniche di quanto capitasse con l'accademico medio occidentale.

Fortemente influenzati dalla filosofia materialista della scienza occidentale, consideravano il comportamentismo e l'analisi freudiana come gli approcci migliori e scientificamente convalidati per comprendere la psiche umana. Contemporaneamente tendevano a rifiutare (almeno nelle discussioni professionali con i colleghi) le proprie tradizioni spirituali, considerandole primitive, frutto non scientifico della superstizione e del pensiero magico. Tuttavia, quando condividemmo con loro le prove scientifiche della moderna ricerca sulla coscienza, che sostenevano la prospettiva transpersonale, sembrarono grandemente sollevati. Per loro fu una rivelazione sapere che c'erano membri della comunità accademica occidentale che asserivano la possibilità di essere scientifici e spirituali allo stesso tempo. Era evidente che non erano riusciti a rifiutare le filosofie spirituali indiane e la loro tradizione culturale senza un profondo conflitto interiore.

L'unico problema che abbiamo incontrato nel lavoro esperienziale con questa popolazione è emerso prima dell'inizio della seduta. Nonostante apparissero molto occidentalizzati, i partecipanti indiani trovavano difficile accettare l'idea che persone di sesso diverso potessero formare delle coppie per le sedute di respirazione, che cioè un uomo facesse da sitter per una donna e viceversa. Nei raduni spirituali nell'*ashram*, è consuetudine che uomini e donne siedano in zone separate della sala di meditazione. Comunque, dopo una certa resistenza iniziale, molti di loro si sono adattati alla nuova situazione. Nessuno di noi due ricorda di aver mai incontrato difficoltà di questo genere con persone di origine indiana che abbiano partecipato ai nostri workshop negli Stati Uniti o in altre parti del mondo.

Il nostro seminario a Bombay ha presentato un'insolita sfida a Christina, con conseguenze che hanno avuto a lungo ripercussioni sulla sua vita quotidiana. Un sistema efficace per aiutare il respirante a rilassare la tensione fisica generale consiste nel chiedergli di aumentare la contrazione e di piegare le braccia; il facilitatore si mette quindi in piedi sopra di lui, una gamba a un lato del corpo e l'altra all'altro, gli afferra i polsi e lo solleva da terra. La posizione viene mantenuta finché il respirante riesce a restare aggrappato (*vedi* l'Appendice 1). Questa manovra di solito provoca un forte rilascio dell'energia fisica bloccata e delle emozioni represse. Quando a Christina capitò una situazione che richiedeva questo tipo di intervento con uno dei partecipanti maschi, si rese conto con forza che in India sarebbe stato culturalmente inappropriato per una donna mettersi a cavalcioni sopra un uomo. Dopo aver riflettuto, decise di sollevare il respirante in un modo scomodo e scorretto, stando con entrambi i piedi sul lato destro. Così, però, si fece male alla schiena e questo incidente ha senza dubbio contribuito al mal di schiena che l'ha seguita negli anni a venire.

La nostra prima esperienza di *breathwork* in India ci ha sorpreso in modo ancora diverso. Uno dei brani preferiti da Christina per terminare le sedute di Respirazione olotropica era l'inno religioso indiano "*Raghupati Raghava Raja Ram*". I partecipanti dei nostri workshop di solito trovavano questo brano musicale molto meditativo, calmante e rilassante. Visto che ci trovavamo in India, Christina pensò che sarebbe stato molto appropriato suonarlo nell'ultima parte della seduta. Non appena i partecipanti ascoltarono la melodia, però, anche i più silenziosi e pacifici cominciarono ad animarsi e ad agitarsi, e l'intera stanza risuonò di pianti e gemiti.

Questa intensa reazione non riguardò soltanto i respiranti; molti sitter apparivano profondamente commossi e piangevano, alcuni in silenzio, altri singhiozzando. Questo inno dolce e innocente aveva avuto sul gruppo un effetto più potente di tutta l'intensa musica evocativa suonata all'inizio. Un'ora e mezza più tardi scese il silenzio, e apparentemente i partecipanti raggiunsero la fine del loro scoppio emotivo. Non capimmo che cosa avesse causato questa reazione apparentemente paradossale in tutto il gruppo, fino a quando, più tardi, scoprimmo dai partecipanti che il "*Raghupati Raghava Raj Ram*" era l'inno preferito del Mahatma Gandhi: dopo il suo assassinio e durante il funerale, in India era stato suonato ininterrottamente per tre giorni. Era evidente che molti indiani non avevano completato l'elaborazione del lutto e si trascinavano potenti emozioni non risolte riguardo alla morte del loro leggendario leader spirituale.

Nella nostra prima esperienza di Respirazione olotropica in Giappone, invece, ci siamo trovati in una situazione inaspettata di tutt'altro genere. Prima del nostro workshop, a Tokyo, pensavamo che i partecipanti giapponesi potessero avere difficoltà a lasciarsi andare e ad abbandonarsi alle esperienze che potevano emergere. Nel corso delle nostre visite precedenti, come turisti, i giapponesi ci erano apparsi generalmente riservati ed emotivamente più inibiti degli occidentali. Le nostre previsioni risultarono però sbagliate: le sedute di respirazione furono molto potenti e i partecipanti non mostrarono più difficoltà a lasciarsi andare di quanto ci sia capitato in Occidente.

In realtà i giapponesi ci sono sembrati insolitamente volonterosi nel seguire tutte le nostre indicazioni. Il nostro ospite locale ci spiegò che questa cosa poteva avere a che fare con il fatto che, in quanto creatori e autori di opere pubblicate sulla Respirazione olotropica, noi rientravamo nella categoria dei *sensei*, o venerati maestri. In Giappone questo titolo viene attribuito a chi ha raggiunto un notevole livello di maestria in una particolare attività o in una forma d'arte. Si dà questo titolo a professionisti, come medici o avvocati, a maestri spirituali, ad artisti e ad altre figure autorevoli; nella psiche giapponese è profondamente radicato il concetto di mostrare rispetto per tali figure e quindi di seguire le loro istruzioni.

Tuttavia, una volta si verificò una situazione che neanche il magico titolo *sensei* avrebbe potuto risolvere, qualcosa che non si era mai verificato prima nei nostri gruppi: il processo di scelta del partner. Durante il nostro primo workshop giapponese spiegammo ai partecipanti che avrebbero dovuto lavorare in coppia e chiedemmo di guardarsi intorno e di scegliersi un partner con cui lavorare. Con nostra sorpresa, essi apparvero improvvisamente disorientati e del tutto smarriti. Si guardarono intorno e l'un l'altro, apparentemente confusi. Era chiaro che l'operazione di scelta del partner li metteva in un'impasse.

Per fortuna il nostro ospite ci venne in aiuto. "Non possono scegliere un partner perché non vogliono offendere nessuno," disse, "per loro sarebbe impossibile spiegare perché hanno scelto una persona piuttosto che un'altra." Quindi offrì al gruppo un'alternativa che risultò perfettamente accettabile a tutti. Lasciò la stanza e tornò con un grande gong e una mazza. "Chiudete gli occhi e muovetevi in cerchio. Quando sentirete il gong, fermatevi e aprite gli occhi; chi si troverà di fronte a voi sarà il vostro partner." Il gruppo rispose senza la minima esitazione e il processo di scelta si risolse in pochi secondi.

I partecipanti, che prima non erano stati capaci di prendere una decisione personale, non avevano problemi ad accettare una soluzione che prevedeva un'operazione impersonale. Questo ci fece comprendere quanto fosse diversa la dinamica dei nostri gruppi in Occidente, dove è molto importante per i partecipanti avere il diritto di fare una scelta individuale e dove l'assegnazione casuale di un partner avrebbe incontrato molte resistenze.

In un seminario tenuto con lo staff di un ospedale psichiatrico in Irlanda, incontrammo una struttura gerarchica più forte di quanto ci aspettassimo. I medici, all'inizio, si rifiutarono di stare in coppia con le infermiere durante le sedute, momento nel quale i riferimenti gerarchici sono più comprensibili, ma si vollero sedere lontano da loro anche durante la preparazione teorica. Fortunatamente questo genere di problemi si presenta solo nelle prime fasi dei seminari di respirazione e, una volta che incomincia il lavoro esperienziale, le barriere tendono a dissolversi molto velocemente.

Complicazioni tecniche nelle sedute

Come abbiamo già segnalato, la musica è un elemento essenziale della Respirazione olotropica. Ovunque andiamo, siamo consci di questo fatto e cerchiamo di fare sempre il possibile per avere un impianto eccellente, capace di emettere musica stereofonica di alta qualità a un volume adeguato. Sfortunatamente le opinioni dei nostri ospiti su che cosa sia un buon impianto audio sono le più varie. Uno dei nostri primi workshop ebbe luogo in Finlandia, in un centro situato centinaia di chilometri a nord di Helsinki, in un luogo molto isolato, lontanissimo dalla città più vicina.

Quando arrivammo, fummo piacevolmente sorpresi dalla qualità dell'edificio, in particolare dalla bella sauna con adiacente laghetto ghiacciato e dall'ampia disponibilità di rami freschi di betulla per stimolare la circolazione del sangue.

Quando gli organizzatori del seminario ci mostrarono il sistema audio che avevano preparato per le sedute di respirazione rimanemmo di stucco: si trattava di un registratore a cassette, lungo circa trenta centimetri, con altoparlanti incorporati. La seduta stava per cominciare e non c'era alcuna possibilità di trovare un'alternativa. Facemmo la cosa migliore che potevamo fare in quelle circostanze: mettemmo il registratore in mezzo alla stanza e domandammo alla ventina di partecipanti di formare un cerchio e di mettersi sul pavimento con la testa verso il centro della stanza. Dato che anche la respirazione, di per sé, può indurre stati olotropici di coscienza, la maggior parte delle persone ebbe esperienze significative. Per fortuna nessuno dei partecipanti aveva sperimentato prima la Respirazione olotropica; non sapendo quanto sarebbe stato meglio nelle giuste condizioni, rimasero abbastanza colpiti e soddisfatti.

Anche quando abbiamo un sistema audio che soddisfa le nostre esigenze, ci sono altri problemi potenzialmente fuori dal nostro controllo, come un guasto imprevisto del sistema audio o la mancanza di corrente elettrica. Di conseguenza, l'ideale sarebbe avere un apparecchio di riserva, e un generatore pronto a fornire una fonte alternativa di elettricità. Tuttavia queste condizioni si verificano raramente. Quando vivevamo all'Esalen Institute potevamo contare sul lusso di un sistema audio di riserva e di un generatore elettrico affidabile, pronto a entrare in funzione ogni volta che saltava la corrente elettrica. Quest'ultima condizione era fondamentale a Big Sur, dove le difficili condizioni naturali, tra le quali incendi, uragani e terremoti, causavano frequenti blackout. Purtroppo le cose sono spesso diverse quando ci troviamo in altre parti del mondo. Ne è un esempio un seminario di Respirazione olotropica che Stan condusse a New York, assieme a Tav Sparks.

A circa mezz'ora dall'inizio della seduta, quando molti partecipanti erano già immersi nel processo, il sistema audio si surriscaldò e la qualità della musica risultò compromessa. Era una situazione davvero precaria, visto che non c'era un impianto sostitutivo e la musica stava peggiorando tanto da farci rischiare di dover interrompere il seminario. L'aria prodotta da un grande ventilatore riuscì a ridurre il surriscaldamento, ma la distorsione del suono aveva raggiunto un livello tale che la registrazione che usciva dagli altoparlanti somigliava ben poco alla musica originale.

Il sistema non si ruppe completamente, ma produsse un'orribile cacofonia fino alla fine della seduta. Tav e Stan si aspettavano critiche aspre e pienamente giustificate da tutto il gruppo, ma così non fu. Molti dei partecipanti non avevano avuto precedenti esperienze di Respirazione olotropica e probabilmente pensavano di aver ascoltato una speciale tecnologia audio usata con questo metodo. Ancora più sorprendentemente, la maggior parte dei respiranti visse esperienze potenti, apparentemente non diverse da quelle che vedevamo in altri gruppi. In ogni caso quest'esperienza non dovrebbe servire come indicazione o garanzia che la qualità e le condizioni del sistema audio non hanno alcuna importanza nelle sedute di Respirazione olotropica.

Nei rari casi in cui la musica si è interrotta e noi non avevamo un sistema di riserva, abbiamo incoraggiato i partecipanti a continuare a respirare in silenzio poiché, come abbiamo già detto, la respirazione accelerata, di per sé, è in grado di produrre profondi cambiamenti di coscienza. Christina trovò una soluzione efficace al problema durante un ritiro di una settimana con più di centocinquanta partecipanti presso l'Omega Center di Rhinebeck, New York, in seguito al blackout e alla contemporanea rottura del generatore di riserva. Prese un cestino dei rifiuti di metallo dall'angolo della stanza e cominciò a percuoterlo con la mano, a ritmo regolare. Una coppia di facilitatori e alcuni sitter si unirono a lei, battendo mani e piedi. Due persone trovarono dei tamburi e altri portarono campanelli, campane e un tamburello. Presto questa performance musicale improvvisata fu completata da una cantilena di mormorii senza parole. Si sviluppò subito una reazione organica fra i respiranti e i musicanti, come se i due gruppi rispondessero l'uno all'energia dell'altro, una scena che ricordava le cerimonie tribali degli aborigeni. Durante il lavoro terapeutico in gruppo scoprimmo poi, con grande sorpresa, che molti partecipanti avevano trovato questa situazione altrettanto potente di un accompagnamento musicale, o addirittura di più.

Perfino quando il sistema audio funziona perfettamente, le circostanze esterne possono disturbare l'esperienza acustica dei partecipanti. Nonostante avvisiamo sempre gli alberghi, o le altre istituzioni dove teniamo i nostri seminari, che ascolteremo musica ad alto volume e che ci saranno suoni altrettanto forti provenienti dai respiranti, è successo che alcune volte la direzione cercasse di intervenire e interrompesse le nostre sedute perché il livello del suono dava troppo fastidio. A causa della natura stessa della Respirazione olotropica un'interruzione prematura della seduta non è ovviamente possibile né negoziabile, ma talvolta siamo stati obbligati ad abbassare il volume della musica a un livello molto inferiore a quello ottimale.

Nel 1987, durante il nostro primissimo corso intensivo di formazione, che ebbe luogo a Breckenridge, una stazione sciistica sulle Montagne Rocciose, in Colorado, sperimentammo un diverso tipo di intrusione acustica. Nel mezzo di una seduta il suono acuto e penetrante di una sirena riempì la stanza; era persistente e molto più alto della musica. Corremmo nella hall dove i membri dello staff dell'hotel ci dissero che un fulmine aveva colpito l'edificio e aveva fatto scattare l'allarme anti-incendio. All'ultimo piano era scoppiato un piccolo incendio e gli ascensori erano fermi. Guardammo fuori dalla finestra e vedemmo i vigili del fuoco correre verso le porte esterne. Era l'ultima cosa che avremmo voluto accadesse ai nostri tirocinanti che erano completamente assorbiti in un profondo processo emotivo. Alcuni facilitatori e due di noi si misero in piedi sulle sedie a premere dei cuscini contro gli altoparlanti, per smorzare quel suono fastidioso.

Due ispettori irruppero nella stanza e insistettero perché evacuassimo immediatamente l'edificio. Il nostro compito non era soltanto tecnicamente difficile, considerando che stavamo trattando un gran numero di persone (trentacinque respiranti) immersi in stati di coscienza non ordinari, ma anche potenzialmente pericoloso, perché l'interruzione brutale di un'esperienza profonda potrebbe avere serie conseguenze emotive. Spiegammo agli ispettori la precarietà della situazione e dicemmo che, se avessero insistito con l'evacuazione, se ne sarebbero dovuti assumere la piena responsabilità medica e legale. Dopo aver sentito questo e visto che, dopo tutto, non si trattava che di un piccolo incendio, ammisero con molta riluttanza che potevamo rimanere e continuare.

Molti respiranti avevano avuto esperienze precedenti di Respirazione olotropica e conoscevano uno dei principi di base del metodo: cercare di incorporare tutti i suoni esterni alla propria esperienza. Altri ebbero più difficoltà, e sperimentarono la sirena come un intenso disturbo. Comunque tutti furono in grado di utilizzare il tempo rimanente della seduta e di completare e integrare con successo le loro esperienze.

L'orinatoio, gli squittii dei maialini e i Kleenex in fumo

Nei primi anni Ottanta fummo invitati da un gruppo tedesco a tenere un seminario di Respirazione olotropica. Questo si svolse in Austria, vicino a Vienna e al confine slovacco, in una fattoria che il gruppo aveva acquistato per la conduzione di varie attività esperienziali. Il complesso comprendeva una costruzione residenziale, un cortile e un fienile a due piani. Subito dopo il nostro arrivo, scoprimmo che lo spazio destinato al lavoro esperienziale era al secondo piano del fienile e si poteva raggiungere soltanto salendo una scala a pioli. Il posto era sporco e polveroso, come ci si poteva aspettare da una struttura rurale.

Inoltre, l'unico bagno del complesso era in casa e raggiungerlo dallo spazio dove si lavorava significava scendere la scala, attraversare il cortile ed entrare nella costruzione principale. Si trattava di un'azione troppo impegnativa e pericolosa per individui che si trovavano in uno stato di coscienza non ordinario. Dato che la Respirazione olotropica non era il primo workshop esperienziale che si teneva nella fattoria, eravamo curiosi di sapere come fosse stato gestito questo problema in passato. Scoprimmo che il gruppo usava un largo contenitore (chiamato "l'orinatoio"), posto in un angolo della zona di lavoro; la privacy delle persone che se ne servivano era garantita da un lenzuolo teso su una corda.

Le persone del gruppo ci assicurarono che avevano già fatto insieme del lavoro interiore molto intenso e che erano talmente intimi tra loro che questa situazione non rappresentava un problema. Visto che non c'erano alternative, accettammo queste condizioni e procedemmo con il seminario. La fattoria si trovava in un'area rurale isolata dove non c'era molto da fare. Nostra figlia tredicenne Sarah, che era venuta con noi, volle assistere come volontaria alle sedute; benché avesse assistito al nostro lavoro a Esalen, non aveva mai partecipato a un nostro seminario prima di allora. Finì per aiutare i respiranti ad andare all'orinatoio e a tornare ai materassini.

Le sedute di respirazione erano lunghe e molto intense, come spesso avveniva nei seminari tedeschi di allora. Nonostante la maggior parte delle persone fosse nata dopo la Seconda Guerra Mondiale, sembravano portarsi addosso il fardello emotivo di quel periodo infausto della loro storia nazionale. Lavorammo sodo, convinti di meritarci ogni pfennig che guadagnavamo. Nonostante le circostanze più che sfavorevoli, le sedute furono generalmente molto produttive e ben integrate. La cerimonia di chiusura, tuttavia, fu un fallimento completo.

A quel tempo eravamo soliti fare un piccolo rituale alla fine dei seminari di respirazione; si trattava di una cerimonia di purificazione con il fuoco che avevamo imparato all'Esalen da alcuni sciamani in visita. Preparavamo un falò e i partecipanti si avvicinavano in coppia con il partner con cui avevano lavorato durante il seminario. Essi muovevano l'aria calda proveniente dal fuoco con le palme delle mani, spingendola verso il viso e il corpo, e visualizzavano il fuoco che bruciava tutte le energie negative rimaste dalla seduta. Ciascuno di loro buttava anche nel fuoco i fazzoletti di carta usati durante il seminario.

Sfortunatamente il tempo era molto umido e ci furono problemi nell'accendere il fuoco e nel mantenerlo vivo. Inoltre il gruppo che ci ospitava non aveva usato normali veline ma un tipo particolare di spessa carta igienica rosa; la sua superficie era ondulata e si allungava quando si cercava di spezzarla.

Cosa ancora più grave, non prendeva fuoco ma bruciava senza fiamma e produceva un bruttissimo fumo scuro. Considerata la nuvola nauseante e deprimente che aleggiava sulle nostre teste, non fu molto facile sentirci festosi.

Inoltre, l'aria risuonava dei versi acuti e fastidiosi dei maialini che provenivano dalla fattoria vicina.

Ci ricordammo di aver visto, sulla strada che portava alla fattoria, una grossa insegna che diceva "*Ferkel-Versteigerung*" (Vendita all'asta di maialini).

L'asta si stava svolgendo contemporaneamente alla nostra cerimonia di chiusura, e gli sfortunati animali squittivano rumorosamente, probabilmente in previsione del futuro che li aspettava. Sembrava che la cerimonia non finisse mai, ma infine ebbe termine. Lasciammo la fattoria con la ferma determinazione che in futuro avremmo sempre esaminato attentamente e in anticipo i luoghi dove tenere i nostri workshop.

Prova suprema in un centro australiano

Una delle prove più dure che abbiamo affrontato in tutti questi anni di lavoro con la Respirazione olotropica è stato un seminario in un centro dell'Outback australiano, circa quattro ore di macchina a nord di Sidney. Le sorprese cominciarono appena entrati; le stanze erano sporche, piene di roba e mal tenute. Il posto era stato un tempo un vecchio campo per i Boy Scout, con letti a castello. La nostra ospite ci condusse nelle nostre stanze, che erano brutte e buie; sul pavimento c'erano due semplici materassini con la paglia che usciva da parecchi buchi. "Dovrete farvi il letto," disse, e aggiunse: "Spero vi siate portati gli asciugamani; qui non ce ne sono. Oh, e mi auguro che abbiate portato le lenzuola." Strana aspettativa, considerato che venivamo dalla lontana California.

Poi passammo in cucina e in dispensa. La nostra ospite ci indicò un grosso sacco di patate, barattoli di vetro pieni di riso, parecchie pagnotte sugli scaffali, e un paio di ceste colme di verdure. "Il gruppo dovrà occuparsi del cibo," disse, "io sto pensando di partecipare al seminario e non avrò tempo per cucinare." Perfino i partecipanti avvezzi alle dure condizioni dell'Outback australiano erano sorpresi e trovavano la situazione strana e inaccettabile. Dopo una giornata di caos culinario, Christina si infuriò talmente per la situazione che finì per ricoprire il ruolo di chef, preparando per il gruppo un abbondante minestrone e dei sandwich.

Ma le condizioni più che spartane del centro non furono la prova più difficile che ci toccò affrontare durante il seminario; fu il comportamento della nostra ospite. Scoprimmo che la sua passione e specialità era la "pulizia dell'aura", attività che lei praticava e insegnava nel centro. Ed era determinata a dimostrare le sue capacità ai partecipanti del nostro gruppo. Non appena la seduta di respirazione ebbe inizio, lei prese a girare in punta dei piedi intorno alla respirante che accompagnava, facendo movimenti "magici" nell'aria per purificare ciò che lei sentiva come impurità nel "campo aurico" della sua partner.

Nonostante le istruzioni esplicite che avevamo dato ai sitter, e cioè di non intervenire durante il lavoro e di permettere ai respiranti di usare la propria intelligenza terapeutica interiore, lei si mise a toccare e stuzzicare varie parti del corpo della sua partner.

Una volta completato l'intervento, con sua soddisfazione, lasciò la partner e cominciò a camminare avanti e indietro per la stanza osservando intensamente gli altri respiranti e fermandosi, di tanto in tanto, per dare una spazzolata ai loro "campi aurici".

Dopo ogni intervento andava al lavandino, si riempiva un bicchiere d'acqua, faceva rumorosi gargarismi e sputava, sbattendo le braccia e scuotendo tutto il corpo.

Durante questa procedura, che evidentemente voleva essere un rituale di purificazione per scaricare tutta l'energia negativa proveniente dai sofferenti "campi aurici" dei partecipanti, guardava nella nostra direzione per scoprire se la stavamo guardando e se apprezzavamo le sue doti terapeutiche. Inutile dire che non era facile dissuaderla da quello che stava facendo, considerato l'investimento emotivo che metteva nelle sue attività.

Al termine del weekend, il nostro commiato fu piuttosto freddo e riservato e ci sentimmo molto sollevati quando ci lasciammo il centro alle spalle e tornammo verso Sidney.

La pratica della Respirazione olotropica in ambienti ostili

Nel 1985 Alain Vivien, membro del Partito Socialista francese, su richiesta del primo ministro Pierre Mauroy, scrisse un rapporto sul pericolo dei culti, che fu pubblicato con il titolo *Culti in Francia: espressioni di libertà morale o fattori di manipolazione*. Questo rapporto non attirò molta attenzione e passò quasi inosservato fino al 1990, quando una serie di suicidi di gruppo e/o eccidi compiuti dai membri di gruppi, come il Solar Cult in Svizzera, la setta dell'Aum a Tokyo e il gruppo degli Heaven's Gate a Santa Cruz, California, accesero l'isteria nazionale. Nel 1995 una commissione parlamentare dell'Assemblea nazionale francese sui culti scrisse una relazione che comprendeva una lista di presunte sette, compilata dalla divisione di informazione generale della Polizia nazionale francese insieme con i gruppi di sorveglianza sui culti.

Questo rapporto comprendeva una lunga lista di quelli che gli autori consideravano culti; per ragioni che ci sono tuttora oscure, entrambi i movimenti che avevamo creato, ovvero la Respirazione olotropica e il SEN (Spiritual Emergency Network, Rete di emergenza spirituale), furono inclusi nella lista. Questa lista nera arrivò a bruciapelo e senza alcun preavviso; nessuno ci aveva contattato, non avevano fatto colloqui con alcun membro di questi due gruppi, insomma non c'erano state date spiegazioni. Questa caccia alle streghe, reminiscenza di pratiche naziste o comuniste, arrivò come un fulmine a ciel sereno, soprattutto se consideriamo che la Francia è un Paese con una lunga tradizione democratica. Nell'isteria nazionale che seguì al rapporto del 1995 sui culti, i professionisti formati da noi, che praticavano la Respirazione olotropica, si preoccuparono per la loro reputazione professionale e il presidente francese del SEN decise di dimettersi.

Era questa l'atmosfera quando arrivammo in Francia su invito di amici francesi per condurre un seminario di Respirazione olotropica, causa a cui ci eravamo dedicati molto tempo prima che fosse pubblicata la lista dei culti. Il workshop si svolse in un'ampia struttura tipo hangar, con il tetto fatto di laminati metallici ondulati, senza isolamento. Nel cielo non c'era una nuvola e la giornata si rivelò molto calda. Nella tarda mattinata la temperatura della sala salì rapidamente obbligandoci ad aprire tutte le porte. Questo espose i vicini all'alto volume di quella musica particolare e fece sì che si chiedessero che cosa stavamo facendo. Non ci volle molto tempo prima che qualcuno chiamasse la polizia.

Fortunatamente, dopo che uno dei vicini era apparso sulla porta per lamentarsi del volume della musica, noi avevamo chiuso tutte le entrate e spento la musica. Arrivarono due macchine della polizia, in risposta alla chiamata, e i poliziotti girarono intorno per un po', ascoltando e osservando attentamente dall'esterno, senza entrare nella costruzione. Chiaramente non ritenevano che le circostanze fossero sufficientemente sospette e potenzialmente pericolose per fare un'irruzione. Nel frattempo, la nuova situazione aveva compromesso seriamente il lavoro di respirazione. Il livello della musica era lontanissimo da quello che consideriamo ottimale e la temperatura del locale stava salendo in modo esponenziale.

Alla fine fummo costretti ad aprire la finestra per far entrare l'aria fresca, tenendo la musica a volume basso. I facilitatori si alternavano all'esterno per accertare che la musica non raggiungesse un livello tale da creare disturbo ai vicini. Anche loro rappresentavano una protezione contro un inaspettato ritorno della polizia. Il problema non era soltanto il volume della musica, ma anche le attività insolite che si associano alle sedute di Respirazione olotropica e che la polizia doveva aver visto attraverso le porte o le finestre aperte. Qualcosa che non volevamo rischiare, pensando all'isteria di gruppo.

Durante la giornata pensammo a un sistema che arrecasse il minimo disturbo possibile all'esperienza dei partecipanti. Quando la temperatura in sala scendeva a un livello ragionevole, chiudevamo le porte e alzavamo il volume della musica. La situazione continuava così finché la temperatura e l'umidità non diventavano un problema più serio dell'inadeguato volume della musica.

Ripetemmo questo ciclo più volte fino a quando la seduta del pomeriggio raggiunse il momento conclusivo, quando cioè la musica divenne quieta e meditativa.

Nel corso degli anni ci sono state molte situazioni meno drammatiche, durante le quali abbiamo dovuto chiudere le finestre, come la già menzionata esperienza in Svizzera dove i contadini pensavano che stessimo facendo "il lavoro del diavolo", solo per aver sentito un po' di musica rituale e sacra di altri Paesi, come il Tibet, l'Africa o Bali. Più spesso è stato proprio il volume elevato della musica a costringerci a chiudere le finestre o a ridurne l'intensità.

Capitolo 7

Il potenziale terapeutico

Gli effetti positivi della Respirazione olotropica condotta da facilitatori con una formazione specifica sono molteplici. I più ovvi, tra quelli che abbiamo osservato nel corso degli anni, riguardano diversi tipi di disagio emotivo e le condizioni considerate tradizionalmente psicosomatiche, quali l'asma psicogena, le emicranie e i dolori fisici senza una causa organica. In alcune occasioni, abbiamo notato anche un significativo miglioramento in individui che soffrivano di patologie considerate di pertinenza strettamente medica, come la sindrome di Raynaud e diverse infezioni croniche. L'impatto positivo di una sequenza di sedute di Respirazione olotropica va in genere molto oltre il semplice miglioramento delle condizioni fisiche ed emotive, ma arriva a produrre distinti cambiamenti nella personalità, nella visione del mondo, nella strategia di vita e nella gerarchia di valori di chi vi si sottopone. Abbiamo anche svariati aneddoti che provano come questo approccio possa essere usato efficacemente nella cura delle ferite culturali in società autoctone, come quelle dei Nativi americani e degli Aborigeni australiani.

Guarigione del disagio emotivo e psicosomatico

È al di fuori dei setting tipicamente professionali che abbiamo messo a punto e praticato la Respirazione olotropica: nei nostri seminari di un mese e in workshop brevi all'Esalen Institute, in vari seminari di respirazione condotti in molte altre parti del mondo e nel nostro corso di formazione per facilitatori. In tutte queste situazioni, il fuoco del lavoro erano l'autoesplorazione e la crescita personale piuttosto che la terapia. Non abbiamo avuto occasione di sperimentare l'efficacia del metodo su un gruppo di soggetti clinici, come ha invece fatto Stan nel programma di ricerca psichedelica del Centro di ricerca psichiatrica del Maryland di Baltimora. Questo progetto ben consolidato comprendeva una serie di studi clinici controllati con test psicologici somministrati prima e dopo l'intervento, nonché colloqui di controllo a distanza di sei, dodici e diciotto mesi. Una struttura simile costituirebbe un modello ideale per futuri studi sulla Respirazione olotropica.

Benché il nostro lavoro non sia specificamente clinico, molte delle persone che partecipano ai nostri seminari e ai corsi di formazione hanno sofferto però di vari tipi di disagio emotivo e psicosomatico. Anche i risultati ottenuti da queste persone con la Respirazione olotropica sono stati così impressionanti e significativamente collegati a esperienze specifiche fatte nelle sedute, che restano pochi dubbi sul fatto che la Respirazione olotropica sia una forma praticabile di terapia. Nel corso degli anni, alcuni singoli ricercatori che hanno condotto studi sugli effetti della Respirazione olotropica hanno riportato risultati incoraggianti nelle pubblicazioni e nelle dissertazioni pubbliche che ne sono scaturite. Le pubblicazioni dei ricercatori russi che hanno studiato vari aspetti della Respirazione olotropica, compresi i suoi effetti terapeutici, sono state presentate in molti convegni professionali e poi raccolte in due monografie (Bubeev, Kozlov e Maykov, 2001a e 2001b). Va da sé che, per poter validare la Respirazione olotropica come strumento clinico occorrerebbero molti ulteriori studi controllati.

Nel corso degli anni, in molte occasioni abbiamo visto i partecipanti ai seminari e ai corsi di formazione uscire da depressioni che erano durate mesi o anni, superare varie fobie e stati ansiosi, liberarsi da irrazionali sensi di colpa che li stavano consumando, e migliorare notevolmente il loro senso di autostima e di sicurezza di sé. In molti casi siamo anche stati testimoni del dissolversi di gravi dolori psicosomatici, incluse le emicranie, e di miglioramenti radicali e durevoli, o addirittura della completa risoluzione di un'asma psicogena. In molte occasioni, i partecipanti ai corsi di formazione o ai seminari hanno fatto confronti molto favorevoli tra i progressi ottenuti con una sequenza di sedute di Respirazione olotropica e quelli realizzati in anni di terapia verbale.

Quando parliamo della valutazione dell'efficacia di forme potenti di psicoterapia esperienziale, come il lavoro con la Respirazione olotropica o con altri metodi che utilizzano gli stati olotropici di coscienza, è importante sottolineare alcune differenze fondamentali tra questi approcci e le terapie verbali. La psicoterapia basata sulla parola spesso dura anni, e i reali momenti di svolta sono rare eccezioni piuttosto che la norma. La trasformazione dei sintomi ha luogo in tempi dilatati ed è difficile determinare il loro rapporto causale con eventi specifici della terapia o con il processo terapeutico in generale. Al confronto, in una seduta di terapia psichedelica o di Respirazione olotropica, nel corso di poche ore può verificarsi un intenso cambiamento, che può così essere collegato in modo convincente ad alcune esperienze specifiche.

Le strategie e i principi base che utilizziamo nella Respirazione olotropica sono efficaci anche con persone che attraversano crisi psicospirituali spontanee ("emergenze spirituali").

Qui non è in genere necessario l'uso della respirazione accelerata, perché il materiale inconscio è già disponibile per essere elaborato, e gli individui coinvolti sono semmai impegnati a evitare il più possibile che raggiunga la superficie. In queste situazioni, tutto ciò che dobbiamo fare è creare un ambiente capace di sostenere il processo e di dargli valore, offrire incoraggiamento e lavorare con il materiale che emerge. L'accelerazione del respiro viene utilizzata se il lavoro psicologico con la persona che attraversa una crisi spirituale si blocca o entra in un'impasse.

Effetti positivi sulle patologie fisiche

I cambiamenti osservati in relazione alla terapia olotropica non si limitano ai disturbi tradizionalmente considerati emotivi o psicosomatici. In molti casi le sedute di Respirazione olotropica portano a un miglioramento significativo di disturbi fisici che i manuali di medicina descrivono come patologie organiche. In svariate occasioni, individui che soffrivano di infezioni croniche come sinusite, faringite, bronchite e cistite hanno scoperto nelle loro sedute di respirazione che proprio quelle aree del loro corpo avevano subito gravi blocchi bioenergetici. Una volta rimossi i blocchi con la respirazione e con il lavoro corporeo, le infezioni miglioravano in modo rilevante o sparivano del tutto.

Queste osservazioni mostrano che la causa di queste infezioni croniche non è la presenza di batteri ma piuttosto l'incapacità del tessuto di proteggersi dai loro attacchi e di tenerli a bada. In molti casi, i microrganismi che causano l'infiammazione non provengono da ceppi nocivi e virulenti, ma sono normali abitanti di queste zone, come lo *Streptococcus pneumoniae* (*Pneumococcus*) o l'*Escherichia coli*. Se gli organi non sono bloccati sul piano bioenergetico, un'adeguata circolazione del sangue e la presenza abbondante di leucociti, di linfociti e di anticorpi impediscono ai batteri di moltiplicarsi fino al punto di generare problemi.

Abbiamo visto anche ristabilirsi la circolazione periferica in persone che soffrivano di sindrome di Raynaud, un disturbo che comporta un raffreddamento delle mani e dei piedi, accompagnato da alterazioni degenerative della pelle per mancanza di nutrimento (*distrofia*). In alcuni casi la Respirazione olotropica ha anche portato a un miglioramento impressionante di un'artrosi nelle articolazioni delle spalle e nell'articolazione temporo-mandibolare (sindrome dell'ATM). In tutti questi casi, sembra che il fattore critico per la guarigione sia stata la liberazione di un blocco bioenergetico nelle parti del corpo colpite, seguito dalla riapertura delle arterie della zona (*vasodilatazione*).

Questa osservazione mostra che il danno strutturale, in alcune forme di artrosi, è preceduto da anni di blocco bioenergetico della zona circostante. La contrazione cronica dei muscoli produce una compressione dei capillari e compromette la circolazione sanguigna della regione colpita, con conseguente riduzione dell'ossigenazione e del nutrimento, e inadeguata rimozione dei prodotti metabolici tossici, nonché l'eventuale accumulo di minerali. Nelle prime fasi, quando il problema è ancora energetico, è possibile riportarlo alla normalità con una terapia esperienziale.

Quando queste alterazioni persistono nel tempo, spesso si traducono in un danno strutturale delle articolazioni, e il problema diventa permanente e irreversibile.

L'osservazione più significativa che abbiamo fatto nel nostro lavoro, in relazione alla circolazione del sangue, è stato un impressionante miglioramento di sintomi avanzati di arterite di Takayasu, una patologia infiammatoria di eziologia ignota che colpisce l'aorta e i suoi rami principali. Il suo sintomo più caratteristico è un blocco (*occlusione*) delle arterie della parte superiore del corpo, che progredisce gradualmente.

L'arterite di Takayasu è una malattia degenerativa, difficile da curare, e spesso fatale. Una giovane donna che ne soffriva arrivò al corso di formazione completamente senza polso arterioso nel braccio, tanto da non riuscire a sollevare le braccia al di sopra della linea orizzontale. Quando si diplomò, il polso arterioso e la mobilità delle braccia erano ristabiliti. Durante la formazione, aveva avuto una serie di esperienze perinatali e di vite passate che le avevano dissolto un massiccio blocco bioenergetico nella parte superiore del corpo, nelle mani e nelle braccia. Altrettanto sorprendente è stato il consolidamento osseo di una donna affetta da osteoporosi, che si è verificato nel corso della sua formazione in Respirazione olotropica. Ma non siamo stati in grado di trovare una spiegazione per questo evento straordinario.

Come abbiamo già segnalato, il potenziale terapeutico della Respirazione olotropica è stato confermato da studi clinici condotti da operatori certificati e formati da noi, che usano in modo indipendente questo metodo nel loro lavoro. Gli studi russi sono stati condotti da clinici che hanno appreso la Respirazione olotropica da persone formate da noi, in particolare da Vladimir Maykov, presidente dell'Associazione Transpersonale Russa e direttore del distaccamento russo del GTT (Grof Transpersonal Training).

Troverete un elenco di pubblicazioni e dissertazioni che esplorano vari aspetti della Respirazione olotropica in un paragrafo a parte della Bibliografia di questo volume.

In molte occasioni, abbiamo anche ricevuto resoconti da persone che avevano frequentato i nostri training o i seminari, anni dopo che i loro sintomi emotivi, psicosomatici e fisici erano migliorati o scomparsi in seguito alle sedute di Respirazione olotropica. Questo ci ha mostrato che spesso i miglioramenti ottenuti con le sedute olotropiche durano nel tempo.

Speriamo che l'efficacia di questo promettente metodo di autoesplorazione e terapia venga ulteriormente confermato in futuro da rigorosi studi clinici.

Effetti su personalità, visione del mondo, strategia di vita

Oltre che guarigioni sul piano emotivo, psicosomatico e fisico, nel corso degli anni abbiamo potuto osservare anche profonde e positive trasformazioni della personalità in persone coinvolte in un'autoesplorazione seria e sistematica effettuata con la Respirazione olotropica. Alcune di esse hanno avuto luogo in correlazione con l'esperienza di rivivere vari traumi fisici ed emotivi del periodo postnatale, o in seguito a esperienze riparative nelle relazioni interpersonali. Tuttavia, i cambiamenti più radicali sembrano essere quelli legati a esperienze perinatali e transpersonali.

Nel processo di una sistematica esplorazione di sé eseguita con gli stati olotropici di coscienza, presto o tardi arriviamo a riconoscere come i nostri bisogni più profondi non siano tanto di natura materiale quanto spirituale. Perseguire obiettivi mondani non basta, di per sé, a darci soddisfazione, serenità mentale e felicità una volta che abbiamo soddisfatto i bisogni biologici di base (cibo, protezione, sesso e sicurezza). Quando il processo di scoperta di sé si concentra sul livello biografico, molte persone arrivano a intuire che in alcune aree la loro vita è tutt'altro che autentica, e questo a causa delle varie esperienze traumatiche che hanno vissuto nella loro famiglia di origine e nel corso della vita.

Per esempio, problemi con l'autorità genitoriale possono riflettersi in difficoltà nel rapporto con insegnanti, poliziotti, superiori, ma anche con autorità politiche o scientifiche. In modo analogo, il nostro comportamento nei rapporti sessuali riflette il modo in cui i nostri genitori si relazionavano tra loro come modelli di ruolo maschile e femminile, ma anche quello in cui si sono relazionati emotivamente con noi e con gli altri figli. I genitori abusanti, rifiutanti o iperprotettivi, così come i genitori che hanno violato i confini sessuali dei loro figli, hanno un effetto devastante sulla vita adulta della prole. Giocano quindi un ruolo importante nello sviluppo dei modelli disfunzionali ripetitivi che figli e figlie hanno nelle loro relazioni sessuali. In modo simile, i problemi di rivalità o di gelosia tra fratelli, e la competizione per l'attenzione tendono a ripresentarsi nel corso della vita con i compagni di scuola, con i colleghi di lavoro e con i membri di qualunque gruppo di pari.

Quando il processo di autoesplorazione esperienziale raggiunge il livello perinatale, in genere scopriamo che la nostra vita non è autentica, non soltanto in aree specifiche ma anche nella sua globalità. Scopriamo con sorpresa che tutta la nostra strategia di vita è sbagliata, che si basa su presupposti errati e che non può quindi offrirci una soddisfazione genuina. Ci rendiamo conto come molte delle nostre attività siano state motivate dalla paura della morte o da altre forze inconsce di base associate alla nascita biologica. Siamo sopravvissuti a questo evento apocalittico proprio all'inizio della nostra vita, ma non lo abbiamo ancora integrato ed elaborato emotivamente. Portiamo ancora, profondamente sepolta nel nostro inconscio, la sensazione di essere in trappola, di essere vittime, sotto minaccia. Abbiamo completato il formidabile processo della nascita da un punto di vista anatomico, ma non da quello emotivo. È come se una parte importante di noi fosse ancora imprigionata nel canale del parto, e si dibattesse per liberarsi dalle sue grinfie.

Quando il nostro campo di coscienza è fortemente influenzato dal ricordo sottostante dell'intrappolamento e della lotta che abbiamo vissuto al momento della nascita, è naturale che proviamo un senso di disagio e di insoddisfazione per la nostra situazione attuale. Questo scontento può indirizzarsi su un ampio spettro di problemi: un aspetto fisico insoddisfacente, risorse e beni materiali inadeguati, una quantità insufficiente di potere e di gloria, uno status sociale e un raggio di influenza inferiori alle nostre aspettative, e molti altri. Come un feto bloccato all'interno del canale del parto, sentiamo un forte impulso a raggiungere una situazione più soddisfacente, che si trova da qualche parte nel futuro.

Quale che sia la realtà delle nostre condizioni attuali, non la troviamo soddisfacente. La nostra fantasia continua a creare immagini di situazioni future che appaiono più soddisfacenti di quella attuale. Ci sembra che, finché non avremo realizzato questi obiettivi, la vita possa soltanto essere una preparazione per un futuro migliore, e non "la realtà". Tutto questo si traduce in un modello di vita che i partecipanti ai nostri seminari e ai corsi di formazione hanno chiamato "corsa del topo" o strategia di vita "del tapis roulant". La prima definizione evoca l'immagine di un topo che corre con grande determinazione all'interno di una ruota, senza andare da nessuna parte. Gli esistenzialisti parlano di "autoproiezione" nel futuro, una strategia che è una forma elementare di autoinganno. È una strategia essenzialmente perdente, perché fondamentalmente non è in grado di darci la soddisfazione e la realizzazione che ci aspettiamo da essa. Da questa prospettiva, non fa nemmeno molta differenza il fatto che riesca o no a farci realizzare gli obiettivi materiali. Per usare le parole di Joseph Campbell, non è altro che "arrivare in cima alla scala e scoprire che è appoggiata al muro sbagliato". Quando non si raggiunge l'obiettivo, l'insoddisfazione continua viene attribuita al fatto di non riuscire a realizzare la misura correttiva che avrebbe potuto eliminarla. Tuttavia, se riusciamo a realizzare la nostra aspirazione, di solito questo non influenza di molto la nostra percezione di base della vita, che è ispirata molto più dalla situazione della nostra psiche inconscia che da ciò che realizziamo nel mondo esterno. Attribuiamo così il persistere dell'insoddisfazione al fatto che l'obiettivo scelto non fosse corretto, o non abbastanza ambizioso. La reazione tipica a questa situazione consiste nel mantenere il vecchio obiettivo, alzando la posta, o nel sostituirlo con uno nuovo.

In ogni caso, non diagnostichiamo correttamente il fallimento come il risultato inevitabile di una strategia di vita fondamentalmente sbagliata, che per principio non è in grado di dare soddisfazione. Un modello sbagliato, applicato su larga scala, porta a inseguire irrazionalmente e incautamente obiettivi grandiosi, finendo per rendersi responsabile di molti tra i gravi e pericolosi problemi del mondo e di molta umana sofferenza. Per esempio può essere applicato a ogni livello di importanza e di ricchezza che mai possono dare una vera soddisfazione. L'unica strategia capace di ridurre in modo significativo questo impulso irrazionale è rivivere a livello cosciente e integrare il trauma della nascita, e stabilire un collegamento esperienziale con il livello transpersonale della psiche per mezzo di un lavoro interiore sistematico.

Un'autoesplorazione responsabile e concentrata può aiutarci a superare il trauma della nascita e a creare un profondo collegamento spirituale. Questo ci fa muovere nella direzione di ciò che i maestri spirituali taoisti chiamano *wu wei* o "*quiete creativa*", che non è un'azione che comporti un ambizioso sforzo determinato, ma "*fare nell'essere*". La stessa cosa viene talvolta chiamata "il corso dell'acqua" perché imita il moto dell'acqua in natura. Invece di concentrarci su un obiettivo predeterminato, cerchiamo di sentire in che modo si muovono le cose intorno a noi e come possiamo integrarci al meglio in quel movimento. È anche la stessa strategia utilizzata nelle arti marziali e nel surf. Richiede un'attenzione dedicata al processo più che all'obiettivo o al risultato. Quando riusciamo ad accostarci alla vita in questo modo, realizziamo davvero molto di più con uno sforzo minore. In più, le nostre attività cessano di essere egocentriche, esclusive e competitive come sono invece quando perseguiamo obiettivi personali, per diventare inclusive e sinergiche. Il risultato non ci porta soltanto soddisfazione come individui, ma è utile anche per l'intera comunità.

Abbiamo osservato più volte che le persone che operano in un contesto taoista tendono a sperimentare coincidenze e sincronicità straordinariamente positive, che sostengono i loro progetti e li aiutano nel loro lavoro. "Per caso" vengono a conoscenza delle informazioni di cui avevano bisogno, incontrano sempre la persona giusta al momento giusto e scoprono di avere improvvisamente a disposizione i fondi necessari. Il presentarsi del tutto fortuito di circostanze simili diventa spesso così dilagante e convincente che abbiamo imparato ad affidarci a esso e a usarlo come la bussola delle nostre attività, cioè come un importante criterio per verificare che "siamo sulla strada giusta".

Le esperienze con gli stati olotropici di coscienza possono portare insight ancora più determinanti riguardo alle radici della nostra insoddisfazione e al modo per darvi sollievo. Capita di scoprire, per esempio, che la fonte più profonda del nostro scontento e del nostro sforzo per essere più di quello che siamo e avere più di quello che abbiamo giace addirittura al di là del livello perinatale. La brama insaziabile che guida la vita umana è, in definitiva, di natura transpersonale. Come suggerisce Dante Alighieri: "Ciascuna cosa massimamente desidera la sua perfezione, e in quella si queta ogni suo desiderio, e per quella ogni cosa è desiderata: e questo è quello desiderio che sempre ne fa parere ogni dilettazione manca; ché nulla dilettazione è sì grande in questa vita che a l'anima nostra possa torre la sete" (Dante, 1990).

In senso più generale, le radici transpersonali più profonde dell'umana infelicità e dell'avidità insaziabile si possono descrivere nei termini di ciò che Ken Wilber ha denominato "il progetto Atman" (Wilber, 1980). In ultima analisi, siamo identici e commisurati al principio creativo cosmico: Dio, Brahma, il Tao, il Buddha, il Cristo cosmico, Allah, o il Grande Spirito. Benché il processo della creazione ci separi e ci alieni da questa profonda fonte e dalla nostra vera identità, la consapevolezza di chi siamo veramente non va mai completamente persa. La più profonda forza di motivazione della psiche, a tutti i livelli dell'evoluzione della coscienza, è il desiderio di tornare all'esperienza della nostra divinità.

Tuttavia, il fatto di essere incarnati in esseri separati rende estremamente difficile e perigliosa la realizzazione di questo compito. Richiede l'annientamento del nostro sé separato, la morte dell'ego. Con la paura dell'annientamento che ci porta ad aggrapparci all'ego, dobbiamo continuamente organizzarci sostituti o surrogati ("il progetto Atman") specifici per ogni particolare età. Per il feto e per il neonato, è la soddisfazione sperimentata nel buon utero o nel buon seno materno. Nell'infanzia, è la soddisfazione di bisogni anaclitici e biologici specifici di quell'età, nonché il bisogno di sicurezza. Per l'adulto, la gamma dei progetti sostitutivi possibili è enorme: oltre a cibo e sesso comprende denaro, fama, potere, aspetto, conoscenza, abilità specifiche e così via.

Sentendo in profondità che la nostra vera identità giace nella totalità della creazione cosmica e nello stesso principio creativo, i sostituti di qualunque grado e misura (i progetti Atman) sono destinati a essere sempre insoddisfacenti. Il mistico e poeta persiano Rumi lo chiarisce bene: "Tutte le speranze, i desideri, gli amori e le afflizioni che le persone provano per cose diverse (padri, madri, amici, paradisi, la terra, palazzi, scienze, lavori, cibo e bevande) il santo sa che sono desideri di Dio e che tutte quelle cose non sono altro che apparenze. Quando gli uomini lasceranno questo mondo e vedranno il Re senza questi veli, allora sapranno che quelli erano solo veli e coperture, e che l'oggetto del loro desiderio era in realtà l'Unica Cosa" (Hines, 1996). Solo fare esperienza della nostra stessa divinità in uno stato olotropico di coscienza può soddisfare i nostri bisogni più profondi. Questo rende la ricerca spirituale sistematica una priorità molto alta nella vita umana.

Gli individui che hanno scelto di perseguire un'autoesplorazione sistematica e responsabile usando gli stati olotropici come via spirituale, sperimentano nel processo varie profonde trasformazioni della personalità. Quando il contenuto del livello perinatale dell'inconscio emerge alla coscienza e viene integrato, ne risulta una considerevole riduzione delle tendenze aggressive, che porta a più pace interiore, accettazione di sé e tolleranza verso gli altri. L'esperienza della morte e rinascita psicospirituali e il legame cosciente con i ricordi positivi della vita pre e postnatale tendono a ridurre le ambizioni e le spinte irrazionali. Questa esperienza determina uno spostamento dell'attenzione e dell'enfasi dalle elucubrazioni sul passato e dalle fantasie sul futuro verso una più piena esperienza del presente. A sua volta, questo comporta un aumento dell'entusiasmo, dell'*élan vital* e della gioia di vivere, cioè una maggiore capacità di godersi la vita e di trarre soddisfazione dalle sue semplici occasioni, come le attività quotidiane, il lavoro creativo, il cibo, fare l'amore, la natura e la musica.

Un altro importante risultato di questo processo è l'emergere di una spiritualità di natura mistica e universale che, a differenza dei dogmi delle principali religioni, è autentica e convincente, perché basata su una profonda esperienza personale, universale, onnicomprensiva e non confessionale. Il processo di trasformazione e di apertura spirituale in genere si approfondisce ulteriormente in seguito alle esperienze transpersonali, come l'identificazione con altre persone, con interi gruppi umani, con animali, piante e perfino con materiali inorganici e processi della natura. Altri tipi di esperienze transpersonali forniscono un accesso cosciente a eventi accaduti in altri Paesi, in altre culture, in altri periodi storici o perfino in territori mitologici e a esseri archetipici dell'inconscio collettivo. L'esperienza dell'unione cosmica e della nostra divinità porta a un'identificazione sempre crescente con tutto il creato e a un senso di meraviglia, di amore, di compassione e di pace interiore.

Quella che è cominciata come un'indagine psicologica nei territori della psiche inconscia, condotta per una crescita personale o per scopi terapeutici, si trasforma automaticamente in una ricerca filosofica del significato della vita e in un viaggio di scoperta spirituale. Le persone che conquistano un accesso esperienziale al territorio transpersonale della propria psiche in genere cominciano ad apprezzare in modo molto diverso l'esistenza, e provano un senso di reverenza nei confronti di ogni forma di vita. Una delle conseguenze più stupefacenti è l'emergere spontaneo e lo sviluppo di tendenze profondamente umanitarie e un forte bisogno di mettersi al servizio di scopi più estesi. Tutto questo si basa su una consapevolezza "cellulare" che tutti i confini, nell'universo, sono arbitrari e che a un livello più profondo tutto il creato rappresenta una rete cosmica unificata.

Queste esperienze transpersonali portano anche a sviluppare una profonda sensibilità ecologica e la consapevolezza che non possiamo fare niente che sia distruttivo per la natura senza fare simultaneamente un danno a noi stessi. Le differenze tra persone appaiono interessanti e arricchenti piuttosto di sembrarci minacciose, sia che queste differenze siano di genere, di razza, di colore, di lingua, di convinzione politica o di credo religioso.

Gli esploratori dello spazio interiore (come molti astronauti americani che hanno visto la Terra dallo spazio) sviluppano la sensazione di essere cittadini planetari piuttosto che cittadini di una nazione in particolare o membri di uno specifico gruppo etnico, sociale, ideologico, politico o religioso.

Queste osservazioni hanno ampie implicazioni sociopolitiche: suggeriscono che una trasformazione mediata da stati olotropici di coscienza può far crescere la speranza di vita dell'umanità, purché questa avvenga su una scala sufficientemente ampia.

Guarigione di ferite culturali e risoluzione di conflitti storici

Molti, se non quasi tutti, i seminari che abbiamo condotto negli ultimi trentaquattro anni sono stati multiculturali. Esalen, dove abbiamo sviluppato la tecnica della Respirazione olotropica, è un luogo famoso ovunque, una "Mecca del movimento per il potenziale umano" che attrae visitatori dal mondo intero. Anche ai moduli della nostra formazione per i facilitatori, in genere, partecipano individui provenienti da molti Paesi diversi. I seminari introduttivi al convegno, che abbiamo tenuto prima di undici delle Conferenze Transpersonali Internazionali svoltesi negli Stati Uniti e in altri Paesi, rappresentano una categoria a sé, sia per il gran numero di partecipanti sia per il numero di nazioni rappresentate.

Abbiamo già riferito (*vedi* il Capitolo 4) l'osservazione di Victor Turner sul fatto che la condivisione di eventi rituali in un contesto tribale crea legami profondi tra i partecipanti, vale a dire un senso di appartenenza alla comunità, *communitas*. La natura multiculturale e transnazionale dei nostri seminari ci ha dato modo di verificare che lo stesso è vero per gruppi composti di individui provenienti da Paesi diversi. I più ampi tra essi, come quelli tenuti prima della Conferenza di Santa Rosa e di quella di Praga, contavano più di trecento partecipanti ciascuno e oltre trenta facilitatori che assistevano il processo. Abbiamo osservato più volte come fare l'esperienza della Respirazione olotropica in un setting collettivo, essere testimoni di sedute di *breathwork* e condividere le esperienze nei gruppi terapeutici faccia cadere rapidamente le barriere rappresentate dalle differenze di lingua, di cultura, di fede politica e di credo religioso. Le esperienze che abbiamo fatto in gruppi come questi ci hanno chiarito che seminari di questo genere avrebbero un valore inestimabile negli incontri internazionali che abbiano l'obiettivo di raggiungere una comprensione reciproca e di sviluppare sentimenti di amicizia tra i popoli.

Abbiamo avuto un'occasione inattesa di sperimentare questo potenziale della Respirazione olotropica in circostanze uniche nel loro genere. Negli anni Ottanta, Michael Murphy, cofondatore dell'Esalen Institute, e Dulce Murphy lanciarono il Progetto di amicizia tra i popoli sovietico e americano di Esalen, che doveva rappresentare una forma peculiare di "diplomazia di base", da cittadino a cittadino. Questo programma portò a Esalen dall'Unione Sovietica molti politici, scienziati e altre figure culturali di spicco. Nel 1987, Michael tenne un incontro di benvenuto nella Big House di Esalen, una bellissima dimora collocata su una scogliera coperta di cipressi, affacciata sull'Oceano Pacifico sulla costa di Big Sur. A questo piccolo incontro di lavoro partecipavano quattro importanti scienziati sovietici e i rappresentanti delle istituzioni accademiche e di ricerca statunitensi, compresi John Mack, Candace Pert, Dean Ornish e Robert Gale.

I Murphy invitarono Stan a unirsi al gruppo, e a fare una presentazione sulla ricerca moderna nel campo della consapevolezza e sulle sfide concettuali che essa poneva rispetto al panorama scientifico attuale. Durante la sua presentazione, Stan parlò del lavoro che facevamo con la Respirazione olotropica, cosa che generò un grande interesse tra i partecipanti, e tutti vollero fare esperienza personale del metodo. Il gruppo decise di sostituire il programma pomeridiano del meeting del giorno successivo con una sessione di *breathwork* condotta da noi due. La Respirazione olotropica, a Esalen, era molto apprezzata, e non fu difficile trovare volontari che facessero da sitter in questo gruppo. L'inserimento di un elemento potentemente esperienziale in questo incontro internazionale, che fino a quel punto era stato strettamente intellettuale, ne cambiò completamente la natura. Prima di sera, i russi avevano realizzato un intimo contatto emotivo, e perfino fisico, con i loro sitter americani. E tutti percepivamo un'atmosfera di genuina amicizia.

La condivisione di gruppo fu molto potente e toccante. Le esperienze avevano portato a sperimentare una regressione all'infanzia e alla fanciullezza, al momento della nascita e perfino elementi spirituali transpersonali. Uno dei russi ebbe una profonda esperienza di comunione con Dio e, con sorpresa di tutti i presenti, ne volle parlare. "Naturalmente resto un comunista," affermò con forza durante la condivisione, "ma ora comprendo che cosa intende la gente quando parla di Dio". Il dottor Aaron Belkin, il leader del gruppo, fu così toccato da questa esperienza che successivamente organizzò un invito ufficiale da parte del Ministero della Sanità sovietico, che ci propose di andare a Mosca per una serie di conferenze e di seminari di Respirazione olotropica.

Oltre a ciò, scoprimmo che il potenziale terapeutico della Respirazione olotropica nei confronti delle ferite culturali era stato sottoposto, totalmente a nostra insaputa, a una sperimentazione su vasta scala. Nel 1995 fummo invitati da Jim Garrison, presidente della Fondazione Gorbachev, a partecipare al Forum State of the World di San Francisco. A questo incontro fummo avvicinati da Phil Lane Jr., curatore della Capanna sudatoria della nazione Dakota-Chickasaw, nonché cofondatore e coordinatore internazionale della famiglia di organizzazioni Four Worlds, che era stato invitato al Forum per rappresentare la sua gente. Phil ci disse che la Respirazione olotropica veniva usata in un esperimento di guarigione intertribale dei Nativi americani. Lui e uno dei suoi amici avevano partecipato a un seminario di Respirazione olotropica condotto da uno dei facilitatori diplomati nei nostri corsi, ed erano rimasti profondamente impressionati dal suo potere di guarigione. Avevano così deciso di presentare questo metodo al popolo della Nazione pellerossa come un sistema per guarire i profondi traumi psicoemotivi di cui avevano sofferto nella loro storia tempestosa, ivi compresi i brutali abusi fisici e sessuali che si erano verificati in molti collegi indiani in America e in Canada.

Phil ci descrisse la popolarità e il successo che i gruppi di Respirazione olotropica riscuotevano tra i Nativi americani, anche se erano condotti da leader senza una formazione adeguata, semplicemente sulla base dell'esperienza di quell'unico seminario che Phil e il suo amico avevano condiviso con loro. Rispettoso dell'opinione degli anziani, Phil aveva deciso di consultarsi con loro per avere un'opinione su questo nuovo approccio terapeutico.

Quando gli anziani conobbero la Respirazione olotropica, diedero a Phil il loro permesso e il loro sostegno a proseguire nel suo impegno. Secondo lui, avevano concluso che la filosofia e la pratica di questo approccio era compatibile con la loro cosmologia tribale e con la loro tradizione culturale.

Anche se ci rallegrano le nuove prospettive aperte dall'iniziativa di Phil, ci auguriamo che in futuro il suo lavoro possa proseguire sotto la guida di facilitatori adeguatamente formati.

Collegamenti matrilineari: la storia di Edna

Abbiamo raccolto altri commenti su questi gruppi grazie a Duncan Campbell, conduttore del programma radiofonico *Living Dialogues* (Dialoghi viventi) a Boulder, in Colorado, dove vengono invitati e intervistati vari fondatori di nuovi paradigmi di pensiero in una vasta varietà di campi. Dopo di lui abbiamo conosciuto sua moglie, Edna Brillon *Da Laa Skil Gaa* (Fiore della pioggia), che è profondamente collegata con il suo patrimonio culturale nativo americano e che ha preso parte ai gruppi di Phil Lane. Lei stessa ci ha confermato il profondo impatto prodotto in tutti i partecipanti da queste sedute. Successivamente, lei e Duncan hanno partecipato a un seminario di un weekend che abbiamo tenuto a Boulder.

Edna ci ha dato il permesso di inserire nel nostro libro il seguente resoconto delle sue sedute di Respirazione olotropica, davvero degne di nota.

Ho cominciato a lavorare alla mia guarigione, con intenzione, nel 1990, quando avevo trentasei anni. Essendo una pellerossa mezzo sangue, e una persona empatica, fin da bambina mi sono sentita circondata dal dolore degli altri, un dolore del quale ero estremamente consapevole. La mia famiglia e tutte le famiglie che conoscevo erano soggette a grandi quantità di dolore, di risentimento e di traumi. Entrambi i miei genitori sono mezzo sangue, o "meticci" come si diceva allora. Entrambi avevano avuto infanzie molto difficili. Mia madre senza un padre, mio padre senza una madre, e questo non era certo il loro unico problema. La mia ricerca di comprensione e di risposte cominciò molto presto: già quando ero molto piccola mi sembrava di sapere che i miei genitori non si comprendevano l'un l'altro in merito agli eventi del loro passato. Quando lasciammo il territorio della nostra tribù, avevo sei anni e mezzo e dissi a me stessa che sarei tornata indietro quando fossi stata abbastanza vecchia da aiutare la mia gente. Ero acutamente consapevole del loro dolore, anche se spesso era un dolore negato. Lo sentivo visceralmente. Mia madre è per metà Haida e per metà gallese, mentre mio padre è mezzo Cree e mezzo francese: i loro traumi sono profondi come quelli di tutti i Nativi americani, soprattutto di quelli di quell'epoca storica. Ho cominciato così a cercare metodi che favorissero il nostro processo di guarigione, una combinazione di psicoterapia, spiritualità non confessionale, lavoro di gruppo, psicodramma, sciamanesimo e costellazioni familiari.

Uno dei metodi più potenti era il lavoro con il respiro. È con questo che ho avuto alcuni dei miei più profondi insight e alcuni fondamentali punti di svolta, anche se per qualche oscuro motivo ho sempre fatto resistenza. La mia prima volta fu con un grande gruppo in un hotel di Vancouver, con Phil Lane. C'erano circa centocinquanta partecipanti; ci chiesero di formare delle coppie poi ci furono musica di tamburi e fumo, e le coppie cominciarono a respirare.
La mia nonna Haida, Edna, dalla quale ho preso il nome, era cresciuta in un collegio dove era rimasta dai cinque ai diciotto anni. Al momento di questa mia esperienza, lei era già da dieci anni in un reparto d'ospedale per lungo degenti, affetta dal morbo di Alzheimer. Quando cominciammo a respirare al ritmo del tamburo, i pellerossa caddero molto rapidamente in stati alterati di coscienza, come capita che facciano spesso. A me piace mantenere il controllo dei miei stati alterati, per cui, rispetto agli altri, dovetti respirare molto più a lungo. Poi cominciai a piangere, e compresi visceralmente lo scopo delle lamentatrici professioniste che, nella nostra cultura, partecipano ai riti funebri in base alla credenza che piangere troppo per una persona cara trattenga il suo spirito sul piano terrestre invece di permettergli di raggiungere la luce.

Poi ebbi in successione la visione di tutti i miei parenti morti che conoscevo; mi arrivavano proprio davanti, uno dopo l'altro, non necessariamente nell'ordine in cui erano morti. Mio zio John, la mia cara e famosa zietta Blanche, entrambi morti di cancro. Lo zio David, il fratello di mia madre, anche lui morto giovane, lasciando dieci figli. Mio cugino Tommy, anima bella, morto a ventidue anni, il cugino Randy, nonna Eliza e un'altra cugina... chi? Chi sei? Non lo sapevo, ma sapevo che stavo riconoscendo il suo spirito. Tutti mi salutarono e scambiammo amore, proprio come avviene quando finalmente sogni una persona che hai amato, dopo la sua morte, e sai che è il suo spirito che è venuto a trovarti. Per ultimo, ma non meno importante, mi si presentò il viso di nonna Edna. Mi sentii confusa, perché tutti gli altri erano morti, mentre la mia Nuni (nonna) era ancora viva, benché in ospedale con l'Alzheimer. Improvvisamente mi fu chiaro, lampante, che lei era già sull'altro versante. Il suo corpo era in ospedale, ma il suo spirito era capace di stare nell'altra dimensione, se lo voleva, fuori da se stessa. Sapeva che l'amavamo. Sapeva anche chi non l'amava e chi si sarebbe comportato male quando l'avesse incontrata. Durante una delle mie ultime visite aveva continuato a ripetere, in stato catatonico: "Amatevi l'un l'altro, come fratelli e sorelle". Ci stava consegnando un messaggio, anche se non era lì presente. La nostra famiglia era separata, a pezzi: fratelli e sorelle, madri e padri che non si rivolgevano la parola. E voleva che la guarissimo. Mi stava dicendo di riferire agli altri di amarsi l'un l'altro.

Non ho alcun dubbio, ora, che le persone affette da Alzheimer possano passare dall'altra parte, e che lo facciano abbastanza spesso. Ma possono anche tornare indietro, come faceva la mia Nuni. Quella cuginetta che non riuscivo a ricordare, tornò a trovarmi nella seduta di respirazione, e poi restammo in contatto anche successivamente. Mi ci volle qualche anno per comprendere e ricordare, ma infine vi riuscii durante un'altra seduta di terapia. Ricordai che avevo quattro anni e mezzo e stavo andando al funerale della mia cuginetta Minnow, che aveva proprio la mia stessa età, e che non conoscevo molto bene. Era in spiaggia, vicino al fuoco, e portava un vestito di un tessuto tipo chiffon, che prese fuoco. Fu arsa viva tra l'orrore e lo sconcerto di tutti i presenti. Ricordo sua madre, al funerale, che piangeva così forte che ne fui spaventata. Guardavo mia madre che sedeva silenziosa lì accanto, con tanta dignità che pensai: "Chissà se mia madre piangerebbe, se io

morissi". Non l'avevo mai vista piangere, ma potevo sentire costantemente il suo pianto interiore.
Con questo pensiero, nel mio dolore, emersi dal mio corpo per congiungermi con la cuginetta Minnow. Molti anni dopo, mi resi conto di averla aiutata nel passaggio verso la luce e poi fu lei a diventare una guida, anche se mi ci volle qualche anno per comprenderlo. Ricordo che fu dopo questo funerale che cominciai a lasciare spesso il mio corpo, e lo stesso fece mio fratello. Quando le cose diventavano troppo dure da sopportare, ce ne andavamo insieme. Non abbiamo mai parlato di questo con nessuno, nemmeno tra noi due. Lo sapevamo e basta, non avevamo bisogno di parlarne.

Finalmente, quarant'anni dopo, vidi mia madre piangere al funerale del suo fratello maggiore. Proprio l'anno scorso ho fatto un'altra seduta di Respirazione olotropica presso la Naropa University di Boulder, in Colorado, con Stan Grof. Già prima di allora avevo compreso che "noi siamo i nostri antenati", lo stesso DNA. Nella seduta tornai a sperimentare le emozioni che provavo quando ero incinta di mia figlia Erin. Oh, piccola mia, non è strano che tu sia forte. Che momenti terribili abbiamo passato. Provai anche le emozioni di mia madre quando portava me nel suo grembo, sentii quanto fosse straziata nonostante la gravidanza fosse desiderata. Mio padre faceva il cascamorto tutto il tempo, perfino nei primi giorni dopo il parto. Poi riuscii a sentire l'intera gamma delle emozioni provate dalla mia Nuni mentre aspettava mia madre. Era come se io fossi contemporaneamente la donna incinta e la bimba portata in grembo. Non era un evento traumatico quanto era stato nelle due generazioni precedenti, ma ancora non c'era proprio niente di bello. E non si trattava di pura immaginazione: il mio spirito si muoveva attraverso il tempo e lo spazio, e passavo per il grembo delle mie antenate su su fino alla mia trisnonna, una donna dalla pelle scura che fu terribilmente abusata dall'abietto francese che la trattava come un mulo. Lei aveva generato la stirpe di bambini Haida-francesi dei quali odiava il padre. Fu lei a sentirsi peggio di tutte noi. Quale assoluta compassione provai per quelle quattro generazioni di donne, le cui vite erano state così dure e così ricolme di sofferenze, di disastri e di traumi!
Cominciai a vedere come fosse la mia trisnonna Jeanie quella che aveva provato la più intensa sofferenza che noi tutte avevamo ereditato. Nel tempo di una vita, fu lei a osservare i contrasti più duri tra l'esistenza prima e dopo il contatto con i bianchi. Fu lei quella che dovette viag-

giare in canoa lungo la costa del Pacifico dall'Alaska alla California, e vedere la completa devastazione di tutte le Nazioni Indiane delle tribù più ricche di cibo e di cultura del continente. Dopo che tante persone erano morte di vaiolo, erano rimasti così in pochi che il fratello della mia ava aveva pagaiato per tutto il percorso dal confine meridionale dell'Alaska fino a Tacoma Washington per recuperare sua sorella, sapendo che lei veniva maltrattata da quel francese, e che le nostre tribù stavano diventando troppo piccole.
La nostra gente sapeva che noi torniamo a essere i nostri avi, e sono convinta che mia sorella fosse la mia trisnonna e io la mia bisnonna. Qualche volta lo si può dire dalle ferite che corrispondono, e da altri complessi eventi della propria storia. Prego da tanto per una più profonda comprensione e per la guarigione del dolore di mia nonna, che probabilmente abbiamo ereditato. Il lavoro con il respiro mi ha procurato la guarigione e la comprensione, e mi ha letteralmente mostrato che ciò che la nostra gente sapeva prima della colonizzazione era vero e giusto. Volevo scrivere un libro intitolato Non è strano che io sia scorbutica. *Forse prima o poi lo scriverò. Se vi siete mai chiesti perché i Pellerossa sono matti, perché bevono troppo o non si preoccupano della vita, credetemi, ci sono migliaia di ragioni. Come ha affermato il capo Dan George: "Abbiamo pagato, e abbiamo pagato, e abbiamo pagato". L'uomo bianco ci ha depredato della nostra eredità e a noi è rimasto un trauma che ci tramandiamo da una generazione all'altra. Grazie, Stan e Christina, per aver condiviso con noi il vostro lavoro, oggi più che mai così dolorosamente necessario. Il vostro lavoro ci porta alla consapevolezza di chi siamo e a riconoscere quanto sia essenziale portare alla cultura dominante la saggezza dei nativi, e metodi di guarigione come la Respirazione olotropica.*

Oggi sono tornata a vedere i nostri sistemi come un modello molto sofisticato di guarigione. A causa del piano di assimilazione perseguito dalla colonizzazione, dal governo e dalla Chiesa, siamo stati costretti a dubitare che la nostra cultura e noi stessi avessimo un qualche valore. Il lavoro con il respiro mi ha fatto vedere che soltanto sentendo e comprendendo con compassione sono stata in grado di lasciar andare le ferite, ma non tutte in una volta. Sono tornata alla mia terra Haida e ho cercato di essere di aiuto nel lavoro di guarigione. In effetti, sono stata in molte riserve pellerossa della British Columbia, di Ottawa e in Alaska, per onorare la promessa fatta quando avevo sei anni: "Tornerò indietro quando sarò abbastanza vecchia da aiutare la mia gente".

La memoria delle generazioni rubate: la storia di Marianne

Alla sedicesima Conferenza transpersonale internazionale, tenutasi nel giugno 2004 a Palm Springs, in California, Marianne Wobcke, un'ostetrica australiana, presentò una relazione in cui descrisse le sue esperienze nel corso di formazione in Respirazione olotropica, per molti versi simili a quelle di Edna. Nelle sue sedute, Marianne aveva rivissuto eventi traumatici della vita di sua madre e della bisnonna, che in seguito ebbe la possibilità di verificare. In questo caso, i suoi avi erano Aborigeni australiani, persone la cui tragica storia mostra diversi parallelismi con quella dei Nativi americani. Marianne, che da allora ha concluso la formazione ed è diventata operatrice certificata di Respirazione olotropica in Australia, ci ha autorizzati a inserire la sua storia in questo libro.

Il giorno del mio tredicesimo compleanno, i miei genitori mi dissero che ero stata adottata. Tuttavia, quando riferii questa informazione a scuola, venni presa in giro e umiliata, così non ne parlai mai più. La questione, dopo tutto, sembrava non avere rilievo per la mia vita. Però mi tormentò con visioni costanti di aborigeni nei sogni, negli incubi e, più avanti, nel corso dell'adolescenza, nelle mie esperienze con funghi allucinogeni e LSD.

Non mi capitò più di aver motivo di tornare a riflettere sulla mia condizione di figlia adottiva, finché all'età di trent'anni cominciai la scuola di ostetricia all'Ospedale di base di Toowoomba.

Nell'aprile del 1991, il primo giorno che passai nel reparto maternità mi ritrovai ad assistere al parto di una donna aborigena proveniente da una cittadina del South East Queensland, che era stata violentata dal figlio di un importante personaggio locale ed era rimasta incinta. Nel rapporto che ricevemmo non erano state segnalate accuse, e questo sollevava lo staff da qualsiasi impegno a fornire una presa in carico appropriata alla situazione particolare.

Ero ancora una studentessa, piena di entusiasmo e desiderosa di sostenere questa donna, ma totalmente priva della formazione culturale o della consapevolezza che mi avrebbero dato strumenti sufficienti ad affrontare questa esperienza. Nella mia determinazione a dimostrare alla donna la mia autorità e il mio valore, invasi ripetutamente il suo spazio. Ignorando le pratiche tradizionali della sua cultura, cercavo continuamente il suo sguardo mentre le comunicavo che avrebbe dovuto sottoporsi a una inesorabile serie di procedure diagnostiche per escludere la presenza di sofferenze materne o fetali. Per proteggersi, la donna si rannicchiò e mi diede le spalle, trasudando sfiducia e coprendosi il viso con le mani per mettere una distanza tra me e lei. In seguito venni a sapere da un altro membro dello staff che la ragazza era nauseata dal mio odore, per lei un puzzo insopportabile di sapone e profumo. Disperata e confusa, dopo inutili tentativi di ottenere guida e supporto dai membri più esperti dello staff, infine risposi alla situazione in modo intuitivo. Feci un passo indietro, mi accovacciai a terra a una rispettosa distanza dalla donna che partoriva, e rinunciai alla mia autorità. Facendo questo, le restituii il privilegio di partorire in silenzio, senza la mia interferenza.

L'esperienza del parto della donna indigena, conclusasi con l'abbandono della neonata, ebbe un profondo impatto su di me, e mi cambiò la vita. La piccola rimase nella nursery per tre settimane, mentre i servizi sociali cercavano la madre, che era completamente sparita. Questa neonata mi commuoveva in profondità, e mi affascinava stranamente. Trovai una spiegazione razionale alla mia reazione collegandola al mio istinto materno generato dall'essere stata testimone del suo parto. Tuttavia ero scioccata dall'intensità della mia risposta emotiva. Per coincidenza ero di turno alla nursery tre settimane dopo, il giorno in cui le Anziane/Nonne della comunità aborigena alla quale apparteneva la donna arrivarono in reparto per prendere in consegna la neonata. Fui io stessa a consegnargliela, e questo scatenò in me un intenso processo di lutto, che segnò il primo passo del mio viaggio personale nella mia eredità ancestrale. Fu questa esperienza di giovane ostetrica a determinare la mia curiosità nei confronti della mia condizione di figlia adottiva. I miei genitori non ne avevano più parlato, quindi ero riluttante ad affrontare le mie preoccupazioni con loro. Invece scrissi ai Servizi sociali perché rispondessero alle domande che emergevano dentro di me riguardo alla mia identità. Fu un vero shock ricevere da loro una mail con un sintetico resoconto che confermava che ero stata adottata. Il certificato di nascita mi rivelò il nome di mia madre e la sua età al momento del parto, oltre ai nomi che mi aveva dato. C'era anche un libro intitolato Basta con i segreti. *Però di segreti ce n'erano ancora tanti, e nei dieci anni successivi ci furono momenti in cui fui lì lì per rinunciare a dipanare il mistero del mio passato. Troppe delusioni, troppi viaggi per strade prive di sbocco.*

La mia ricerca trovò un nuovo impeto quando incontrai Mary Madden, una terapeuta che si era formata con Stanislav e con Christina Grof negli Stati Uniti ed era un'operatrice certificata di Respirazione olotropica. Mary, e poi anche Tav Sparks (Direttore del Grof Transpersonal Training), in un primo tempo facilitatori delle mie sedute e del corso di formazione in Respirazione olotropica, divennero poi miei intimi amici. Con il loro sostegno, diedi avvio a uno stimolante viaggio di autoesplorazione durante il quale mi ritrovai a fare molte esperienze difficili, un po' nelle sedute di respirazione, un po' nei sogni, un po' nella vita quotidiana.

Cominciarono a emergere ricordi di abusi sessuali ripetuti nell'infanzia, e in particolare di una brutale violenza sessuale da parte di un uomo che parlava soltanto in italiano, non una parola di inglese. Mi preoccupava il fatto di non riuscire a collegare queste esperienze a eventi specifici dei miei primi anni di vita. Cominciai a soffrire di episodi di emicrania che sembravano in qualche modo collegati alla mia nascita traumatica, che aveva richiesto l'uso del forcipe. In vari momenti, mi comparivano spontaneamente lividi sulla fronte o su altre parti del corpo, esattamente nei punti dove lascia segni il forcipe, come avevo potuto osservare nei numerosi parti assistiti ai quali ero stata presente. Cercavo disperatamente di ricordare se questi eventi fossero realmente accaduti e se li avessi espulsi dalla mia coscienza. In questa difficile fase della mia autoesplorazione, cominciai ad allontanarmi dal mio compagno, dalla famiglia e dagli amici.
Ero confusa e disorientata. Per qualche tempo persi tutti i miei punti di riferimento e la voglia di vivere. In retrospettiva, apprezzai molto il grande sostegno affettuoso ricevuto da Mary Madden e Tav Sparks, oltre che dall'intera comunità della Respirazione olotropica, che mi hanno reso possibile sopravvivere alla crisi. Sono convinta che, senza questo supporto, mi sarei tolta la vita.

Anche se fino ad allora avevo avuto soltanto rapporti limitati con la comunità indigena, molte delle mie esperienze interiori riguardavano persone e tematiche aborigine. Alcune emergevano durante le sedute di respirazione, mentre altre si presentavano spontaneamente nei sogni e nella vita di tutti i giorni. Immaginavo con straordinaria chiarezza e intensità le Anziane/Nonne aborigene che venivano a trovarmi, che condividevano con me la loro sapienza e mi mostravano pratiche che miglioravano enormemente le mie abilità di ostetrica. Questo mi in-

spirò a fondare Blue Care, il primo programma per levatrici indipendenti del Queensland, parzialmente finanziato con fondi pubblici.
Per tutto quel periodo, tuttavia, non ebbi fortuna nella ricerca della mia madre naturale. Continuai a documentare con cura le mie esperienze nei miei diari e disegnai ripetutamente le scene che mi perseguitavano, producendo una serie di cinquantaquattro disegni a pastello che documentavano e illustravano il mio tempestoso processo interiore. Nel 1995, segnai il primo vero passo avanti quando il Servizio persone scomparse dell'Esercito della Salvezza ritrovò la mia nonna materna e due zii che vivevano a Sidney e, a breve distanza di tempo, anche mia madre, che viveva in Nuova Zelanda. Tuttavia i miei parenti si rifiutarono di avere contatti con me, e questa notizia fu per me devastante.

Finalmente, sei mesi dopo, mia madre, benché riluttante, mi scrisse. La sua lettera era breve ma mi diede una conferma inattesa delle mie esperienze. Descrisse il mio concepimento come uno stupro per mano di un italiano che non parlava inglese. A quel tempo, mia madre era un'adolescente che viveva in una cittadina all'estremo nord del Queensland. Non soltanto era stata violentemente traumatizzata dallo stupro, ma era anche stata umiliata e considerata colpevole dalla sua famiglia. Dopo due falliti tentativi di abortire, fu mandata in una casa di accoglienza per ragazze madri, a Brisbane. Dopo la mia nascita, che descrisse come un "parto traumatico con forcipe", la mia madre naturale era stata imbarcata per la Nuova Zelanda senza nemmeno vedermi o potermi toccare. Aveva fatto del suo meglio per gettarsi il passato alle spalle e cominciare una nuova vita. Nella sua lettera mi augurava di stare bene e mi chiese di rinunciare a cercarla di nuovo. Tutto questo non mi diede alcun senso di risoluzione, e le mie esperienze con la Respirazione olotropica ripresero con rinnovata intensità.
In una delle mie sedute, mi identificai esperienzialmente con una donna aborigena tradizionale che mi apparve in un contesto storico collegato alla fine del Diciannovesimo secolo. Questa donna veniva legata, violentata e picchiata da due uomini in uniforme, che arrivavano a cavallo. Il momento culminante dell'esperienza sembrava il rapimento dei suoi due bambini; per impedirle di seguirli, le immergevano le gambe nella benzina, le davano fuoco e la lasciavano bruciare. Continuai a documentare questi episodi con disegni e pagine di diario, nel tentativo di non perdere la testa. Un giorno, dopo una seduta di terapia in cui mi si era presentato di nuovo un tema indigeno, chiamai, su suggerimento di Mary Madden, il Servizio informazioni telefoniche e poi telefonai

in Nuova Zelanda. Speravo disperatamente di poter avere un contatto verbale con mia madre, e ci riuscii.

Nella conversazione che seguì, la mia madre naturale mi rivelò che la mia trisnonna era un'aborigena e mi descrisse un'eredità matrilineare di abusi sessuali, emotivi, fisici e spirituali. Una storia in cui, generazione dopo generazione, una figlia era stata concepita dopo una violenza sessuale e poi portata via. Cominciai a sentirmi speranzosa e inspirata; il mistero, infine, si stava dipanando. Tuttavia, dopo questa conversazione, la mia madre naturale si ritirò e mi rifiutò qualunque altro contatto. Disperata, mi rivolsi a un'organizzazione di aborigeni, Link Up, perché mi assistesse nel verificare la mia condizione di indigena australiana. Non potevano darmi sostegno senza il permesso della mia madre naturale, che non arrivò. E la mia frustrazione crebbe.
I miei genitori adottivi avevano sostenuto fermamente questo percorso, e un giorno mio padre trovò per caso un numero di telefono che spalancò una finestra sull'intera storia. Presi contatto con un'agenzia chiamata Community and Personal Histories (Storie personali e della comunità), che voleva indagare sul mio caso. Alcuni mesi dopo, venni convocata per un incontro con un assistente sociale che mi diede un plico che raccoglieva la documentazione dettagliata, dal 1895 al 1918, della storia della mia bisnonna, figlia illegittima di un anziano proprietario terriero irlandese nell'estremo nord del Queensland. Gli serviva un'esenzione, garantita dall'Aboriginal Protection Act, e questa figlia mezzosangue poteva essere recuperata dal servizio domestico per prendersi cura di lui.

Di quest'uomo si diceva che "aveva preso una donna aborigena purosangue Nuninja come amante, che gli aveva dato due figli mezzosangue". C'era anche un rapporto di polizia che riguardava i due agenti mandati a cavallo per catturare "la femmina e i suoi figli" che furono poi mandati a servizio e ai "campi per negri". Il rapporto confermava che "la femmina" non era tornata a causa di un incidente e di ferite riportate nel fuoco del bivacco. Fu una sconvolgente conferma delle esperienze provate nella seduta di respirazione. Fui inviata a un counselor delle "generazioni rubate", che rappresentò per me un'esperienza ricca, convalidante e trasformativa. Ripresi contatto con Link Up, l'organizzazione che si occupava di riunire le famiglie indigene che erano state soggette alla pratica delle "generazioni rubate". Mi recai in volo a Sydney con il counselor indigeno Robert Sturrman, per un incontro di tre giorni con mia nonna e mio zio Robbie. Non ci sono parole per esprimere adeguatamente l'emozione che provai quando entrai nella stanza in cui si trovava mia nonna. Era una donna minuscola, e mi strinse tra le braccia singhiozzando e dicendo, rivolta a suo figlio: "Finalmente la nostra piccolina è tornata a casa!".

Scoprii che quando l'Esercito della Salvezza aveva contattato mia nonna l'anno precedente, lei aveva appena avuto un ictus. Il maggiore dei suoi figli li aveva quindi mandati via per proteggerla. Quando si era ripresa, e le avevano detto che avevo cercato di contattarla, non avevano idea di quale fosse l'agenzia che li aveva rintracciati e come recuperarla. Nel frattempo mio zio era morto per un infarto, e mia nonna, una persona profondamente spirituale, aveva pregato ogni singolo giorno perché trovassi la strada per tornare da lei. Anche se continuo a non avere rapporti con la mia madre naturale, il mio rapporto con lo zio Robbie è sbocciato. In una lettera che mi ha scritto dopo il nostro incontro mi ha detto: "Stavo cercando di pensare come mai hai portato una così grande differenza nelle nostre vite. Poi mi sono reso conto di colpo che, arrivando alla porta della nonna hai completato la nostra famiglia. È come se finalmente si chiudesse il cerchio.

Ti amiamo con tutto il cuore". Mia nonna è poi morta l'anno dopo il nostro incontro, ma sento nel cuore che ha aspettato per potermi incontrare. Sarò grata per sempre a quanti mi hanno sostenuta nel mio tumultuoso viaggio verso casa.

Abbiamo chiesto a Marianne di riassumerci i cambiamenti intervenuti nella sua vita che lei attribuisce alle sue esperienze nella formazione di Respirazione olotropica. Ci ha scritto questa lettera.

L'eredità delle mie devastanti esperienze perinatali e di quelle dei miei avi mi ha lasciato un segno, un orientamento inesorabilmente corrotto e intensamente negativo nei confronti della vita. Per oltre trent'anni mi sono sentita sempre più impotente ad arrestare il sabotaggio inevitabile della mia salute, dei rapporti personali e professionali e dalla perdita del legame con la mia cultura, la mia spiritualità, la mia famiglia e la mia comunità di origine. Le mie esperienze con la Respirazione olotropica hanno accompagnato con straordinaria abilità e sensibilità il parto del mio sollievo dalle emicranie debilitanti e della risoluzione dei miei problemi di dipendenza cronica, tra cui la bulimia, l'abuso di

droghe, la depressione debilitante con tendenze suicide e i concomitanti rapporti brutali.
I vantaggi che ho sperimentato grazie al processo della Respirazione olotropica hanno cambiato in profondità la mia vita. Lo considero quindi responsabile della trasformazione della mia sistenza a ogni livello: spirituale, emotivo, intellettuale, fisiologico e sociale. Sento un impegno appassionato nel promuovere la Respirazione olotropica tra le comunità indigene, perché incarna potenzialmente la possibilità di trasformare l'eredità ricevuta da quanti sono sopravvissuti all'olocausto dell'invasione post-coloniale. Sono convinta che, come una tecnologia del sacro, offra una soluzione contemporanea capace di riconnetterci con la nostra storia e di abbracciare decine di migliaia di anni in cui gli Aborigeni australiani hanno celebrato cerimonie potenti per sostenere l'evoluzione della coscienza e mantenere il benessere. Sono infinitamente grata per aver incontrato la Respirazione olotropica e chi facilita questo processo con impegno e integrità fuori dal comune.
Spero che questo, o almeno parte di questo, sia utile. Con tutto il mio amore, Marianne.

Quando abbiamo chiesto a Marianne il permesso di inserire la sua commovente storia nel nostro libro, ha voluto accertarsi che riferissimo anche la sua profonda gratitudine per Tav Sparks, direttore dello staff del Grof Transpersonal Training, e per Mary Madden, la sua terapeuta e operatrice certificata di Respirazione olotropica, per il ruolo cruciale che queste due straordinarie creature hanno avuto nel suo processo di guarigione. Marianne è convinta che senza la loro guida esperta e il loro sostegno amorevole non sarebbe stata in grado di affrontare le dure prove e il dolore emotivo del suo complesso viaggio interiore, e che non sarebbe riuscita a portarlo a termine con successo. Marianne ha tradotto la sua storia commovente in un cortometraggio intitolato *Nuninja: Nightmares from a Stolen Past* (Nuninja: incubi da un passato rubato) che ora è anche possibile acquistare (mwobcke@bigpond.com).

Capitolo 8

I meccanismi terapeutici

Considerando il potente effetto curativo che la Respirazione olotropica può avere su un largo spettro di disturbi emotivi, psicosomatici e talvolta perfino fisici, sorge spontaneamente la domanda sulla natura dei meccanismi terapeutici coinvolti.

Gli psichiatri conoscono soltanto una piccola parte dell'ampia gamma di meccanismi di guarigione e di trasformazione della personalità che si verificano negli stati olotropici; molti di questi sono stati scoperti negli ultimi decenni grazie alla moderna ricerca sugli stati di coscienza e ai diversi modelli di terapia esperienziale.

Al livello più superficiale dell'esperienza olotropica, possiamo osservare i meccanismi terapeutici tradizionali, quali l'emergere di ricordi rimossi, i fenomeni transferali, importanti insight emotivi e intellettuali e altri, ma in una forma modificata e molto più intensa. Si possono verificare cambiamenti significativi come risultato di spostamenti dinamici dei sistemi che governano la psiche (sistemi COEX, *vedi* il Capitolo 2).

Rivivere il trauma della nascita biologica e l'esperienza della morte e della rinascita psicospirituale può influenzare positivamente un ampio spettro di disturbi emotivi e psicosomatici. Ci sono anche importanti meccanismi terapeutici associati a vari fenomeni transpersonali, quali le esperienze di vite passate, incontri con figure archetipiche ed esperienze di unione cosmica. In un senso più generale, la guarigione si può intendere come un movimento verso la completezza.

Intensificazione dei meccanismi terapeutici convenzionali

Al livello più superficiale, le sedute di Respirazione olotropica coinvolgono tutti i meccanismi terapeutici conosciuti nella psicoterapia verbale. Questi sono però estremamente accresciuti e approfonditi dallo stato non ordinario di coscienza in cui si trova il respirante, che modifica radicalmente le relazioni tra le dinamiche consce e inconsce all'interno della psiche, abbassa le difese psicologiche dell'individuo e riduce la resistenza contro l'affacciarsi dei ricordi di eventi dolorosi del passato.

Nello stato olotropico di coscienza, i ricordi che si riferiscono all'infanzia e alla fanciullezza, compresi quelli che sono stati rimossi, possono diventare facilmente accessibili e arrivare spontaneamente alla coscienza. Questo si accompagna a intuizioni intellettuali ed emotive che portano a una nuova comprensione delle radici biografiche di molti disturbi emotivi e psicosomatici, e dei problemi nelle relazioni interpersonali. A differenza di quanto avviene nelle terapie verbali, gli eventi non vengono però soltanto ricordati, ma anche rivissuti in una regressione completa, con tutte le emozioni originali e le sensazioni fisiche associate, tra le quali una percezione del mondo e dell'immagine corporea corrispondente allo stadio di sviluppo in cui l'individuo si trovava al momento del trauma.

Sorprendentemente i ricordi traumatici che emergono spontaneamente per l'eleborazione non riguardano soltanto gli eventi che hanno causato il dolore psicologico. Nelle sedute di Respirazione olotropica le persone di solito rivivono il ricordo di traumi fisici, come malattie dolorose, interventi chirurgici, ferite. Particolarmente frequenti sono i ricordi di episodi che si riferiscono a situazioni che hanno interferito con la respirazione, quali rischio di annegamento, pertosse, difterite o strangolamento. Sembra che ai professionisti tradizionali sia sfuggito il fatto che i traumi fisici sono anche psicotraumi, con un impatto significativo sulla psiche della vittima, e che riviverli possa avere un profondo effetto terapeutico su molti disturbi emotivi e psicosomatici.

Prendiamo adesso in esame più da vicino i meccanismi responsabili dell'effetto terapeutico legato al rivivere episodi traumatici dell'infanzia. I sintomi psicogeni sembrano trarre il loro potere dinamico da depositi ben radicati di emozioni difficili e di energie fisiche represse associate a diversi psicotraumi. Questo quadro è stato descritto per la prima volta da Sigmund Freud e Joseph Breuer nel testo *Studi sull'isteria* (Freud e Breuer, 1936), dove gli autori suggerirono che le psiconevrosi fossero causate da situazioni traumatiche vissute nella prima infanzia che, per la loro natura intrinseca o per circostanze esterne, non avevano permesso alla vittima una piena reazione fisica ed emotiva. Ciò produce quello che loro chiamavano il "blocco affettivo" *(abgeklemmter Affekt)*, destinato a diventare la fonte dei successivi problemi nevrotici.

La terapia consisteva nel portare il paziente in uno stato olotropico di coscienza, nel caso di Freud e Breuer in una trance ipnotica o autoipnotica, che gli avrebbe permesso di regredire all'infanzia, rivivere il ricordo rimosso, sciogliere il blocco affettivo e la carica energetica a esso collegata, in un processo che Freud chiamò *abreazione*. Il nome usato per un rilascio emotivo più generico e meno orientato, dove non è possibile identificare la sorgente specifica delle emozioni, era *catarsi*, termine coniato originariamente da Aristotele nel Quarto secolo a.C. Freud in seguito abbandonò questo concetto dell'eziologia delle psiconevrosi e vide la loro causa nelle fantasie infantili dei pazienti più che in drammi realmente accaduti. Inoltre sostituì il lavoro basato sull'ipnosi, la regressione all'infanzia e l'abreazione con il metodo delle libere associazioni e con l'idea originale di rendere conscio l'inconscio grazie all'analisi del transfert.

Abreazione e catarsi meritano una breve notazione in questo contesto, perché il loro potenziale terapeutico dev'essere rivalutato alla luce delle osservazioni derivate dalla terapia olotropica. Sotto l'influenza freudiana, gli psichiatri e gli psicoterapeuti tradizionali non hanno ritenuto l'abreazione un meccanismo capace di indurre cambiamenti terapeutici a lungo termine, con l'eccezione di un unico caso. Le tecniche abreattive che usano l'ipnosi o la somministrazione di tiopental sodico o di amytal sodico (narcoanalisi) sono state ampiamente usate nel trattamento dei disturbi emotivi causati da psicotraumi gravi, quali le nevrosi traumatiche acute, in particolare quelle derivanti dall'esposizione a situazioni di guerra.

I manuali ufficiali di psichiatria solitamente raccomandano l'abreazione come un eccellente metodo nel trattamento delle nevrosi di guerra (PTSD, disturbo da stress post-traumatico), ma lamentano la sua inefficacia nella terapia di altri disturbi della sfera emotiva. Sorprendentemente, non danno alcuna spiegazione al riguardo. La seconda metà del Ventesimo secolo ha visto emergere e crescere rapidamente di popolarità le terapie esperienziali che hanno sostituito l'approccio verbale (come modalità primaria) con l'espressione diretta delle emozioni e con il lavoro sul corpo. Molti, tra quanti utilizzano questi nuovi approcci terapeutici, sono giunti alla conclusione che la decisione di Freud di sostituire la tecnica abreattiva con la terapia della parola sia stato un errore, che ha portato la psicoterapia nella direzione sbagliata per almeno mezzo secolo (Ross, 1989).

Come Wilhelm Reich ha dimostrato con grande chiarezza, la terapia esclusivamente verbale è inadeguata per lavorare sui blocchi bioenergetici che rappresentano la base dei disturbi emotivi e psicosomatici. Perché la terapia abbia successo, il terapeuta deve trovare strategie efficaci per scioglierli e Reich è stato il primo a sperimentare metodi che combinassero respirazione e lavoro sul corpo con questo scopo. Il motivo per cui l'abreazione non portava a risultati soddisfacenti era che in molti casi essa rimaneva in superficie. I terapeuti non erano preparati a trattare le forme estreme che l'abreazione provoca quando raggiunge i ricordi di situazioni in cui la vita stessa dell'individuo è in pericolo, come il rischio di annegamento, le malattie che interferiscono con la respirazione, o il momento della nascita biologica. Per questo non permettevano al lavoro di procedere fino in fondo.

Il rivivere tali situazioni può essere molto drammatico e comporta diverse manifestazioni spaventose, quali la temporanea perdita del controllo, l'esperienza del soffocamento, il terrore panico della morte, il vomito, la perdita di coscienza. Perché l'abreazione vada a buon fine e abbia un valore terapeutico, il terapeuta deve sentirsi a proprio agio nel trattare comportamenti ed emozioni così estremi. Questo spiegherebbe perché sia stata efficace nel trattamento dei disturbi da stress post-traumatico (PTDS) che derivano dall'esposizione a situazioni di rischio per la propria vita in guerra, in caso di disastri naturali o di gravi traumi da abuso. Sapendo che i loro pazienti erano stati esposti a situazioni drammatiche e molto lontane dall'ordinario, i terapeuti erano pronti ad affrontare forme estreme di espressione emotiva. Senza questa spiegazione logica, i terapeuti che assistono a manifestazioni tanto intense tendono a concludere che il paziente stia entrando in un territorio psicotico, psicologicamente pericoloso, e interrompono il processo.

I terapeuti olotropici si trovano nella stessa situazione di chi tratta nevrosi traumatiche dovute alla guerra, o altre forme di PTSD, ma per una ragione differente. La loro mappa della psiche non si limita agli aspetti psicologici della biografia postnatale e dell'inconscio individuale freudiano, ma comprende i ricordi di traumi fisici, gli eventi prenatali e perinatali, così come le memorie collettive e karmiche. Un'altra sorgente potenziale di emozioni e manifestazioni fisiche estreme è la sfera archetipica, di cui un significativo esempio è il lavoro con l'energia "demoniaca". La mappa estesa della psiche fornisce così molte ragioni logiche per spiegare forme estreme di abreazione e permette al terapeuta di sentirsi a proprio agio nel trattarle.

Le domande più frequenti che riguardano il rivivere traumi infantili sono: "Che cosa rende terapeutico questo processo? Perché esso non rappresenta una ri-traumatizzazione, ma conduce alla guarigione?" La natura unica dello stato olotropico permette al respirante di interpretare contemporaneamente due ruoli diversi: una persona che sta sperimentando una regressione al periodo dell'infanzia, quando ebbe luogo l'evento traumatico, che si identifica in modo molto autentico e coinvolgente con il bambino o il neonato in questione e, contemporaneamente però, mantiene la capacità di sopportare e di ragionare di un adulto maturo. Questa situazione dà la possibilità di sperimentare nella sua interezza l'evento originario, con le sensazioni e le emozioni primitive del bambino piccolo e, allo stesso tempo, di elaborarle e valutarle dal punto di vista di un adulto. È ovvio che un adulto è in grado di far fronte a molte esperienze che per un bambino sarebbero incomprensibili, confuse e intollerabili. Inoltre, il contesto terapeutico e il supporto offerto da persone di cui il respirante si fida rendono la situazione enormemente differente dalle circostanze in cui si è verificato il trauma originale.

Questa potrebbe essere una spiegazione adeguata dell'impatto terapeutico che il rivivere consciamente il trauma ha in alcuni casi meno gravi. Tuttavia, sembra che la guarigione dei traumi maggiori, in special modo di quelli che hanno minacciato la sopravvivenza e l'integrità fisica dell'individuo, comporti anche un altro meccanismo terapeutico. È molto probabile che, in situazioni di questo tipo, l'evento traumatico originario sia stato registrato dall'organismo, ma che il suo effetto non sia stato pienamente esperito al momento dell'accadimento. Talvolta, infatti, un forte shock psicologico determina perdita di coscienza e svenimento. Si può anche immaginare che una tale esperienza venga parzialmente, se non completamente, esclusa: in tal caso l'individuo non perde coscienza, ma non sente in pieno l'effetto del trauma. Di conseguenza, l'evento traumatico non può essere psicologicamente "digerito" e pienamente integrato; è dissociato e rimane nell'inconscio come un elemento estraneo. Il che non impedisce che possa avere un'influenza disturbante sul comportamento e sulle condizioni emotive e psicosomatiche della persona.

Quando un ricordo così traumatico arriva a livello di coscienza, le persone non rivivono semplicemente l'evento originario, ma lo sperimentano consciamente e pienamente per la prima volta. Questo permette loro di raggiungere un senso di realizzazione, di completamento e di integrazione. La questione è stata discussa in modo sufficientemente esauriente in un interessante saggio dello psichiatra irlandese Ivor Browne e dei suoi colleghi, *Unexperienced Experience: A Clinical Reappraisal of the Theory of Repression and Traumatic Neurosis* (Esperienze non esperite: una rivalutazione clinica della teoria della rimozione e delle nevrosi traumatiche; McGee et al., 1984). Una volta che il ricordo traumatico viene sperimentato con piena coscienza, elaborato e integrato, cessa di esercitare un'influenza negativa sulla vita dell'individuo.

Un altro meccanismo che risulta estremamente più intenso nella Respirazione olotropica è il transfert. Al contrario di quanto avviene nella tradizione psicoanalitica, tuttavia, esso non è considerato un accadimento terapeutico utile, ma una spiacevole complicazione che interferisce con l'autoesplorazione.

Dopo aver rifiutato e abbandonato il lavoro con la regressione e l'abreazione, e aver cominciato a usare il metodo delle libere associazioni, Freud spostò la sua attenzione sul fenomeno del transfert, notando che, nel corso della terapia psicoanalitica, i pazienti proiettavano su di lui diverse reazioni emotive e atteggiamenti che avevano sperimentato da bambini con i loro genitori. Infine, essi sviluppavano quella che Freud chiamava una *nevrosi da transfert* nella quale egli, in quanto terapeuta, diventava l'oggetto principale di tutte le loro energie emotive. Considerò quindi l'*analisi del transfert*, ossia il processo che chiariva questi travisamenti, come il principale motore della terapia.

A differenza degli approcci verbali, la Respirazione olotropica, e in generale la terapia esperienziale profonda, possono riportare il cliente, in un tempo molto breve, alla situazione del trauma originale e di conseguenza alla sorgente del disturbo emotivo o psicosomatico. Lo sviluppo del transfert distoglie l'attenzione dei clienti, portandola dalla seria ricerca delle risposte importanti da trovare nel profondo a un melodramma artificiale che essi creano in relazione al facilitatore (o al compagno di respirazione). Il compito dei facilitatori è quello di ridirigere l'attenzione dei respiranti verso l'elaborazione introspettiva, l'unica in grado di dare le risposte e la guarigione. Quando la Respirazione olotropica utilizza questa strategia, risulta ovvio che il transfert è una manifestazione di resistenza e di difesa psicologica, piuttosto che un utile meccanismo terapeutico. È il tentativo di evitare di affrontare un problema molto doloroso del passato creando uno pseudoproblema nel presente, meno minaccioso e più gestibile.

La spinta a cambiare la relazione con il terapeuta in una più intima, che costituisce un aspetto comune delle dinamiche transferali, deve essere differenziata dai bisogni anaclitici sperimentati dai respiranti durante la regressione agli anni della prima infanzia. Questo profondo desiderio di vicinanza emotiva e perfino fisica riflette una storia di duro abbandono e di deprivazione emotiva subita durante l'infanzia e la fanciullezza. È autentica e legittima e non è il risultato di una resistenza psicologica. Il miglior modo di curare questo *trauma da omissione* consiste nell'usare un contatto fisico di sostegno, mentre il respirante regredito sta sperimentando i suoi bisogni anaclitici. L'uso responsabile e attento di tale approccio terapeutico è stato discusso nel Capitolo 3.

Il potenziale di guarigione della Respirazione olotropica non si limita all'intensificazione e all'approfondimento dei meccanismi terapeutici tradizionali. Un aspetto interessante del lavoro con gli stati olotropici è che essi offrono ulteriori meccanismi altamente efficaci di cura e trasformazione della personalità, che non sono ancora stati scoperti e riconosciuti dagli psichiatri tradizionali. Nei seguenti paragrafi descriveremo e discuteremo di queste nuove e importanti prospettive terapeutiche.

Spostamenti dinamici nei sistemi che governano la psiche

Molti dei cambiamenti radicali che si verificano in seguito alle sedute di Respirazione olotropica si possono spiegare in termini di interazione dinamica di costellazioni inconsce, ovvero di sistemi di esperienza condensata (sistemi COEX). Come abbiamo precedentemente spiegato (*vedi* il Capitolo 2), questi sistemi sono composti da molteplici strati; quelli più superficiali contengono i ricordi di eventi emotivamente importanti provenienti da diversi periodi della vita postnatale, mentre quelli più profondi contengono le registrazioni dei diversi stadi del processo della nascita biologica e di periodi di vita prenatale. Le radici profonde dei sistemi COEX si estendono fino alle varie matrici transpersonali: ancestrale, karmica, razziale, filogenetica, archetipica.

Durante uno stato olotropico di coscienza, il sistema COEX che viene attivato determina il contenuto dell'esperienza stessa. Molti esempi di miglioramenti improvvisi dopo una seduta di Respirazione olotropica sono spiegabili come uno spostamento da un sistema COEX negativo (composto di ricordi traumatici) a uno positivo (contenente ricordi associati a emozioni piacevoli). Questo tipo di spostamento dinamico si può definire *transmodulazione COEX positiva.* Questo non significa necessariamente che tutto il materiale inconscio che giace sotto la comparsa dei sintomi sia stato elaborato. Significa soltanto che si è verificato uno spostamento interno dalla prevalenza di un sistema che governa la psiche a un altro.

Una transmodulazione positiva tipo ha due fasi. Comincia con l'intensificazione della carica emozionale del sistema COEX negativo dominante; dopo un periodo dalla durata variabile, le emozioni raggiungono un punto culminante e i sistemi COEX positivi dominano il campo esperienziale. Comunque, se un sistema positivo forte è prontamente disponibile, esso può governare la seduta fin dal suo inizio. In tal caso, il sistema negativo semplicemente ritorna sullo sfondo. Lo spostamento da un sistema all'altro non è necessariamente di segno positivo; si può verificare uno spostamento dal sistema positivo a quello negativo (*transmodulazione COEX negativa*). In questo caso i sintomi, prima latenti, possono emergere e persistere anche dopo la seduta.

Un cambiamento dinamico particolarmente interessante è la *transmodulazione sostitutiva*, che riguarda lo spostamento da un sistema COEX negativo a un altro, anch'esso negativo. Ciò produce un notevole cambiamento dei sintomi emotivi e psicosomatici. Talvolta questa trasformazione è così drastica che, dal punto di vista della clinica tradizionale, si direbbe che sposta il respirante in un'altra categoria diagnostica.

Sebbene tale condizione possa apparire completamente nuova, un'analisi attenta rivela che tutti i suoi elementi preesistevano nell'inconscio già prima dello spostamento.

Gli spostamenti dinamici si possono verificare a diversi livelli dei sistemi COEX (biografico, perinatale e transpersonale), determinando natura e profondità dei cambiamenti che ne derivano. Gli spostamenti che riguardano il livello perinatale e coinvolgono una delle BPM (matrici perinatali di base) tendono a causare cambiamenti più profondi e radicali di quelli che accadono a livello dei vari strati biografici dei sistemi COEX. A tale proposito, un'eccezione possibile è costituita dai sistemi COEX che contengono ricordi di situazioni che hanno messo a grave rischio la sopravvivenza o l'integrità fisica dell'individuo.

Il sistema COEX che domina l'esperienza durante la fase finale della seduta determina la riuscita della stessa. Tale sistema continua infatti a configurare l'esperienza quotidiana del respirante anche dopo la seduta. Colora la sua percezione di sé e del mondo, la sua condizione emotiva e psicosomatica, il suo sistema di valori e il suo atteggiamento. Una strategia generalemente adottata nelle sedute di Respirazione olotropica è, di conseguenza, quella di rendere consci i sistemi negativi, di ridurre la loro carica emotiva, di elaborare e integrare il loro contenuto e di facilitare l'accesso esperienziale ai sistemi COEX positivi. È essenziale che i facilitatori rimangano con i respiranti il tempo necessario per completare e integrare il materiale che si è reso disponibile il giorno della seduta.

Il potenziale terapeutico del processo di morte-rinascita

I meccanismi terapeutici che operano al livello biografico non presentano alcuna sfida teorica per gli psichiatri accademici, perché essi prendono in considerazione i ricordi di cui è noto il sostrato materiale: il cervello del neonato, del bambino o dell'individuo in uno stadio successivo di sviluppo. Lo stesso è vero per i meccanismi terapeutici collegati al livello perinatale, nonostante la diversa posizione degli psichiatri convenzionali, che non pensano alla nascita come a uno psicotrauma e negano la possibilità di farne riemergere il ricordo. Si tratta però di una concezione sostanzialmente errata, che tuttavia può essere facilmente corretta.

La ragione per cui di solito si nega la possibilità di una memoria della nascita è la seguente: la corteccia cerebrale del neonato non è ancora abbastanza matura per sperimentare e registrare l'evento. Più specificamente, i neuroni corticali non sono ancora completamente coperti dalla guaina protettiva composta di una sostanza grassa chiamata *mielina*.

Sorprendentemente, lo stesso argomento non viene usato per negare l'esistenza e l'importanza dei ricordi relativi all'allattamento, un periodo che segue immediatamente la nascita. La rilevanza psicologica delle esperienze risalenti al periodo orale e perfino al *bonding* (lo scambio di sguardi e il contatto fisico fra mamma e bambino immediatamente dopo la nascita) viene generalmente ammesso e riconosciuto dai più importanti psichiatri, ginecologi e pediatri (Kennel e Klaus, 1995; Kennel e Klaus, 1998).

La questione della mielinizzazione ha poco senso ed è in contrasto con prove scientifiche di vario tipo. È noto che la memoria esiste anche in organismi che non hanno una corteccia cerebrale, mielinizzata o meno. Nel 2000, il neuroscienziato americano di origine austriaca Erik Kandel ha ricevuto il premio Nobel per la medicina con una ricerca sui meccanismi della memoria in un mollusco marino, l'*Aplysia*, un organismo incomparabilmente più primitivo di quello di un neonato umano. L'asserzione che il neonato non sia consapevole di essere nato e non sia capace di formarsi un ricordo di tale evento è anche in aspro conflitto con le ultime ricerche sul feto, che dimostrano l'estrema sensibilità fetale già in fase prenatale (Tomatis, 1991; Whitwell, 1999).

La nostra vita comincia con un'esperienza fortemente traumatica: il passaggio potenzialmente letale attraverso il canale del parto, che può durare molte ore o perfino giorni. Il ricordo della nascita è il primo esempio di "esperienza non esperita" che tutti noi conserviamo nell'inconscio. Il lavoro esperienziale che coinvolge la regressione ha dimostrato che essa si associa a intensa angoscia esistenziale, senso di inadeguatezza e disperazione mista a rabbia e a estremo disagio fisico: senso di soffocamento, pressioni e dolori in varie parti del corpo.

I ricordi dei disturbi prenatali e dell'angoscia sperimentata durante il parto costituiscono il principale magazzino di emozioni difficili e di sensazioni di ogni genere, nonché la fonte potenziale di un'ampia varietà di sindromi e sintomi emotivi e psicosomatici. Non deve quindi sorprendere che rivivere e integrare il ricordo della nascita possa alleviare in modo significativo disturbi diversi, che vanno dalla claustrofobia, dalla depressione suicida e dalle tendenze distruttive e autodistruttive all'asma psicogena, ai dolori psicosomatici e all'emicrania. Il processo può anche migliorare il rapporto con la propria madre, e può avere effetti positivi anche su altre relazioni interpersonali.

Certi cambiamenti fisici, che di solito accompagnano il rivivere l'esperienza della nascita, meritano una particolare attenzione per il profondo effetto benefico che producono sulla condizione fisica e psicologica dei respiranti. Il primo di questi effetti riguarda lo scioglimento di qualunque blocco respiratorio prodotto dalla nascita, con conseguente significativo miglioramento della respirazione. Questo comporta un innalzamento del tono dell'umore, "purifica le porte della percezione", dà un senso di benessere fisico ed emotivo, accresce l'entusiasmo e genera un senso di *joie de vivre*. Il cambiamento della qualità della vita che segue all'apertura dei percorsi respiratori è spesso molto significativo.

Un altro importante cambiamento fisico che si associa al rivivere l'esperienza della nascita è costituito dal rilascio della tensione muscolare, dalla dissoluzione di quella che Wilhelm Reich chiamava *armatura caratteriale*, cioè una tensione generata dalla reazione alle ore di passaggio stressante e doloroso attraverso il canale del parto, in circostanze che non permettevano alcuna espressione fisica o emotiva. Dopo esperienze perinatali potenti e ben risolte, i respiranti spesso riferiscono di sentirsi rilassati come mai prima nella loro vita. Spesso, a questa esperienza si accompagna la sparizione di diversi dolori psicosomatici. Il rilassamento e il sollievo dal dolore portano infine a una grande sensazione di benessere fisico, di energia e di vitalità, a un senso di ringiovanimento e a una maggiore capacità di godere del momento presente.

I meccanismi terapeutici a livello transpersonale

Mentre i meccanismi terapeutici associati ai ricordi postnatali, perinatali e prenatali hanno un sostrato materiale, la situazione cambia notevolmente quando si tratta di meccanismi terapeutici che operano al livello transpersonale dell'inconscio. La semplice esistenza dell'ambito transpersonale rappresenta una sfida formidabile per la scienza materialista. Gli unici sostrati materiali concepibili che esistono per un esiguo numero di esperienze transpersonali (ancestrali, razziali, filogenetiche) sono i nuclei dell'uovo e dello spermatozoo, con i loro DNA. L'ampia schiera di esperienze transpersonali esistenti ci spinge ad accettare l'esistenza di ricordi anche senza un sostrato materiale, un concetto alieno alla scienza ufficiale. Il concetto di David Bohm di ordine implicito, l'idea di Rupert Sheldrake di campi morfogenetici e l'ipotesi di Ervin Laszlo di campo psi o campo Akashico sono passi promettenti verso lo sviluppo di una teoria che spieghi e incorpori questi affascinanti fenomeni (Bohm, 1980; Sheldrake, 1981; Laszlo, 1993, 2004).

Nonostante l'importante sfida teorica coinvolta, non c'è dubbio che le esperienze transpersonali siano fenomeni autentici e che molti di questi abbiano un notevole potenziale terapeutico. Così, occasionalmente, i respiranti riescono a far risalire alcuni aspetti dei loro problemi a episodi specifici delle vite dei loro antenati e a risolverli, rivivendo e integrando questi ricordi ancestrali. In alcuni casi, quelli che inizialmente sembravano conflitti intrapsichici dei respiranti si rivelano essere conflitti esistenti tra i loro genitori o ascendenti (quando, per esempio, uno è cattolico e l'altro è ebreo, uno americano bianco e l'altro afroamericano, uno tedesco e l'altro ebreo, e così via).

Cambiamenti terapeutici particolarmente forti sono associati a ciò che i respiranti hanno esperito come ricordi di vita passata. Si tratta di sequenze esperienziali altamente cariche dal punto di vista emotivo, che sembrano aver avuto luogo in altri periodi storici e in altri Paesi. Tipicamente vengono associate a un forte senso di *déjà vu* o *déjà vecu*: la sensazione, cioè, che ciò che stanno sperimentando non sta accadendo loro per la prima volta, ma che l'hanno già visto o sperimentato in precedenza. Esperienze di vita passata sembrano talvolta in grado di fornire spiegazioni per aspetti altrimenti oscuri della vita attuale dei respiranti, sintomi emotivi e psicosomatici, difficoltà nelle relazioni interpersonali, forti passioni, preferenze, pregiudizi e idiosincrasie.

L'esperienza pienamente cosciente di questi episodi, l'espressione delle emozioni e delle energie fisiche a essi associate e il raggiungimento di un senso di perdono possono avere un importante effetto terapeutico. Si può arrivare così alla risoluzione di un'ampia gamma di sintomi e disturbi, che prima resistevano a tutti i tentativi di trattamento. Le persone che hanno provato queste esperienze, di solito, scoprono che situazioni avvenute in altri periodi storici e in diverse parti del mondo hanno apparentemente lasciato impronte profonde e hanno giocato un ruolo determinante nella genesi delle loro attuali difficoltà di vita, in un modo del tutto sconosciuto.

Il territorio archetipico dell'inconscio collettivo è una fonte in più di importanti opportunità terapeutiche. Di conseguenza, le esperienze di vari temi archetipici e gli incontri con figure mitologiche provenienti dal pantheon di diverse culture del mondo possono avere un'inaspettata influenza benefica sulla condizione psicofisica ed emotiva dei respiranti. Comunque, per un esito positivo della terapia, è importante evitare il pericolo di inflazione egoica che talvolta si associa alla numinosità (spiritualità) di tali esperienze e cercare di raggiungere una buona integrazione. Particolarmente interessanti sono le situazioni dove l'energia archetipica che giace sotto diversi disturbi ha la forma di un'entità oscura, demoniaca. L'emergere alla coscienza e la piena esperienza di quest'energia personificata spesso somiglia a un esorcismo e può avere un profondo impatto terapeutico (*vedi* l'Appendice 1).

L'ambito transpersonale offre una grande quantità di ulteriori meccanismi terapeutici, alcuni dei quali possono disorientare, lasciare perplessi o sconcertati. Per esempio quelli associati a un'identificazione esperienziale con vari animali o piante, al parlare lingue straniere, al cantare o muoversi in un modo che ricorda forme artistiche di altre culture, come quella giapponese Kabuki, la danza delle scimmie di Bali (*ketjak*), la musica gutturale del popolo eschimese degli Inuit, il canto *hocketing* dei pigmei, la danza giavanese e altri. Durante una delle nostre sedute di Respirazione olotropica presso l'Esalen Institute, abbiamo assistito per esempio allo scioglimento di una dolorosa tensione cronica del muscolo trapezio dopo che una respirante aveva sperimentato una convincente identificazione con un granchio. La donna aveva sentito che il suo trapezio dolorosamente contratto si stava trasformando in un carapace e aveva cominciato a muoversi con grande determinazione e forza di traverso sul pavimento. Poiché noi due stavamo lavorando sul suo "carapace", ci ha trascinato parecchie volte per la stanza finché tutta l'energia bloccata è stata rilasciata dal muscolo. Un'altra volta siamo stati testimoni della scomparsa di una depressione, durata parecchi anni, dopo che la partecipante ha intonato ripetutamente una preghiera in lingua sefardita (ladino), lingua per lei del tutto sconosciuta (*vedi* il Capitolo 6).

La trasformazione e la guarigione più potenti di solito si associano a esperienze mistiche: comunione con altre persone, con la natura, con il cosmo e con dio. È importante sottolineare che, per portare alla guarigione, queste esperienze hanno bisogno di raggiungere il compimento e di essere ben integrate con la vita di tutti i giorni. Gli psichiatri contemporanei le considerano manifestazioni di serie malattie mentali (psicosi) e cercano di sopprimerle in tutti i modi possibili. La psichiatria moderna non possiede una categoria del tipo "esperienza spirituale" o "esperienza mistica". Se le esperienze mistiche ricevono l'etichetta di "psicopatologie" e vengono troncate da farmaci repressivi, nel lungo periodo potrebbero portare a problemi nella vita dell'individuo.

La guarigione intesa come movimento verso la completezza

Come abbiamo visto, i meccanismi terapeutici che operano nella Respirazione olotropica coprono un ampio raggio d'azione. Appena la psiche viene attivata e i sintomi sono convertiti in un flusso di esperienza, nel momento in cui l'individuo rivive ricordi emotivamente importanti, risalenti all'infanzia e alla fanciullezza, alla nascita biologica e all'esistenza prenatale, si verificano significativi cambiamenti terapeutici. I meccanismi prenatali a livello transpersonale comprendono tipologie di esperienze completamente diverse: ricordi ancestrali, razziali, karmici e filogenetici, identificazione con animali, incontri con creature mitologiche, visite di mondi archetipici, senso di comunione con altre persone, con la natura, con l'universo e con dio.

Questo solleva una questione interessante: meccanismi di guarigione associati a una così vasta schiera di esperienze che hanno origine a diversi livelli della psiche, si possono ridurre a un unico denominatore comune? È chiaro che un meccanismo efficace, che volesse spiegare fenomeni così diversi, dovrebbe essere straordinariamente generale e universale. La scoperta di un meccanismo di guarigione tanto generale richiede una conoscenza completamente nuova della psiche e della natura umana, così come una revisione fondamentale dei principali assunti metafisici alla base dell'attuale visione scientifica mondiale.

La moderna ricerca sulla coscienza ha rivelato quanto sia paradossale la natura degli esseri umani. In un contesto meccanicistico, sembra logico e appropriato pensare agli esseri umani come a oggetti newtoniani, corpi materiali fatti di organi, tessuti e cellule. Più specificamente, gli esseri umani si possono considerare come animali altamente evoluti e macchine pensanti biologicamente complesse. Tuttavia, le scoperte delle ricerche sulla coscienza confermano le asserzioni delle filosofie spirituali orientali e di varie tradizioni mistiche, che affermano che gli esseri umani possono anche funzionare come infiniti campi di coscienza che trascendono i limiti di spazio, tempo e causalità lineare. Questa definizione paradossale ha un lontano corrispondente a livello subatomico nel famoso paradosso dell'onda–particella, che si riferisce alla descrizione della natura come materia e luce, ed è noto come il *principio di complementarietà* di Niels Bohr.

Questi due aspetti complementari della natura umana sono collegati a due differenti modi di coscienza che possiamo chiamare *ilotropico* e *olotropico*. Il primo, *coscienza ilotropica*, significa letteralmente "coscienza orientata dalla materia" (dal greco *hyle*, "materia", e *trepein*, "orientato verso o in movimento verso qualcosa"). Si tratta dello stato di coscienza che la maggior parte di noi sperimenta nella vita quotidiana e che la psichiatria occidentale considera come l'unico che rifletta la realtà oggettiva.

Nello *stato ilotropico di coscienza*, noi sperimentiamo noi stessi come corpi solidi di materia che operano in un mondo di oggetti separati con distinte proprietà newtoniane: lo spazio è tridimensionale, il tempo è lineare e ogni cosa sembra essere governata dalla catena di causa-effetto. In questo stato le esperienze supportano sistematicamente un certo numero di affermazioni di base: la materia è solida; i nostri sensi hanno una portata limitata; due oggetti non possono occupare lo stesso spazio; gli eventi passati sono irreparabilmente perduti; gli eventi futuri non sono sperimentalmente accessibili; non possiamo trovarci in più di un posto nello stesso momento e non possiamo vivere contemporaneamente in più di un periodo storico; gli oggetti hanno misure stabilite collocabili su una scala metrica continua; l'intero è più grande della parte e così via.

Come abbiamo detto prima, *coscienza olotropica* significa letteralmente "coscienza che si muove verso l'interezza". In contrasto con il limitato e ristretto stato *ilotropico*, la coscienza olotropica ha accesso all'intero mondo materiale senza la mediazione degli organi di senso, e anche a dimensioni della realtà normalmente nascoste e irraggiungibili attraverso i nostri organi di senso. In questo stato di coscienza, le esperienze offrono molte interessanti alternative al mondo newtoniano della materia con le sue molteplici restrizioni e limitazioni.

Queste esperienze supportano sistematicamente una serie di assunti che sono diametralmente diversi da quelli che caratterizzano lo stato ilotropico: l'universo rappresenta essenzialmente una realtà virtuale; la solidità e la discontinuità della materia è un'illusione generata da un'orchestrazione particolare delle esperienze; il tempo lineare e lo spazio tridimensionale non sono una verità assoluta ma, in definitiva, arbitraria; lo stesso spazio può essere simultaneamente occupato da molti oggetti; il passato e il futuro sono sempre accessibili e si possono esperire nel momento presente; possiamo sperimentarci in più luoghi nello stesso tempo; possiamo essere contemporaneamente in più di una struttura temporale; essere una parte non è incompatibile con l'essere il tutto; qualcosa può esistere e non esistere nello stesso tempo; la forma e il vuoto sono intercambiabili; e così via.

Per esempio, possiamo fare una seduta di Respirazione olotropica all'Esalen Institute e, mentre siamo fisicamente a Big Sur, in California, possiamo vivere l'esperienza convincente di trovarci anche nella casa dove abbiamo trascorso la nostra infanzia e la nostra fanciullezza, di trovarci nel canale del parto a lottare per venir fuori, di essere nell'utero durante la vita prenatale, o a Parigi nel mezzo della Rivoluzione francese. Possiamo sperimentarci come un feto e contemporaneamente come singola cellula, come l'oceano o come l'intero universo. Nello stato olotropico di coscienza, essere una cellula, un feto, l'oceano o l'intero universo sono esperienze facilmente intercambiabili che possono coincidere o mutarsi senza sforzo una nell'altra.

Nella psiche umana questi due modi sembrano essere in un'interazione dinamica: quando ci troviamo nello stato ilotropico abbiamo un radicato bisogno di provare esperienze olotropiche, di trascendenza (Weil,1972), e le esperienze provenienti dai territori olotropici mostrano una forte propensione ad affiorare alla coscienza. Un individuo medio, "sano" per le norme psichiatriche correnti, ha un sistema di difesa psicologica sufficientemente sviluppato per impedire che le esperienze olotropiche emergano alla coscienza. Le difese forti rappresentano una fortuna solo a metà, poiché la fuoriuscita del materiale olotropico di solito costituisce uno sforzo dell'organismo per curare se stesso e semplificare il proprio funzionamento. Se un forte sistema di difesa ci aiuta a funzionare senza disturbi nella realtà di tutti i giorni, evita anche che i ricordi traumatici si affaccino alla superficie per essere elaborati.

Ci sono individui il cui sistema di difesa è così permeabile che permette alle esperienze olotropiche di emergere nel loro campo di coscienza in modo continuativo, disturbando così la loro vita quotidiana. La lunga crisi spirituale di C.G. Jung, durante la quale fu sommerso dal materiale proveniente dall'inconscio collettivo, può costituire un esempio importante (Jung, 1961, 2009).

Mentre questi individui hanno un disperato bisogno di mettere i piedi per terra, ce ne sono altri che sono così profondamente trincerati dietro la realtà materiale che hanno grandi difficoltà a entrare in uno stato olotropico di coscienza, nonostante la loro ripetuta partecipazione a ritiri spirituali e a laboratori che utilizzano potenti tecniche esperienziali.

Sintomi emotivi e psicosomatici di origine psicogena si possono intendere come amalgama o ibridi fra lo stato ilotropico e quello olotropico, che competono per il campo esperienziale. Si manifestano quando delle influenze esterne o interne indeboliscono il sistema di difesa o aumentano la carica energetica (*catessi*) del materiale inconscio. In questa disgraziata situazione "mezzo e mezzo", il sistema di difesa non è abbastanza forte da mantenere il materiale nell'inconscio, ma lo è a sufficienza per evitare una fuoriuscita completa, l'elaborazione cosciente e l'integrazione.

La comprensione delle dinamiche che si trovano alla base dei sintomi suggerisce di conseguenza una nuova strategia terapeutica. Per i clienti, noi delineiamo una mappa più estesa della psiche, in grado di descrivere il territorio che potrebbero attraversare durante il lavoro, creiamo un ambiente capace di sostenerli, e insegniamo loro come entrare in uno stato olotropico di coscienza. Una volta che questo accade, il materiale inconscio pronto per essere elaborato emerge automaticamente alla coscienza. Grazie all'esperienza nella sua completezza e all'espressione delle emozioni e delle energie fisiche legate ai sintomi, questi ultimi si trasformano in un flusso di sequenze esperienziali (biografiche, perinatali e transpersonali) e cessano di avere un'influenza disturbante nella vita conscia dell'individuo.

Un'importante caratteristica della strategia olotropica di terapia e di autoesplorazione è che, prima o poi, essa si trasforma in una ricerca filosofica e spirituale. Non appena le nostre esperienze raggiungono il livello perinatale, esse diventano numinose e ci forniscono la prova schiacciante che la spiritualità è una dimensione genuina, vitale e legittima della psiche e dell'universale schema delle cose. A livello transpersonale possiamo esperire noi stessi come altre persone, animali o piante e perfino come diverse creature archetipiche. È chiaro quindi che non siamo corpi/io, e che non abbiamo un'identità fissa. Scopriamo che la nostra vera identità è cosmica e che si estende dal nostro Sé quotidiano al principio creativo cosmico stesso.

A differenza della terapia che si focalizza sulla soppressione farmacologica dei sintomi, questa terapia rivelatrice porta alla scoperta di sé, all'autorealizzazione e all'apertura spirituale. In ultima analisi, si tratta di un viaggio verso la completezza, verso il riconoscimento della nostra vera natura. E probabilmente non è un caso che la parola *healing* (curare, guarire) risalga all'inglese antico e all'anglosassone *haelan*, che significa "rendere intero e sano". Guarire significa quindi rendere intero, riportare qualcosa che si è frammentato e danneggiato allo stato di completezza.

CAPITOLO 9

Meccanismi fisiologici della Respirazione olotropica

Considerato il potente impatto della Respirazione olotropica sulla psiche, è interessante prendere in esame anche i meccanismi fisiologici e biochimici che spesso accompagnano questo processo. Altri temi di rilievo, legati alla fisiologia della Respirazione olotropica, sono i concetti di "sindrome da iperventilazione" e di "spasmi carpopedali", descritti nei manuali di medicina come reazioni obbligate alla respirazione accelerata. Questo mito della fisiologia respiratoria è stato confutato da osservazioni quotidiane nelle sedute di Respirazione olotropica e di altri metodi che usano l'accelerazione del respiro. L'autoesplorazione con gli stati olotropici ha portato nuovi punti di vista sulla natura dei disturbi psicodinamici e psicosomatici, un tema che, nei circoli accademici, vede molte teorie in conflitto fra loro.

Alterazioni biochimiche e fisiologiche

Molti ritengono che, respirando più velocemente, portiamo semplicemente più ossigeno al corpo e al cervello, e che quindi questa tecnica sia responsabile delle esperienze che si vivono nelle sedute di Respirazione olotropica. Ma, a causa degli intricati meccanismi omeostatici che operano nel corpo umano, la situazione è davvero molto più complicata. È vero che la respirazione accelerata porta più aria e, di conseguenza, più ossigeno ai polmoni, ma essa elimina anche l'anidride carbonica (CO_2). Dato che la CO_2 è acida, ridurre il suo contenuto nel sangue ne aumenta l'alcalinità, o più precisamente l'indice di alcalinità/acidità, il pH. L'emoglobina, il pigmento contenuto nei globuli rossi del sangue, cattura più ossigeno in ambiente acido e meno in ambiente alcalino, e questo è un meccanismo omeostatico compensatorio che garantisce un'efficace fornitura di ossigeno durante l'esercizio fisico, che di solito si associa all'aumento della produzione di acidi da parte del metabolismo. L'alcalosi che si verifica durante la respirazione rapida porta a ridurre il trasferimento di ossigeno ai tessuti.

Questo a sua volta innesca un meccanismo omeostatico che lavora nella direzione opposta: i reni espellono un'urina più alcalina per compensare il cambiamento.

La situazione è complicata ulteriormente dal fatto che certe aree del corpo, tra le quali il cervello, possono rispondere alla respirazione accelerata con una vasocostrizione, che ovviamente porta alla riduzione della fornitura di ossigeno. Le osservazioni svolte durante le sedute di Respirazione olotropica hanno dimostrato che però non si tratta di una risposta obbligata e intrinseca di questi organi alla respirazione accelerata. Dove si verifica questa vasocostrizione, e quanto è intensa, dipende dal fatto che questi organi siano stati coinvolti in situazioni traumatiche vissute da un individuo in passato. Infatti tende a scomparire quando quella persona rivive ed elabora il ricordi di quegli stessi eventi. Le risposte fisiologiche dipendono anche dal tipo di respirazione effettuata.

La respirazione profonda porta a uno scambio più completo dei gas nei polmoni, mentre una respirazione debole porta una parte significativa dei gas nello "spazio morto", facendo sì che meno ossigeno raggiunga i capillari polmonari e meno anidride carbonica (CO_2) venga espulsa dai polmoni.

Come abbiamo visto, i meccanismi fisiologici attivati dalla respirazione accelerata sono piuttosto complessi e non è facile valutare l'intera situazione biochimica di un caso individuale senza specifici esami di laboratorio. Tuttavia, se prendiamo in considerazione tutti i meccanismi fisiologici di cui abbiamo parlato, la condizione delle persone durante la Respirazione olotropica è molto simile a quella di chi si trova in alta montagna, dove c'è meno ossigeno e il livello di CO_2 viene ridotto dalla respirazione accelerata compensatoria. La corteccia cerebrale, che da un punto di vista evolutivo è la parte più giovane del cervello, di solito è più sensibile a una serie di influenze (quali l'alcol o l'anossia) rispetto ad altre parti più antiche del cervello stesso. Tale situazione causerebbe quindi un'inibizione delle funzioni corticali e un'attività più intensa delle parti arcaiche del cervello, rendendo più accessibili i processi inconsci.

Molti individui, e addirittura intere comunità, che vivono ad altitudini estreme sono note per la loro forte spiritualità. Ne sono esempio gli yogi himalayani, i buddhisti tibetani e gli Incas peruviani. Appare allettante attribuire la loro spiritualità avanzata al fatto che essi, in un'atmosfera a basso contenuto di ossigeno, abbiano più facilmente accesso alle esperienze olotropiche Tuttavia, ancora una volta, dobbiamo tener conto degli intricati meccanismi omeostatici che operano nel corpo umano. Se è vero che un'esposizione di breve durata all'altitudine si può paragonare in un certo senso alla Respirazione olotropica, la lunga permanenza ad alte quote induce un adattamento fisiologico e un aumento nella produzione di globuli rossi. Di conseguenza, la situazione acuta che si vive durante la Respirazione olotropica potrebbe non essere direttamente paragonabile con quella di una lunga permanenza in alta montagna.

In ogni caso c'è una distanza notevole fra la risposta fisiologica del cervello che abbiamo descritto e la ricca gamma di fenomeni indotta dalla Respirazione olotropica, quali l'autentica identificazione esperienziale con gli animali, le visioni archetipiche o i ricordi di vite passate. Questa situazione ricorda la difficoltà di spiegare gli effetti psicologici dell'LSD e di altre sostanze psichedeliche. Il fatto che entrambi questi metodi possano indurre esperienze transpersonali mediante le quali si accede a nuove accurate informazioni sull'universo attraverso canali extrasensoriali dimostra che le matrici di queste esperienze non sono contenute nel cervello.

Dopo aver sperimentato gli stati psichedelici con mescalina e LSD, Aldous Huxley giunse alla conclusione che il cervello non può essere la fonte di queste esperienze.

Ipotizzò quindi che il cervello funzionerebbe più come una valvola riduttrice, tale da metterci al riparo da un'immissione di dati cosmici infinitamente più grande. Concetti quali "memoria senza sostrato materiale" (von Foerster, 1965), i "campi morfogenetici" di Sheldrake (Sheldrake, 1981), e "psi o campo Akashico" (Laszlo, 1993, 2004) contribuiscono in modo importante all'idea di Huxley e la rendono sempre più plausibile.

Respirazione olotropica e sindrome da iperventilazione

Come abbiamo dimostrato nei capitoli precedenti, gli approcci terapeutici e le pratiche spirituali che usano diverse tecniche di respirazione per indurre gli stati olotropici di coscienza rappresentano metodi efficaci per il trattamento dei disturbi psicosomatici. Tuttavia, generano anche importanti nuovi punti di vista sulla risposta del corpo umano all'aumento della frequenza respiratoria, e hanno contribuito ad accumulare una quantità impressionante di prove empiriche, tale da correggere l'equivoco sulla respirazione accelerata, profondamente radicato, che troviamo nei manuali di medicina ufficiale sulla fisiologia della respirazione.

Più precisamente hanno dissipato il mito, duro a morire, che tra i medici viene tramandato di generazione in generazione, ovvero che la reazione fisiologica obbligata alla respirazione rapida sia la sindrome da iperventilazione. Questa sindrome è descritta come un modello stereotipato di risposte fisiologiche, che comprende tetania di mani e piedi (spasmi carpopedali), freddo alle estremità e sudorazione. Il tutto accompagnato da alterazioni neuromuscolari oggettivamente rilevabili, quali il segno di Chvostek (ipereccitabilità dei muscoli facciali) e il segno di Trousseau (spasmo dei muscoli dell'avambraccio e della mano dopo la compressione dell'arteria omerale con un laccio emostatico). La reazione emotiva tipica è presumibilmente di agitazione e ansia.

Relazione fra iperventilazione e condizioni mediche generali

Robert Fried, una delle figure di spicco della ricerca sulla relazione fra respirazione e condizioni mediche generali, ha scritto un libro, *La sindrome da iperventilazione* (Fried, 1982), nel quale ha espresso l'opinione che i medici dovrebbero prestare più attenzione alla respirazione. Gli esseri umani stressati o angosciati vanno in iperventilazione; l'iperventivazione si registra in una percentuale che va dal 50 al 70 per cento degli individui che soffrono di qualche patologia, e nel 90 per cento dei casi di ipertensione si segnalano problemi respiratori pregressi. Le difficoltà di respirazione appaiono nell'eziologia di molti problemi.

È ben noto nei circoli accademici che l'iperventilazione è strettamente legata all'ansia, ma non c'è concordanza se sia l'iperventilazione a causare l'ansia o *viceversa*; si tratta chiaramente del "paradosso dell'uovo e della gallina".

Le persone inclini all'ansia vanno in iperventilazione quando sono esposte allo stress, e chi soffre di attacchi di panico spesso ha un'alcalosi respiratoria. Secondo G.J. Goldberg, "l'iperventilazione è un aspetto della reazione ansiosa e causa sintomi psicosomatici" (Goldberg, 1958). L'iperventilazione gioca un ruolo importante in tutti i disturbi d'ansia e in quelli emotivi più in generale. Nella prima metà del Ventesimo secolo, l'iperventilazione spontanea veniva spesso osservata nei pazienti isterici. R.V. Christie ha definito l'isteria e le nevrosi d'ansia *nevrosi respiratorie* (Christie, 1935). Episodi spontanei di iperventilazione si verificano nel 10-15 per cento circa della popolazione generale e con una frequenza molto maggiore nei pazienti psichiatrici, in particolare in quelli che soffrono di isteria. L'approccio usuale nei confronti di episodi di iperventilazione spontanea consiste nel somministrare calcio per endovena, così da far aumentare il tasso di calcio ionizzato nel sangue, nel somministrare ai pazienti un'iniezione di Librium o di Valium per calmarli, e nel porre un sacchetto di carta sul viso, in modo da mantenere la CO_2 nel sistema e ridurre l'alcalosi.

Queste osservazioni confutano l'idea originaria espressa da W.B. Cannon nel libro *La saggezza del corpo*. Cannon riteneva che la respirazione, essendo essenziale per vivere, fosse anche fortemente protetta dai meccanismi omeostatici che la regolano (Cannon, 1932). Da lì in poi è risultato chiaro che, nonostante il suo apparente automatismo, la respirazione non è indenne dall'influenza di molti processi patofisiologici e psicopatologici che possono interferire con essa. A loro volta, le anomalie dello schema respiratorio possono diventare causa di problemi fisiologici e psicologici.

La letteratura medica sulla sindrome da iperventilazione manca di chiarezza ed è piena di confusione e contraddizioni. Fried, che ha condotto una ricerca sistematica sugli effetti della respirazione rapida, ha rilevato che la reazione tipica descritta nei manuali di fisiologia respiratoria è in netto contrasto con i rapporti clinici sulla gamma insolitamente vasta di fenomeni che si possono verificare nelle persone che iperventilano. Queste reazioni variano da persona a persona e anche da episodio a episodio (Fried, 1982), e la gamma di possibili reazioni alla respirazione accelerata è talmente ampia che i pazienti che vanno in iperventilazione vengono definiti *clienti con la sindrome della cartella clinica voluminosa* (Lum, 1987), in quanto si sottopongono a frequenti quanto infruttuose visite mediche. Tradizionalmente l'iperventilazione è vista come un sintomo di qualcos'altro, piuttosto che come un fattore responsabile di generare sintomi. I medici di solito non credono che qualcosa di tanto semplice come l'iperventilazione possa indurre cambiamenti così intensi e variegati, quindi tendono a cercare altre cause.

Secondo S.R. Huey e L. Sechrest, che hanno studiato 150 persone con questo problema, l'iperventilazione era capace di simulare, in individui altrimenti sani, un'ampia gamma di condizioni mediche, in modo tanto efficace che gli individui ricevevano una lunga lista di diagnosi errate o false (Huey e Sechrest, 1981). Tra queste ultime: malattie del sistema cardiovascolare, del sistema respiratorio, dell'apparato gastrointestinale, del sistema muscoloscheletrico, del sistema nervoso, del sistema endocrino, del sistema immunitario e della pelle. Alcuni di questi individui ricevettero anche diagnosi psichiatriche. Tutto questo avvicina le conoscenze mediche alle osservazioni della Respirazione olotropica, ma è ancora molto lontano dal riconoscimento che la sindrome da iperventilazione, più che essere una reazione patologica che richiede l'eliminazione dei sintomi, rappresenti una grande opportunità terapeutica.

L'iperventilazione in pazienti psichiatrici

Come abbiamo già sottolineato, gli episodi spontanei di iperventilazione si verificano spesso nei pazienti che soffrono di nevrosi, e in particolare in quelli isterici. Freud ha descritto in molti casi clinici la forte sensazione di soffocamento e di marcata sofferenza respiratoria che si verifica negli attacchi di panico.

Per questa ragione è rimasto a lungo dell'idea che il trauma della nascita, che è associato al senso di soffocamento, potrebbe essere la fonte e il prototipo di tutte le angosce successive (Freud, 1953). Klein, Zitrin e Woerner hanno chiamato *teoria del falso allarme* il senso di soffocamento che accompagna gli attacchi di panico (Klein, Zitrin e Woerner, 1978). Questo tipo di panico non trova sollievo con l'inalazione di ossigeno al 5 per cento di anidride carbonica, che dovrebbe invece prevenire qualunque sintomo dell'alcalosi respiratoria.

È stato osservato che, nei pazienti psichiatrici, i sintomi indotti dalla respirazione rapida sono più intensi, vivaci e variegati. I pazienti con anomalie del sistema nervoso centrale mostrano una maggiore varietà di sintomi, mentre gli individui che soffrono di sindromi dolorose tendono a iperventilare prima degli altri. Nei pazienti psichiatrici, l'iperventilazione tende a produrre quella che è stata descritta come una straordinaria schiera di sintomi sensoriali, emotivi e psicosomatici. Secondo Fried questa lunga lista comprende vertigini, debolezza, inquietudine, depressione, ansia, panico, fobie, dolore al petto, spasmi muscolari, varie sensazioni fisiche, mal di testa, tremori, contrazioni, visione sfocata, nausea, vomito, "groppo in gola" e molti altri sintomi (Fried, 1982). Questi sintomi non sono spiegabili nei termini della medicina convenzionale, e possono simulare una varietà di malattie organiche. Fried ha anche scoperto che il tasso respiratorio medio dei gruppi di controllo è inferiore (dodici respiri al minuto) rispetto a quello dei pazienti psichiatrici (diciassette respiri al minuto) e dei pazienti epilettici (diciassette respiri al minuto).

L'iperventilazione tende ad aggravare molti sintomi e disturbi, quali la sindrome di Raynaud, l'emicrania, l'angina pectoris e la sindrome da attacchi di panico. Di conseguenza Fried ha suggerito un approccio a questi disturbi che preveda di insegnare ai clienti esercizi di respirazione più lenta come "misura terapeutica".

È un approccio esattamente opposto alla pratica della Respirazione olotropica, basata invece sull'osservazione che continuare a iperventilare può risolvere problemi emotivi e psicosomatici accentuandoli temporaneamente, quindi esteriorizzandoli e portandoli alla coscienza per elaborarli.

Chi pratica la Respirazione olotropica ha l'opportunità unica di studiare gli effetti psicologici e somatici della respirazione rapida, dato che li può osservare regolarmente in *statu nascenti*, cioè quando emergono nel processo del cliente. Nei seminari e nei corsi di formazione di Respirazione olotropica, soltanto una piccola parte dei partecipanti sperimenta la reazione che i manuali di fisiologia respiratoria descrivono come tipica e, in un certo senso, obbligata (spasmi carpopedali, piedi freddi, eccetera). Le osservazioni ricavate dal nostro lavoro dimostrano che la respirazione accelerata produce uno spettro straordinariamente ricco di sintomi emotivi e psicosomatici, che confortano le critiche di Fried alla conoscenza semplicistica della sindrome da iperventilazione.

Secondo Fried, per chi osserva dal punto di vista della medicina convenzionale l'incredibile gamma di sintomi indotti dalla respirazione accelerata, "rimane un mistero come una funzione fisiologica talmente semplice come la respirazione possa produrre uno spettro così ampio di sintomi". La pratica della Respirazione olotropica fornisce intuizioni profonde sulle dinamiche della sindrome da iperventilazione e offre una soluzione semplice di questo "mistero". Essa dimostra che la ricchezza delle reazioni alla respirazione accelerata non si può capire in termini semplicemente fisiologici, perché è un complesso fenomeno psicosomatico che riflette l'intera storia psicobiologica e persino spirituale dell'individuo.

I sintomi indotti dalla respirazione rapida si possono manifestare in tutte le parti del corpo e in tutte le possibili combinazioni. Lo studio sistematico di queste reazioni dimostra che esse rappresentano l'intensificazione di sintomi psicosomatici preesistenti o l'esteriorizzazione di diversi sintomi latenti. La continuazione della respirazione accelerata rende possibile seguire questi sintomi fino alla loro fonte inconscia: ai ricordi di eventi biografici traumatici, alla nascita biologica, ai traumi prenatali e perfino a vari temi transpersonali (per esempio a memorie filogenetiche, a esperienze di vite passate e a elementi archetipici).

Ciò è vero perfino per alcuni fenomeni fisici estremi, che occasionalmente si possono osservare durante la Respirazione olotropica, come attività di tipo epilettico, apnea, cianosi, attacchi d'asma o varie e drammatiche manifestazioni cutanee. Questi fenomeni rappresentano l'esteriorizzazione di impronte storicamente determinate, associate a eventi specifici, quali episodi di rischio di annegamento, incidenti gravi, interventi chirurgici, difterite infantile, pertosse, nascita biologica, crisi prenatali o esperienze di vite passate. Per quanto possano apparire rischiosi, se si lavora con persone fisicamente sane, in grado di tollerare lo stress fisico ed emotivo legato a quest'esperienza, questi fenomeni non sono pericolosi.

Naturalmente è importante rispettare le controindicazioni previste per il lavoro esperienziale profondo e scartare le persone con problemi gravi, in particolare con disturbi cardiovascolari.

Un'osservazione sorprendente, ma costante nella pratica della Respirazione olotropica, è che i sintomi indotti dall'iperventilazione all'inizio aumentano di intensità, ma si risolvono e scompaiono in modo permanente continuando a respirare. Questo dato è in netto contrasto con il postulato che i sintomi psicosomatici siano la reazione fisiochimica obbligata all'iperventilazione. La scomparsa permanente dei sintomi, una volta che sia emerso tutto il materiale inconscio cui sono collegati, dimostra che si tratta di manifestazioni di natura psicodinamica e non semplicemente fisiologica. Nel nostro lavoro vediamo molte persone che non sviluppano alcuna contrazione anche dopo molte ore di respirazione intensa. Questo tipo di reazione aumenta con il numero di sedute e alla fine diventa la regola piuttosto che l'eccezione.

Perfino la vasocostrizione, che si verifica in diverse parti del corpo come risultato della respirazione accelerata, non è un effetto obbligato e costante dell'iperventilazione. Le osservazioni ricavate dalla Respirazione olotropica mostrano come in genere sia il blocco bioenergetico in una certa zona a causare la vasocostrizione. L'origine di questo blocco può risalire a traumi fisici o psicologici risalenti alla storia postnatale, al trauma della nascita, a una crisi prenatale o a varie esperienze difficili sul piano transpersonale. La respirazione accelerata tende a portare il materiale inconscio alla superficie e aiuta a sciogliere il blocco dopo la sua temporanea intensificazione. Di solito questo passaggio è seguito dall'apertura della circolazione nell'area coinvolta.

Un esempio estremo riguarda la sindrome di Raynaud, un grave disturbo della circolazione periferica delle mani associato alla sensazione di freddo e persino a un'alterazione trofica della pelle (lesioni della pelle dovute alla carenza di ossigeno e di nutrimento). Abbiamo avuto l'opportunità di lavorare con alcune persone che ne soffrivano e che sono riuscite a curarla con la Respirazione olotropica. Nelle sedute iniziali mostravano tutte un'estrema tetania dolorosa nelle mani e nelle braccia. Con il proseguire dell'iperventilazione, i crampi scomparivano immediatamente ed erano sostituiti da un potente flusso di energia calda lungo le braccia e dalla sensazione di campi di forza che avvolgevano le mani come giganteschi guanti. Dopo queste esperienze la circolazione periferica rimaneva aperta in modo permanente.

Come abbiamo detto in precedenza, lo stesso meccanismo può giocare un ruolo cruciale in molte infezioni croniche, come sinusite, faringite, tonsillite, bronchite, cistite, tradizionalmente considerate problemi puramente medici. Se riusciamo a sciogliere il blocco bioenergetico, la circolazione si apre e queste "infezioni croniche" tendono a scomparire. Possiamo anche ipotizzare che lo stesso meccanismo giochi un ruolo importante nella genesi dell'ulcera peptica o duodenale e della colite ulcerosa. La vitalità delle mucose gastriche o intestinali dove la circolazione è carente potrebbe infatti essere compromessa al punto di non riuscire a difendersi dai batteri presenti (*Helicobacter pylori*) e dagli effetti degli enzimi digestivi e dell'acido cloridrico.

Queste osservazioni dimostrano che in molti casi le malattie sono legate all'energia fisica o emotiva bloccata e alla sua conseguente frammentazione, mentre il funzionamento sano è associato al flusso libero di energia e al completamento. Questo si collega a un aspetto del termine *olotropico*, che letteralmente significa "che si muove verso il completamento" oppure "che punta al completamento". Queste scoperte sono coerenti con i principi di base della medicina cinese e dell'omeopatia e si collegano anche alla moderna concezione della *medicina energetica*. I rappresentanti di quest'orientamento affermano che la medicina diventerebbe molto più efficace se integrasse o addirittura sostituisse la sua strategia centrata sulla patologia organica con un approccio basato sulla conoscenza e sull'uso delle dinamiche bioenergetiche del corpo.

La sindrome da iperventilazione: finzione o realtà?

Per riassumere, le esperienze e le osservazioni tratte dalla Respirazione olotropica dimostrano che il concetto di *sindrome da iperventilazione* è obsoleto e deve essere rivisto. Le tensioni muscolari che si sviluppano come risultato della respirazione rapida non devono per forza riguardare mani e piedi, ma possono verificarsi in qualunque parte del corpo. La loro fonte è l'energia fisica ed emotiva repressa, generata da eventi traumatici del passato. La respirazione continuata di solito porta al rinforzo, al culmine e quindi alla risoluzione di tali tensioni, che possono essere facilmente rimosse anche tramite l'abreazione fisica ed emotiva. Sedute ripetute tendono a eliminare l'insorgere di tali tensioni. Alcuni individui possono respirare velocemente per parecchie ore senza mostrare alcun segno di tensione; costoro in realtà diventano progressivamente più rilassati ed estatici.

Probabilmente la respirazione accelerata crea nel corpo una condizione biochimica che facilita l'emergere di vecchie tensioni fisiche ed emotive associate a traumi fisici e psicologici non risolti. Il fatto che durante la respirazione rapida i sintomi emergano e diventino manifesti non è un fenomeno patologico, come tradizionalmente si crede. Questa situazione rappresenta piuttosto un'opportunità unica di guarire. Quello che affiora in queste circostanze è materiale inconscio con una forte carica emotiva, in gran parte già pronto per essere elaborato. Questo approccio ai sintomi dell'iperventilazione spiega l'enorme varietà di risposte al fenomeno che si riscontrano in individui diversi e all'interno dello stesso individuo. È una situazione analoga a quella relativa alla straordinaria ricchezza e alla varietà di contenuto esperienziale delle sedute psichedeliche.

Alla luce delle osservazioni provenienti dalla Respirazione olotropica, gli episodi spontanei di iperventilazione che si verificano nei pazienti psichiatrici e nella popolazione normale non sono altro che tentativi dell'organismo di guarire se stesso e dovrebbero quindi essere sostenuti piuttosto che repressi.

Con una comprensione corretta e una guida capace, l'emergere dei sintomi durante l'iperventilazione può portare alla guarigione di problemi psicosomatici ed emotivi, a una trasformazione positiva della personalità e a un'evoluzione della coscienza.

Al contrario, la pratica attuale di eliminare i sintomi si può interpretare come un'interferenza nei confronti di un processo terapeutico importante e spontaneo che coinvolge il corpo e la psiche.

Psicodinamica dei disturbi psicosomatici

Le osservazioni tratte dalla Respirazione olotropica gettano una luce interessante anche sulla genesi dei sintomi psicosomatici, un argomento che ha suscitato molte controversie nei circoli accademici, medici e psichiatrici. È ben noto che molti disturbi emotivi, come psiconevrosi, depressioni e psicosi, abbiano manifestazioni fisiche precise: mal di testa, difficoltà respiratorie, nausea, perdita dell'appetito, stitichezza o diarrea, palpitazioni, sudorazione eccessiva, tremori, tic, dolori muscolari, disturbi vasomotori, problemi della pelle, amenorrea, crampi mestruali, dolori durante il rapporto sessuale (dispareunia), anorgasmia e disfunzioni erettili. Le manifestazioni sessuali possono rappresentare problemi primari sui generis, gravi e persistenti, e non fattori transitori e concomitanti con le reazioni nevrotiche.

In alcune psiconevrosi i sintomi fisici sono molto specifici e caratteristici e rappresentano il tratto predominante del disturbo. Questo è certamente vero per l'isteria da conversione, una psiconevrosi che può avere una vasta gamma di manifestazioni fisiche: paralisi isterica, anestesia, perdita della voce (afonia), incapacità di mantenere la posizione eretta (astasia), cecità temporanea, vomito, attacco isterico con inarcamento della schiena (*arc de cercle*) e convulsioni muscolari, gravidanza isterica (*pseudocyesis*) e perfino stimmate. Di questo gruppo fa anche parte una serie di disturbi che gli psicoanalisti classici chiamano nevrosi pregenitali e comprende tic vari, balbuzie e asma psicogena. Queste nevrosi sono caratterizzate da una struttura di personalità ossessivo-compulsiva, ma il meccanismo di difesa primario coinvolto nella formazione dei sintomi è la conversione dei conflitti psicologici in manifestazioni fisiche, come nel caso dell'isteria.

Esiste anche un gruppo di disturbi con manifestazioni fisiche evidenti, in cui la componente psicologica è talmente ovvia e importante che perfino il modello medico vi si riferisce come a malattie psicosomatiche. Il termine psicosomatico riflette il riconoscimento dell'importanza dei fattori psicologici nella genesi di queste condizioni e, nel corso del tempo, ha conquistato una notevole popolarità. Viene adoperato per un'ampia varietà di disturbi medici di origine psicogena, fra i quali emicrania, asma psicogena, ulcera peptica, colite, certe forme di ipertensione, psoriasi, eczemi vari e alcune forme di artrosi.

Nel 1935 lo psicoanalista Franz Alexander, considerato il fondatore della medicina psicosomatica, propose un modello teorico per spiegare il meccanismo dei disturbi psicosomatici che ancora oggi è alla base del lavoro clinico e della ricerca in questo settore (Alexander, 1950). Il suo contributo chiave consiste nel riconoscimento che i sintomi psicosomatici risultano dalla concomitanza dei fattori fisiologici con i traumi e i conflitti psicologici. L'eccitazione emotiva, unita a una forte ansia, al dolore o alla rabbia, provoca un aumento delle reazioni fisiologiche, che a loro volta causano i sintomi e le malattie psicosomatiche. Comunque, secondo Alexander, ciò accade solo in individui organicamente predisposti e non in quelli sani. Questa predisposizione è un fattore cruciale ma variabile nella genesi delle malattie psicosomatiche.

Ci sono notevoli divergenze fra gli psicoanalisti sulla natura di questa predisposizione. Alexander distingueva le reazioni di conversione dai disturbi psicosomatici, che fino ad allora erano considerati simili alle reazioni nevrotiche. Nonostante la fonte delle emozioni alla base di questi disturbi possa essere rintracciata nei traumi psicologici, nei conflitti nevrotici e nelle relazioni interpersonali di tipo patologico, i sintomi non hanno un significato simbolico e non servono come difesa contro l'ansia, come avviene invece nei sintomi psiconevrotici. In realtà si tratta del fallimento dei meccanismi di difesa psicologici che proteggono l'individuo da un'eccessiva eccitazione affettiva.

Nel 1952, l'APA (American Psychiatric Association, Associazione americana di psichiatria) ha riconosciuto nella sua nomenclatura standard l'ambiguità dell'uso della parola psicosomatico e ha coniato la definizione "disturbo psicofisiologico autonomo e viscerale". I sintomi di questi disturbi sono attribuiti all'intensificazione cronica di una normale espressione fisiologica delle emozioni. Questi stati viscerali e fisiologici prolungati possono infine portare a cambiamenti strutturali nei diversi organi. Il campo della medicina psicosomatica è caratterizzato dalla fondamentale mancanza di accordo per quanto riguarda la natura della predisposizione ai disturbi psicosomatici e il tipo di vulnerabilità che determina la scelta dell'organo. I modelli teorici si suddividono nelle tre categorie seguenti: “modelli di specificità”, “modelli di non specificità” e “modelli di specificità individuale”.

Modelli di specificità dei disturbi psicosomatici

I modelli teorici che appartengono a questa categoria sostengono che i sintomi e le malattie psicosomatiche si possono rintracciare in specifici stati emotivi e in eventi psicotraumatici. Per interpretarli, Franz Alexander e altri psicoanalisti hanno usato i comuni concetti analitici, come le dinamiche inconsce, la fissazione a vari stadi di sviluppo della libido e dell’Io, la regressione, i meccanismi psicologici di difesa, i problemi nelle relazioni oggettuali, e così via. Secondo questa impostazione, molti eventi traumatici causano ansia e regressione psicologica verso zone molto cariche emotivamente. Per esempio, i pazienti che soffrono di ulcera peptica mostrano una fissazione al periodo orale dello sviluppo libidico e mostrano seri conflitti inconsci irrisolti nell’area della dipendenza. La regressione, quindi, porta a un’ipersecrezione dei succhi gastrici.

Questa categoria comprende anche i molti tentativi di definire i “profili di personalità” di chi è predisposto verso specifici disturbi psicosomatici. Flanders Dunbar (Dunbar, 1954) ha aperto la strada alla ricerca sulle caratteristiche personali di questi individui. In questi studi, per esempio, sono state distinte le personalità di tipo A e di tipo B. La personalità di tipo A è quella del dirigente assillante e dell’efficientissimo stakanovista, sempre preoccupati per gli orari e per la velocità delle loro prestazioni. Sono individui impazienti, insicuri della loro posizione, molto competitivi, ostili, aggressivi e incapaci di rilassarsi. La personalità di tipo B, al contrario, si riferisce a chi è paziente, rilassato e tollerante; di solito è più creativo, ingegnoso e filosofico (Friedman e Rosenman, 1974). È stato dimostrato che le personalità di tipo A sono maggiormente esposte al rischio di sviluppare malattie cardiovascolari.

Stewart Wolff e Harold Wolff hanno messo a punto tecniche per studiare le correlazioni tra psicologia e fisiologia, come per esempio la correlazione fra il trattenere le emozioni e la stipsi o fra il manifestarle liberamente e la diarrea (Wolff e Wolff, 1947). Concetti di questo tipo sono diventati molto popolari nei circoli psicoterapeutici, con il sottinteso che i problemi e i conflitti psicologici si possono esprimere con il linguaggio simbolico del corpo: dolore al collo e alle spalle per chi si carica di troppe responsabilità, problemi di stomaco per chi non riesce a "ingoiare" o "digerire" qualcosa, senso di oppressione al torace per chi soffre di un "grande dolore" e così via.

Le "teorie della specificità", però, hanno sollevato varie obiezioni. I pazienti con diversi disturbi psicosomatici possono avere un'ampia gamma di problemi psicodinamici e di diagnosi psichiatriche, che vanno da "normale" a "psicotico". I problemi psicologici dei pazienti non possono essere diagnosticati in base alla natura dei loro sintomi psicosomatici e viceversa.

Per tutta una serie di disturbi psicosomatici sono state postulate le stesse "variabili eziologiche specifiche"; il bisogno patologico di dipendenza o la perdita di una relazione significativa, per esempio, sono stati messi in relazione con la colite ulcerosa, l'ileite, l'artrite reumatoide, l'asma psicogena e vari problemi a carico della pelle. Inoltre, alcuni disturbi psicosomatici si possono presentare anche negli animali, come per esempio l'ipersecrezione gastrica indotta da stress non specifico. Naturalmente qui non possiamo dare per scontato il ruolo delle fantasie inconsce, dei processi simbolici, dei conflitti interpersonali e di altro.

Modelli di non specificità dei disturbi psicosomatici

I modelli teorici che appartengono a questa categoria rifiutano l'idea di fattori psicopatologici specifici nella genesi dei disturbi psicosomatici.

Essi sostengono che ogni stimolo capace di causare una sofferenza psicologica può evocare un diffuso stato emotivo di ansia cronica e portare allo sviluppo di un disturbo psicosomatico.

La natura del disagio non può essere prevista in base alla causa psicologica. Secondo G.F. Mahl, i fattori fisiologici concomitanti potrebbero essere gli stessi, indipendentemente dal fattore di stress, sia che si tratti di un bombardamento durante la guerra o di un esame altamente selettivo o di un conflitto interpersonale con un partner sessuale (Mahl, 1949).

Hans Selye ha dimostrato che esistono manifestazioni universali dello stress cronico, come l'attivazione gastrica e cardiovascolare e l'aumento degli ormoni steroidei (Selye, 1950).

Tuttavia, l'esordio dei disturbi psicosomatici spesso è associato al crollo, psicodinamicamente determinato, delle difese psicologiche che di solito proteggono l'individuo da un'eccitazione emotiva troppo intensa. La predisposizione organica può essere una combinazione di fattori costituzionali e di esperienze passate. Questo modello teorico, benché sia troppo generico, è coerente con i dati clinici e degli studi di ricerca.

Modelli di specificità individuale dei disturbi psicosomatici

I modelli teorici di questa categoria suggeriscono che il tipo di disturbo psicosomatico che l'individuo sviluppa dipenderebbe più dal suo specifico modello di risposta che dalla natura dello stimolo. Molti individui mostrano modelli altamente caratteristici e coerenti di eccitabilità emotiva, che può essere evocata da una vasta gamma di stimoli e può portare a specifici disturbi psicosomatici. Fra questi citiamo "i gastrici", "i cardiaci", "gli ipertesi", e così via. Le reazioni emotive degli adulti con disturbi psicosomatici tendono a mostrare specifiche aree di attivazione, in contrasto con le reazioni diffuse e immature dei bambini. Il caratteristico modello di risposta si sviluppa presto nell'infanzia e rimane coerente nel tempo. Questa teoria è molto popolare nei circoli accademici.

La situazione attuale nel campo della psicosomatica

È generalmente accettato che nessun singolo modello spieghi in modo soddisfacente tutti i disturbi psicosomatici; l'opinione comune propende per la multicausalità. I fattori psicologici giocano un ruolo significativo, ma non sono le uniche cause determinanti. In più dobbiamo tenere conto della costituzione, dell'ereditarietà, delle patologie organiche, dello stato nutrizionale, dell'ambiente e delle condizioni sociali e culturali. I fenomeni psicologici e somatici, prima visti come processi distinti, ora sono letti come la rappresentazione di aspetti differenti di un fenomeno unitario che consiste nell'effetto dell'interazione reciproca. Inoltre, le strutture cerebrali che controllano le emozioni e le funzioni viscerali sono identiche o strettamente collegate. La paura, la rabbia, la sessualità e il funzionamento di visceri e ghiandole sono regolati dal sistema limbico e dalle strutture dell'ipotalamo; sono anche legate a livelli di organizzazione corticali e subcorticali. La natura precisa di questi collegamenti non è ancora del tutto nota.

Scoperte derivate da Respirazione olotropica e altre terapie

Le spiegazioni dei sintomi e delle malattie psicosomatiche offerte dalla maggior parte delle scuole di psicologia del profondo sono generalmente poco convincenti. Esse attribuiscono un ruolo causale ai ricordi di eventi risalenti all'infanzia o alle successive esperienze traumatiche di vita. L'asma psicogena viene interpretata come un'invocazione alla madre o come il risultato di una limitante "influenza soffocante" della madre, mentre la paralisi isterica è spiegata come il riflesso di un conflitto che riguarda il fare qualcosa di vietato. Allo stesso modo, la balbuzie è vista come l'effetto della repressione dell'aggressione verbale e come la lotta contro l'impulso a dire oscenità; un senso di oppressione può portare ad acuti dolori alle spalle; la difficoltà di "digerire" qualcosa può provocare disturbi gastrici gravi, mentre importanti problemi della pelle possono servire come protezione contro l'attrazione sessuale.

Dal lavoro del brillante e controverso pioniere della psicoanalisi Wilhelm Reich sono arrivate le scoperte più convincenti sulla natura e la psicogenesi dei disturbi psicosomatici: ha dimostrato che i traumatici eventi psicologici di cui si parla in psicoanalisi non sono sufficienti a spiegare lo sviluppo dei sintomi emotivi e, in particolare, di quelli psicosomatici. Secondo Reich il fattore principale che si trova alla base dei sintomi è un blocco bioenergetico dei muscoli e dei visceri (*armatura caratteriale*; Reich, 1949).

Reich ha attribuito questo blocco a un disturbo della libido dovuto al fatto che la società moralista e repressiva non permette la piena soddisfazione dei nostri bisogni sessuali. L'energia sessuale bloccata trova quindi un'espressione deviata sotto forma di nevrosi, disturbi psicosomatici e perversioni. Su larga scala questo porta ai movimenti sociopolitici più distruttivi. Reich comprese che la psicoterapia limitata allo scambio verbale non poteva, di per sé, produrre un cambiamento nella situazione energetica dell'organismo. Per questo ha introdotto nella terapia alcuni elementi rivoluzionari, come le tecniche di respirazione e il lavoro sul corpo volto a liberare le energie represse. Tuttavia, secondo Reich, la completa liberazione sessuale ed emotiva richiedeva una rivoluzione a livello sociale. Reich è diventato comunista e, dopo la pubblicazione del libro *Psicologia di massa del fascismo* (Reich, 1970), è stato espulso sia dall'Associazione psicoanalitica sia dal Partito Comunista.

Il lavoro con gli stati olotropici di coscienza, con la Respirazione olotropica, con la terapia del Primal, con il Rebirthing o con la terapia psichedelica rivela enormi quantità di energia fisica ed emotiva (*bioenergia*) bloccata e compressa alla base dei diversi disturbi psicosomatici (e di quelli emotivi in generale). Quest'osservazione conferma quindi la teoria reichiana, ma solo in senso generale, non nello specifico. Reich credeva che l'energia repressa fosse libido nascosta, mentre le nuove osservazioni rivelano che molta di questa energia è di origine perinatale. È il risultato degli eccessivi impulsi neuronali generati durante il passaggio attraverso il canale del parto e immagazzinati nell'organismo. Inoltre, molta di quest'energia sembra essere di origine transpersonale, e si può rintracciare nel territorio storico e archetipico dell'inconscio collettivo e nei ricordi ancestrali, karmici e filogenetici.

Un importante contributo della psicoterapia esperienziale alla comprensione delle manifestazioni psicosomatiche consiste nella scoperta del ruolo cruciale che i traumi fisici non assimilati e non integrati giocano nella loro genesi. Le scuole di psicodinamica tendono a vedere i sintomi psicosomatici come il risultato della somatizzazione dei traumi e dei conflitti psicologici e trascurano di vedere il ruolo importante che gli psicotraumi di origine fisica giocano nella loro genesi. Il lavoro esperienziale che utilizza gli stati olotropici di coscienza non lascia dubbi sul fatto che le fonti più significative dei sintomi psicosomatici siano gli eventi che riguardano un danno fisico.

Per esempio, il lavoro olotropico sull'asma psicogena porterà inevitabilmente a ricordi non assimilati di situazioni che si riferivano all'esperienza del soffocamento, come il rischio di annegamento, l'essere strangolato da un genitore o da un fratello, lo strozzarsi con un oggetto estraneo, l'inspirare il sangue durante la tonsillectomia, la pertosse, la polmonite infantile, la nascita, o l'esperienza di essere impiccato o strangolato in una vita passata. Allo stesso modo, il materiale che si trova alla base del dolore psicosomatico è fatto di ricordi di casi dolorosi, di operazioni o di malattie, di dolore sperimentato durante la nascita, e della sofferenza fisica legata a una ferita o alla morte subita in una vita precedente.

La potente influenza psicotraumatica dei danni fisici è stata riconosciuta nel sistema *Dianetics* di Ron Hubbard, che rappresenta la base ideologica della Chiesa di Scientology (Hubbard, 1950). Mentre nelle forme tradizionali di psicoterapia verbale la valutazione del significato emotivo del trauma riflette la concezione teorica delle rispettive scuole, tra i Dianetici la sua rilevanza viene misurata oggettivamente in un processo chiamato *auditing*. La terapia e l'esplorazione psicologica sono guidate dall'uso di un E-meter, un galvanoscopio che misura la conduttività della pelle del cliente in modo simile a un lie detector.

Il sistema teorico di Scientology non parla di trauma fisici soltanto nella vita postnatale, ma anche di trauma somatico durante la nascita, durante l'esistenza prenatale e nelle vite passate.

Hubbard si riferisce ai segni dei traumi fisici chiamandoli *engram* e li classifica come fonte primaria dei problemi emotivi. Nella sua terminologia i traumi psicologici tipici sono chiamati *secondari*; in un certo senso mutuano il loro potere emotivo dall'associazione con gli engram. Purtroppo, le scorribande di Hubbard nelle fantasie selvaggiamente galattiche, l'abuso delle conoscenze di Scientology allo scopo di ottenere potere, denaro e controllo, e le pratiche avventate della sua organizzazione hanno screditato i suoi importanti contributi teorici.

Possiamo riassumere le osservazioni prodotte dalla ricerca sulla coscienza in materia di disturbi psicosomatici e usare queste scoperte per chiarire alcune incongruenze e discrepanze sulla loro origine e la loro natura. Secondo la nostra esperienza, la struttura psicodinamica che sta alla base di questi disturbi ha la forma dei sistemi COEX (*sistemi di esperienza condensata*), costellazioni a più livelli di ricordi e altro materiale inconscio (*vedi* il Capitolo 2). Gli strati più superficiali dei sistemi COEX comprendono episodi della biografia postnatale, in questo caso il ricordo di traumi sia fisici sia psicologici. Un livello più profondo di questi sistemi è formato dai ricordi legati alla nascita biologica, un evento che per sua natura è sia fisico sia psicologico. Il riconoscimento dell'influenza patogena della nascita ci aiuta così a risolvere il conflitto fra le teorie psicologiche e quelle biologiche della psichiatria.

Gli strati più profondi dei sistemi COEX costituiscono le matrici di natura transpersonale, come le esperienze di vite precedenti, i motivi archetipici e gli elementi filogenetici.

I traumi psicologici postnatali hanno legami precisi con gli stadi di sviluppo della libido e dell'Io, con specifiche parti del corpo e con i problemi nelle relazioni interpersonali. Sono anche collegati ai meccanismi psicologici di difesa e alle elaborazioni simboliche, mentre i traumi fisici postnatali, in particolare la nascita, hanno come bersaglio diversi organi specifici ma rappresentano anche una forma di stress puro e indifferenziato. Questo è certamente importante per quanto riguarda i dissensi sulle cause più o meno specifiche dei disturbi psicosomatici e delle reazioni nevrotiche da conversione evidenziate da Franz Alexander.

Tutto questo potrebbe spiegare perché sia lo stress specifico sia quello aspecifico possano indurre sintomi psicosomatici e anche perché fattori di stress aspecifici di vario tipo possano indurre gli stessi sintomi in un particolare individuo. La nascita è il principale trauma psicofisiologico e riguarda la prima importante perdita di un oggetto d'amore: la separazione dalla madre, seguita da una situazione di estrema dipendenza. Il suo coinvolgimento nella genesi dei disturbi psicosomatici potrebbe quindi essere responsabile del fatto che la perdita di una relazione importante e il bisogno estremo di dipendenza sono fattori che giocano un ruolo significativo in vari tipi di disturbi psicosomatici.

Le osservazioni tratte dalla Respirazione olotropica, mostrando la profondità delle radici dei disturbi psicosomatici e l'importantissimo ruolo che i traumi fisici giocano nella loro genesi, chiariscono che la psicoterapia limitata ai mezzi verbali ha poche chance di ottenere risultati positivi. Le parole, da sole, non sono efficaci se lavoriamo con persone che soffrono di asma psicogena, di dolorosi spasmi muscolari o di emicrania. Questi sintomi richiedono un profondo lavoro esperienziale che permetta di rivivere i ricordi che stanno alla loro base e consenta l'abreazione delle energie fisiche ed emotive a essi associate. Poiché le radici profonde delle malattie psicosomatiche giungono fino alla zona perinatale e a quella transpersonale della psiche, un trattamento efficace di questi disturbi richiede una struttura concettuale che fornisca una spiegazione plausibile e non patologica delle intense esperienze che provengono da questi livelli dell'inconscio.

La cartografia estesa della psiche, che comprende il livello perinatale e quello transpersonale, serve a questo scopo.

Senza sapere che queste esperienze hanno un'origine naturale, sia i terapeuti sia i pazienti proverebbero paura e riluttanza a entrare in questo territorio esperienziale e a permettere al materiale, che proviene dai livelli profondi dell'inconscio, di emergere alla coscienza.

Abbiamo anche ricordato che l'abreazione nelle sedute che usano l'ipnosi e la narcoanalisi è risultata utile nel trattamento delle nevrosi di guerra (PTSD, disturbi da stress post-traumatico), ma non nelle psiconevrosi.

I terapeuti che sapevano che i loro clienti erano stati esposti a situazioni traumatiche erano disponibili e in grado di tollerare le reazioni fisiche ed emotive estremamente intense di queste persone, senza temere di misurarsi su un terreno psicotico.

CAPITOLO 10

Passato, presente e futuro

Abbiamo cominciato a usare la Respirazione olotropica nella sua forma attuale nel 1976, all'Esalen Institute. Per oltre dieci anni siamo stati gli unici a offrire questo metodo di autoesplorazione nei seminari che tenevamo a Esalen e in varie parti del mondo: Nord America, Messico, Sud America, Australia, India, Giappone e varie nazioni europee. In qualche occasione abbiamo potuto contare sull'assistenza di persone che si erano seriamente interessate al nostro lavoro e volevano apprenderlo da noi.

Molti di loro erano residenti della comunità di Esalen, mentre altri erano individui che avevano partecipato ai seminari della durata di un mese che tenevamo lì, e avevano accumulato una notevole esperienza di *breathwork*.

La formazione dei facilitatori di Respirazione olotropica

Nel 1987, il numero e l'interesse di queste persone era tanto cresciuto che un gruppo ci chiese di organizzare un progetto di formazione per facilitatori. In risposta alla loro richiesta, decidemmo di proporre un singolo incontro destinato a settanta persone molto motivate, che avevano già partecipato ai nostri seminari e che nel corso degli anni avevano lavorato con noi per un numero significativo di ore. Questo incontro fu seguito dai programmi di formazione di tre anni in cui i partecipanti si incontravano due volte l'anno per sessioni della durata di due settimane. Due gruppi con questa struttura si incontravano sulla costa orientale del Nord America, e il terzo, un gruppo di lingua tedesca con partecipanti provenienti dalla Svizzera, dalla Germania e dall'Austria, si teneva in Europa.

Nella fase successiva, abbiamo messo a punto un programma di formazione articolato su sette unità, o "moduli", di sei giorni ciascuno. Quattro dei moduli erano considerati obbligatori (Il potenziale terapeutico degli stati di coscienza non ordinari, L'architettura dei disturbi emotivi e psicosomatici, Emergenza spirituale, La pratica della Respirazione olotropica). Negli altri tre moduli, considerati facoltativi, i partecipanti potevano scegliere un argomento di loro interesse tra un'ampia selezione di temi che esploravano il rapporto tra Respirazione olotropica e una varietà di pratiche diverse: meditazione buddhista Vipassana, sciamanesimo, alcolismo e altre forme di dipendenza, l'uso del canto per raggiungere l'estasi, l'arte fantastica, cosmologia e ontologia, morte e morire, e così via. Dopo aver frequentato questi sette moduli, i partecipanti completavano la loro formazione con un incontro finale di certificazione, della durata di due settimane.

I nostri corsi di formazione hanno continuato ad avere questa struttura, con piccolissime variazioni, fino a oggi. Dal 1971, il GTT (Grof Transpersonal Training) è stato condotto da Cary e Tav Sparks, con Cary nel ruolo di coordinatore e Tav come insegnante principale. Ancora oggi abbiamo un ruolo nel GTT e partecipiamo ad alcuni dei moduli, oltre che ai maggiori seminari introduttivi pubblici, come liberi docenti. Gran parte della formazione viene oggi condotta da membri anziani dello staff e ha luogo in diverse parti del mondo. Gli allievi in formazione possono scegliere il Paese in cui frequentare i singoli moduli e quanto tempo lasciar passare tra un incontro e l'altro. La nostra raccomandazione è che gli allievi non completino i loro moduli in meno di due anni, perché la formazione richiede anche un intenso lavoro interiore su di sé, e serve un tempo adeguato perché possa essere elaborato e integrato. Potete trovare la maggior parte delle informazioni utili sulla formazione cercando in Internet (in particolare nei siti `www.holotropic.com` e `www.stanislavgrof.com`). Oggi ci sono più di mille persone in diverse parti del mondo che hanno già completato la loro formazione, e qualche centinaio in corso di formazione.

Il nostro corso per facilitatori ha cambiato radicalmente le prospettive della Respirazione olotropica e ci ha consentito di condurre seminari di *breathwork* su scala molto più ampia. Nei nostri primi seminari avevamo scoperto che l'intensità delle esperienze dei partecipanti era tanto maggiore quanto più ampio era il gruppo, ma anche che il numero dei componenti del successivo incontro terapeutico doveva limitarsi a quattordici-diciotto persone, in modo che la condivisione potesse completarsi nel giro di un'unica seduta. Quando lavoravamo da soli, con l'assistenza di apprendisti occasionali, abbiamo condotto seminari anche con trentasei partecipanti, seminari di un weekend nei quali ogni partecipante faceva una seduta di respirazione, o seminari di cinque giorni in cui ognuno faceva due sedute.

Quando però il numero dei partecipanti ha cominciato a superare questo limite, non siamo più stati in grado di condurre di persona la condivisione con ogni singolo componente del gruppo. Mentre era possibile condurre le sedute di respirazione con tutti i partecipanti in una volta sola (alternando le posizioni di sitter e di respirante), per le sedute di condivisione il gruppo doveva essere suddiviso in unità più piccole. Al di là di questo, gli unici limiti al numero di partecipanti sono la dimensione dello spazio per il lavoro di respirazione, la disponibilità di stanze "di fuga" per i gruppi terapeutici, e il numero di facilitatori esperti capaci di sostenere i respiranti e di condurre le sedute di condivisione. Grazie a questo tipo di struttura, molti dei nostri gruppi più grandi sono arrivati a contare oltre trecento partecipanti.

La Respirazione olotropica e la comunità accademica

L'aumento di popolarità della Respirazione olotropica nei circuiti paraprofessionali e tra persone comuni non trova ancora un riscontro altrettanto entusiastico nella comunità accademica e tra professionisti che lavorano in strutture ufficiali. Per quanto ne sappiamo, solo in Austria, in Brasile e in Russia la Respirazione olotropica è stata accolta come una modalità ufficiale di trattamento. I motivi sono facilmente comprensibili; tanto la teoria quanto la pratica di questa nuova forma di autoesplorazione e terapia rappresentano un significativo distacco dalle pratiche terapeutiche e dalle strutture concettuali correnti. Il lavoro con la Respirazione olotropica e con gli stati olotropici di coscienza in generale richiede il cambiamento radicale di qualche premessa di base e di qualche assunto metafisico, che i professionisti legati a visioni più tradizionali del mondo e della psiche non sono pronti a fare.

Per la maggior parte dei medici ufficiali non è facile accettare che gli intensi stati emotivi e le concomitanti manifestazioni fisiche, che sono abituati a diagnosticare e trattare come psicopatologie, rappresentino un processo di autoguarigione che andrebbe sostenuto invece che soppresso o interrotto.

Molti psicoterapeuti tradizionali trovano difficile passare dalla terapia verbale alle terapie esperienziali, in particolare a quelle più efficaci che inducono stati olotropici di coscienza. Una sfida aggiuntiva è rappresentata dall'uso del lavoro corporeo e del contatto fisico di sostegno, due elementi estremamente utili e importanti della Respirazione olotropica.

Probabilmente, la provocazione più significativa che la pratica della Respirazione olotropica offre agli psicoterapeuti consiste nella ridefinizione della natura dell'intervento terapeutico e del ruolo del terapeuta, perché implica un distacco radicale dal concetto di terapista come un agente attivo ("colui che fa"), che cerca di arrivare a una comprensione intellettuale dei problemi del cliente e di derivarne un intervento appropriato; tra gli altri: interpretazione, analisi del transfert, uso del silenzio. Nella Respirazione olotropica, il principio guida è l'intelligenza terapeutica interiore del respirante, e il ruolo del facilitatore consiste nel sostenere il processo che si svolge spontaneamente. La capacità di fidarsi del potenziale di autoguarigione della psiche e di astenersi da giudizi di qualsiasi tipo è uno dei prerequisiti più importanti perché il lavoro con gli stati olotropici di coscienza sia efficace e produttivo.

Altrettanto provocatorie quanto i cambiamenti che la Respirazione olotropica introduce nella pratica terapeutica sono alcune delle sue fondamentali premesse teoriche e metafisiche. La prima di queste è una comprensione radicalmente diversa della natura della coscienza e della psiche umana. Da una prospettiva olotropica, la coscienza e la psiche sono considerate come attributi primari dell'universo (*anima mundi*) piuttosto che prodotti dei processi neurofisiologici che avvengono nel cervello umano, e quindi epifenomeni di una materia altrimenti inanimata e inerte. Le osservazioni tratte da vari metodi della moderna ricerca sulla coscienza hanno fornito prove convincenti che la coscienza può funzionare in modo indipendente dal cervello umano, e portano alla conclusione che il cervello media la coscienza, ma non la genera (Goswami, 1995; Ring e Valarino, 1998; Ring e Cooper, 1999; Cárdena, Lynn e Krippner, 2000; Grof, 2000, 2006b).

La seconda fondamentale revisione teorica necessaria per un lavoro produttivo con gli stati olotropici consiste nell'aggiunta di due livelli al modello della psiche attualmente in uso presso gli psichiatri, gli psicologi e gli psicoterapeuti ufficiali, che si limita attualmente alla biografia postnatale e all'inconscio individuale freudiano. I due nuovi livelli, quello perinatale e quello transpersonale, espandono l'immagine della psiche tanto da renderla profondamente paragonabile ai concetti che troviamo nelle grandi filosofie spirituali dell'Oriente e nelle diverse culture native.

Si tratta di una considerazione umiliante per i membri della comunità accademica occidentale, ai quali viene insegnato che la loro visione del mondo e della psiche è molto superiore a quella delle società preindustriali.

Le osservazioni ottenute dalla ricerca sugli stati olotropici modificano radicalmente anche la nostra comprensione dell'origine e della natura dei disturbi emotivi e psicosomatici che non abbiano una natura organica. Rivelano infatti che queste condizioni non hanno del tutto origine nell'infanzia e nella fanciullezza, ma hanno anche radici che affondano in livelli più profondi della psiche, ovvero nelle matrici esperienziali perinatale, prenatale, ancestrale, razziale, collettiva, filogenetica, karmica e archetipica. Lo sviluppo dei sintomi si può quindi leggere come uno sforzo e un tentativo della psiche del cliente di liberarsi dalle impronte traumatiche presenti su questi diversi livelli della psiche stessa.

Questa prospettiva si può applicare anche ad alcune condizioni attualmente considerate come manifestazioni di gravi malattie mentali. La cartografia estesa della psiche rende possibile vedere un'importante sottocategoria di episodi spontanei degli stati di coscienza non ordinari, attualmente diagnosticati e trattati alla stregua di psicosi, come crisi psicospirituali ("emergenze spirituali") dotate di un grandissimo potenziale terapeutico, trasformativo e addirittura evolutivo. Dal momento che la formazione dei facilitatori di Respirazione olotropica prevede un gran numero di sedute individuali, un'ampia esperienza nel sostegno dei compagni in stati olotropici di coscienza, e lezioni sulla teoria transpersonale, i facilitatori certificati sono tutti ben preparati e attrezzati per sostenere un individuo che si trovi ad affrontare un'emergenza spirituale.

Il concetto di sintomi come opportunità di guarigione e di trasformazione richiede anche, ai professionisti con una formazione tradizionale, uno straordinario cambiamento di registro, proprio perché molti dei loro trattamenti di routine sono mirati alla soppressione di quegli stessi sintomi. Nella pratica clinica corrente, la riduzione dei sintomi viene considerata come un miglioramento clinico, e la loro intensificazione come un peggioramento della condizione clinica. Al trattamento sintomatico ci si riferisce in genere, erroneamente, come terapia, anche se il suo scopo non è risolvere il problema che ha generato i sintomi. Anche in medicina, esiste una chiara distinzione tra terapia causale, diretta ai fattori eziologici, e terapia sintomatica, che si limita a rendere il disturbo più sopportabile per il paziente.

Vantaggi della prospettiva olotropica

I cambiamenti della pratica e della teoria, introdotti nella psichiatria e nella psicologia dalla ricerca sugli stati olotropici di coscienza, sono radicali e rappresentano una vera e propria sfida concettuale. Chi è in grado di accettarli e di applicarli, tanto nella propria esplorazione di sé e nella propria guarigione quanto nel proprio lavoro con gli altri, trarrà grandi vantaggi da un riorientamento concettuale di così vasta portata, perché riconoscendo le radici perinatali e transpersonali della natura e delle dinamiche dei disturbi emotivi e psicosomatici (fobie, depressione, tendenze suicide, disfunzioni e perversioni sessuali, asma psicogena e molti altri) ne trarrà una comprensione assai più profonda. Inoltre, sfruttando i meccanismi terapeutici che si rendono disponibili su questi livelli più profondi dell'inconscio, sarà in grado di ottenere risultati terapeutici migliori e più rapidi (Grof, 1985, 2000).

La nuova cartografia estesa della psiche porta chiarezza nella gamma delle scuole di psicoterapia, con le loro prospettive differenziate sulle tematiche fondamentali della psiche in stato di salute e di malattia. Questa nuova mappa comprende, sintetizza e integra i punti di vista di Sigmund Freud, Melanie Klein, Otto Rank, Wilhelm Reich, Sandor Ferenczi, C.G. Jung e di tutti i rappresentanti della psicologia dell'ego, e assegna un posto a ciascuno di loro all'interno di un modello comprensivo della psiche (Grof, 1985). Da questa prospettiva, ognuno dei fondatori di queste scuole dirige selettivamente la sua attenzione su un livello specifico della psiche, tralasciando gli altri o rappresentandoli erroneamente perché li ha ridotti all'idiosincrasia del proprio punto di vista.

La Respirazione olotropica ha importanti vantaggi pratici ed economici. Può arrivare alle radici dei problemi emotivi e psicosomatici posti su livelli della psiche che non sono disponibili nella terapia verbale, e accelera enormemente l'accesso al materiale inconscio. Inoltre consente l'elaborazione dei traumi fisici che sono alla base di vari disturbi psicosomatici, come quelli associati al rischio di annegamento o al momento del parto, che non si può realizzare semplicemente parlando.

Un altro vantaggio è il rapporto favorevole tra facilitatori formati e clienti. La Respirazione olotropica viene in genere condotta in gruppi in cui è sufficiente un facilitatore esperto per otto-dieci partecipanti e dove un sostegno significativo viene offerto da sitter anche privi di esperienza. In più, la nostra esperienza dimostra che molte persone che sperimentano il ruolo di sitter sviluppano un tale interesse per questo lavoro che spesso si iscrivono al corso di formazione per facilitatori.

Questo fornisce un'opportunità di crescita esponenziale del sistema di supporto per le persone che sperimentano stati olotropici, siano essi spontanei o indotti.

Un altro aspetto importante della nuova psicologia, emerso dagli studi sugli stati olotropici, è la correzione della visione distorta della spiritualità e della religione che troviamo nei circoli scientifici occidentali. La moderna ricerca sulla coscienza ha dimostrato che la spiritualità è una dimensione importante della psiche e dell'ordine universale. Una comprensione genuina di fenomeni quali sciamanesimo, mitologia e vita rituale delle culture native, misticismo e grandi religioni, è impossibile se non espandiamo la mappa della psiche integrandovi le dimensioni perinatale e transpersonale. Questo è necessario anche se vogliamo comprendere le esperienze spirituali, nostre e altrui, e offrire un sostegno intelligente alle persone che affrontano le prove complesse del loro viaggio interiore. È un grave errore svalutare e considerare patologica la spiritualità, qualunque sia la forma che prende, soltanto perché la sua esistenza è incompatibile con le assunzioni metafisiche di base della scienza occidentale, o perché spesso ha trovato espressioni distorte e devianti nelle religioni organizzate.

La prospettiva olotropica offre anche nuovi punti di vista alla psicologia e alla psicopatologia dell'arte, punti di vista molto più profondi e rivelatori degli sforzi precedentemente tentati da Freud, da Marie Bonaparte, da Otto Rank e da altri (Grof, 2010). Il forte impatto emotivo di molte grandi opere d'arte, siano esse romanzi, dipinti, film o composizioni musicali, non si può spiegare se non partendo dal riconoscimento che le loro fonti non si trovano soltanto nella biografia dei loro autori, ma anche nei livelli perinatale e transpersonale della psiche. Nelle più alte forme di creatività, l'artista diventa il canale di un'ispirazione che viene direttamente da fonti transpersonali (Harman, 1984).

Gli stati olotropici di coscienza e l'attuale crisi globale

C'è un aspetto dell'autoesplorazione sistematica basata sulla Respirazione olotropica e su altre forme di uso responsabile degli stati olotropici di coscienza che merita un'attenzione particolare. Questa pratica fa molto più che dare sollievo ai disturbi emotivi e psicosomatici e rendere più piacevole e soddisfacente la vita delle persone che la usano. Le trasformazioni sul piano della visione del mondo, della gerarchia dei valori e della strategia di vita che derivano dall'elaborazione del materiale biografico, perinatale e transpersonale hanno implicazioni importanti che vanno ben al di là del vantaggio personale sperimentato da chi si sottopone a un lavoro interiore intensivo.

Questa trasformazione comprende una significativa riduzione dell'aggressività e lo sviluppo di compassione e tolleranza razziale, di genere, culturale e ideologica, di una sensibilità ecologica e della sensazione di essere cittadini planetari.

Attualmente ci troviamo nel mezzo di una pericolosa crisi globale che minaccia la sopravvivenza della nostra specie e della vita su questo pianeta. In ultima analisi, il comune denominatore di molti diversi aspetti di questa crisi è il livello di evoluzione della coscienza dell'umanità. Se questo potesse elevarsi a uno standard più alto, se potessimo addomesticare la propensione alla violenza e all'avidità insaziabile, molti problemi del mondo attuale potrebbero trovare sollievo o essere risolti.

Sembra che i cambiamenti regolarmente osservati nelle persone che si sono sottoposte alla trasformazione descritta in questo capitolo, se si potessero verificare su una scala sufficientemente ampia, sarebbero in grado di far crescere enormemente le nostre speranze di sopravvivenza.

Speriamo che le informazioni contenute in questo libro in merito al potenziale degli stati olotropici di coscienza in generale, e alla Respirazione olotropica in particolare, possano rappresentare un'utile guida per quanti decideranno di intraprendere questo viaggio, come pure per tutti coloro che l'hanno già intrapreso.

Appendice 1

Situazioni e interventi particolari nelle sedute

Anche se è abbastanza facile comprendere e applicare la logica di base del lavoro corporeo usato nella Respirazione olotropica, ci sono alcune situazioni che meritano qualche parola in più. Nella gamma di situazioni e di interventi che andiamo a descrivere, tenete sempre presente che tutte hanno un solo denominatore comune: intensificare le emozioni e le energie fisiche che sostengono i sintomi, e portare il respirante a sperimentarle a livello cosciente e a esprimerle fino in fondo.

Si tratta di informazioni molto specialistiche che, sebbene possano rivestire qualche interesse per i lettori comuni, hanno una reale rilevanza a fini pratici solo per i facilitatori certificati di Respirazione olotropica che abbiano già completato la formazione GTT e siano stati autorizzati a impiegare il metodo nel loro lavoro. Raccomandiamo vivamente anche la lettura di un altro libro, il manualetto di Tav Sparks *Doing Not Doing: A Guide to Living Holotropically* (Agire senza agire: Una guida alla vita olotropica), un'esposizione di facile lettura della strategia di base del lavoro olotropico, scritta in uno stile chiaro e brillante (Sparks, 1989).

L'esperienza del soffocamento e dell'oppressione nel petto

Una situazione che si presenta con una certa frequenza nelle sedute di Respirazione olotropica è la sensazione di costrizione in gola associata a soffocamento. È un'esperienza che affonda le sue radici nel ricordo di situazioni in cui si è verificata un'interferenza nel respiro, quali un rischio di annegamento, tentativi di strangolamento, difterite, pertosse, parto difficile. Data la fragilità della laringe e dei nervi e delle arterie circostanti, non è opportuno intensificare questa sensazione stringendo ulteriormente la gola. Un modo molto efficace per risolvere la situazione consiste nell'offrire al respirante un asciugamano arrotolato e nel chiedergli di identificarsi con la forza che lo sta strangolando, per dimostrare la sua azione torcendo l'asciugamano il più forte possibile. Se l'asciugamano è teso di traverso sul torace del respirante, tenuto ai due lati da chi lo assiste (in genere il sitter e uno dei facilitatori o degli assistenti tirocinanti), l'esercizio avrà un effetto ancora più potente. È necessario comunque tenere l'asciugamano teso a una certa distanza dal corpo del respirante, in modo che non gli prema in nessun modo sulla gola.

Mentre il respirante esegue l'esercizio, gli chiediamo di esprimere qualunque emozione o reazione fisica venga evocata dalla situazione. L'individuo che si sente soffocare, in genere, si identifica soltanto con il ruolo della vittima e percepisce la forza che lo strangola come estranea invece che come una parte intrinseca della propria personalità. Anche se è stato così nella situazione originaria, non è più vero nel momento in cui il ricordo di quello strangolamento emerge nella seduta di respirazione.

A quel punto, infatti, tutta la situazione è stata interiorizzata, e le esperienze di soffocamento e di strangolamento sono due aspetti diversi della personalità di quel respirante. Usando l'asciugamano nel modo appena descritto, il respirante prende atto di questa duplice identificazione, sia con chi strangola sia con chi viene strangolato, e se ne appropria.

Lo stesso principio si applica quando il respirante sperimenta una forte pressione all'altezza del petto e un senso di costrizione sulla cassa toracica, spesso in concomitanza con l'esperienza della nascita. In questa situazione, la forza che lo schiaccia è la pressione delle contrazioni uterine, interiorizzata e introiettata. Senza doverlo riconoscere e senza prenderne atto, il respirante è tanto "chi preme" quanto la vittima della forza di costrizione. Il modo migliore per risolvere una costrizione di questo genere è che il facilitatore e il respirante si stendano sul materassino con i corpi paralleli uno rispetto all'altro, poi si abbraccino e si stringano reciprocamente con una forza considerevole. Mentre questo avviene, il respirante viene incoraggiato a esprimere tutte le emozioni evocate dalla situazione. Mettere un cuscino tra i due corpi riduce il grado di contatto fisico, che potrebbe altrimenti essere vissuto come troppo intimo o invasivo.

L'esperienza degli spasmi e delle contrazioni muscolari

Un modo per sciogliere l'energia bloccata nella mano e nel braccio di un respirante (*tetania*) consiste nell'inscenare un vero e proprio "braccio di ferro". Chiediamo ai respiranti, stesi supini, di disporre gli avambracci in posizione verticale, con il gomito appoggiato a terra, e di aumentare deliberatamente la contrazione dei muscoli di quel braccio. I facilitatori si dispongono poi col corpo parallelo a quello dei respiranti, e ne afferrano la mano. A quel punto entrambi cercano di spingere a terra l'avambraccio dell'altro, come in una prova di forza. Tuttavia, in questo caso, lo scopo non è vincere, ma mantenere una contrazione costante per un periodo di tempo prolungato, mentre i respiranti esprimono le emozioni e le sensazioni fisiche evocate dalla situazione.

In alcune occasioni, la contrazione non è concentrata in qualche parte del corpo in particolare, ma si presenta come una tensione generale. In questo caso il blocco energetico riguarda tutto il corpo con intensità di grado variabile: da una forte contrazione muscolare a una dolorosa tetania. È importante sottolineare che non stiamo affrontando qui la semplice risposta fisiologica alla respirazione accelerata (sindrome da iperventilazione), ma una risposta psicosomatica complessa. La radice di questa tensione affonda nel ricordo non elaborato di una situazione estremamente traumatica o, più spesso, in una costellazione stratificata di ricordi di questo genere (un sistema COEX). Queste situazioni traumatiche hanno generato grandi quantità di energie fisiche ed emotive che sono rimaste inespresse.

In alcuni casi, il trauma è così estremo che la coscienza si stacca dal corpo dolorante; il respirante riferisce "un'assenza di collegamento con il corpo" e di non sentire niente. Sembra che questa dissociazione della coscienza dal corpo sia lo stesso meccanismo responsabile delle esperienze extracorporee (OBE) che si verificano nelle situazioni di quasi-morte descritte nella letteratura tanatologica. La dissociazione consente alla coscienza di evitare l'esperienza del dolore. Nella Respirazione olotropica, questa separazione della coscienza dal corpo tende a tradursi in difficoltà nel "tornare indietro" e quindi in seduta di durata prolungata.

Ciò che osserviamo nelle due situazioni qui descritte, la tetania del corpo sperimentata in modo totalmente consapevole e la tetania che porta a una dissociazione della coscienza dal corpo, è un equilibrio dinamico tra il forte carico energetico associato a ricordi traumatici che emergono dall'inconscio e le difese psicologiche che li hanno tenuti a bada, evitando che salissero in superficie. Il compito di chi aiuta, in questa situazione, è perturbare questo equilibrio dinamico e favorire l'emergere del materiale inconscio.

Il modo più efficace per riuscirvi è chiedere al respirante di sdraiarsi supino, di flettere le braccia all'altezza dei gomiti e di aumentare la tensione nelle braccia e nel resto del corpo, fino a immaginare che tutto il corpo sia d'acciaio o di granito. Due assistenti, uno su ciascun lato, afferrano poi i polsi del respirante e gli sollevano la parte superiore del corpo a poco più di mezzo metro da terra. L'istruzione per il respirante è di restare appeso in questa posizione fino a quando non riesce a esprimere completamente la reazione naturale alla situazione, senza giudizi e senza censure.

Questo esercizio tende a indebolire le difese psicologiche e a mettere in moto il processo esperienziale. Invece dell'inerzia e della stagnazione apparenti, a questo punto osserviamo un'intensa reazione da parte del respirante sotto forma di attività motoria, uno sfogo di emozioni, forti urla, tosse e altre manifestazioni. Diventa ovvio così che la rigidità del corpo e la mancanza di sensazioni fisiche erano il risultato di un equilibrio dinamico tra emozioni ed energie fisiche intense, e difese psicologiche altrettanto forti, che ne impedivano l'emersione in superficie. Questo esercizio è un modo molto efficace per spezzare la paralisi energetica e accelerare il completamento della seduta.

Come abbiamo già segnalato, la dissociazione della coscienza dal corpo è la reazione a eventi dolorosamente traumatici che hanno avuto luogo nel passato del respirante. Il materiale inconscio sottostante, che in queste circostanze emerge in superficie, comprende in genere ricordi associati a un'estrema sofferenza, quali gravi abusi emotivi, fisici e sessuali, difficoltà al momento della nascita, e altre situazioni di pericolo di vita. Quando il ricordo del trauma arriva alla coscienza e vengono completamente espresse le emozioni a esso associate, in genere il respirante raggiunge uno stato di rilassamento e di collegamento con il proprio corpo. Spesso, in queste circostanze, sentiamo dire: “Per la prima volta nella vita, sento di vivere davvero nel mio corpo”.

Problemi relativi ai blocchi genitali e sessuali, e alla nudità

Alcuni problemi specifici associati al rilascio dell’energia bloccata si presentono quando le aree coinvolte sono quella genitale, anale, o zone del corpo circostanti. Per ovvi motivi, non è possibile intensificare la contrazione di queste aree applicando una pressione manuale diretta. Fortunatamente abbiamo a disposizione un’alternativa molto efficace. Chiediamo al respirante di flettere le gambe, di contrarle e di tenere le ginocchia unite con forza, mentre il facilitatore e il sitter cercano di separarle.

Sperimentando con vari angoli di flessione delle anche, il respirante può trovare la posizione che gli permette di intensificare meglio la contrazione dell’area bloccata. Poi il respirante esprime tutta la gamma delle emozioni evocate dalla situazione. Di tanto in tanto può risultare più efficace fare esattamente l’opposto: il respirante cerca di tenere le gambe aperte mentre facilitatore e sitter gli spingono le ginocchia uno verso l’altro.

Questa forma di lavoro sul corpo può portare a livello di coscienza alcuni ricordi traumatici, in particolare quelli di abusi sessuali, e può risvegliare emozioni molto intense. Per questo avvertiamo sempre i respiranti che si tratta di un esercizio potente e, prima di eseguirlo, chiediamo sempre il loro permesso. Ricordiamo loro anche che avranno il completo controllo sulla situazione, per tutto il tempo in cui lavoreremo con loro, e che potranno interrompere o concludere la procedura in qualunque momento lo desiderino, semplicemente dicendo la parola “stop”. Quando facciamo questo lavoro con le donne, soprattutto quelle che non hanno molta esperienza di Respirazione olotropica, riteniamo preferibile farle assistere da altre donne. Toccare il seno di una donna, o l’area genitale di un respirante qualunque, non è mai permesso, nemmeno su esplicita richiesta. Si può sempre trovare un’alternativa indiretta.

In uno dei seminari che abbiamo tenuto all'Esalen Institute, una giovane donna venne a chiederci un consiglio: "Il mio respirante mi chiede di strizzargli le palle; voi fate questo genere di cose?" Quando accade qualcosa del genere, è necessario che a prendere in mano la situazione intervenga un facilitatore esperto, così da poter offrire un'appropriata alternativa non sessuale.

I facilitatori intervengono in modo analogo ogni volta che notano un respirante e un sitter che stanno violando la nostra prescrizione ricordando che, nel corso delle sedute di Respirazione olotropica, non è permesso alcun contatto sessuale, con o senza consenso reciproco. È indispensabile che il contatto fisico di sostegno sia mirato a soddisfare bisogni anaclitici del respirante e non contenga elementi di sessualità.

In qualche occasione, un respirante può tentare di trasformare una situazione anaclitica di sostegno in un'altra, di tipo apertamente sessuale. Questo avviene più spesso quando il respirante è maschio e il facilitatore femmina. Nella maggior parte dei casi sembra che questo accada quando una piena regressione porta il respirante a una situazione della prima infanzia in cui abbia sperimentato una dipendenza dolorosa e spaventosa da una figura femminile, o sia stato esposto da una donna a qualche forma di abuso. Trasformare la situazione anaclitica in una situazione sessuale adulta diventa allora una forma di evitamento e di difesa psicologica, perché nelle interazioni adulte tra maschi e femmine, il maschio è tradizionalmente in una posizione dominante.

Quando questo avviene, il compito del facilitatore è incoraggiare il respirante a portare la sua attenzione all'interno, a permettersi di regredire al periodo in cui si è verificato il trauma e a sperimentare per intero le sensazioni originarie.

La facilitatrice deve chiarire al respirante che il tentativo di inserire elementi sessuali adulti nella situazione terapeutica, alla quale non appartengono, sarebbe controproducente, e che sprecherebbe solo un'importante occasione di fare, a un livello molto profondo, un'esperienza riparativa e di guarigione. È molto più facile farlo, ovviamente, se prima della seduta si è parlato di questa possibile evenienza, perché a quel punto è sufficiente che il facilitatore faccia riferimento a questa conversazione invece di dover introdurre il tema proprio nel momento in cui un respirante si trova in uno stato olotropico di coscienza.

Mescolare un'attività sessuale con quella della Respirazione olotropica non è soltanto inappropriato in base a una consuetudine etica e sociale, ma è una sorta di inganno sul piano emotivo, con risvolti potenzialmente pericolosi per il respirante. Molti dei respiranti si trovano in piena regressione infantile, e la loro percezione della situazione, nonché il modo in cui reagiscono a essa, non sono quelli di un adulto ma quelli di un bambino, più o meno piccolo secondo la profondità della loro regressione. In queste circostanze, si può sperimentare un'interazione sessuale come profondamente invasiva, disorientante e traumatica. L'importanza di mantenere confini sessuali netti diventa ancora più importante quando la Respirazione olotropica viene eseguita in sedute private, a porte chiuse invece che nella trasparente atmosfera pubblica di un gruppo.

La situazione è un po' diversa se l'attività sessuale è autoerotica e non coinvolge altre persone. Non è insolito che i respiranti in stato di regressione a periodi diversi della loro storia personale si tocchino in parti intime, in risposta alle sensazioni sessuali o dolorose che di volta in volta si trovano a provare. In rari casi questo può portare fino a una forma esplicita di masturbazione.

La nostra politica è di non interferire ma di limitarci a coprire con discrezione l'individuo con un lenzuolo. Intervenire e interrompere il processo mentre una persona è in stato di profonda regressione può risultare molto disturbante. In questo caso, potremmo addirittura riprodurre una situazione dell'infanzia in cui qualche parente stretto ha trovato l'individuo che si masturbava e l'ha sottoposto a qualche severa punizione.

Un'altra situazione che talvolta ci troviamo ad affrontare nel *breathwork* è la nudità. I motivi per spogliarsi durante una seduta sono vari. Nelle sedute con elementi perinatali, spogliarsi può riflettere la sensazione del respirante che sia inappropriato trattare temi relativi alla nascita e alla morte completamente vestiti. Negli individui che hanno sperimentato una forte repressione sessuale nell'infanzia, spogliarsi fino a restare nudi può rappresentare un gesto di ribellione e di liberazione. Ci è capitato di osservare questo comportamento anche in ex suore, ex sacerdoti e individui che hanno passato anni in seminario. Togliersi i vestiti può anche esprimere il superamento dell'alienazione dal proprio corpo e dalle caratteristiche naturali della società. In rare occasioni, la seduta di respirazione può anche fornire il contesto in cui esprimere tendenze esibizionistiche latenti o manifeste.

La considerazione più importante su questa situazione è l'impatto che può avere sulle relazioni pubbliche e sull'immagine della Respirazione olotropica. All'Esalen Institute, dove abbiamo elaborato il metodo, non aveva grande rilevanza il fatto che i partecipanti si spogliassero durante le sedute. Esalen è noto per le sue favolose fonti termali calde, dove è normale immergersi integralmente nudi. Dopo le sedute di respirazione, molti membri dei gruppi, se non tutti, in genere andavano direttamente a fare un bagno termale. Anche nella zona della piscina di Esalen, l'uso del costume da bagno era facoltativo. Analogamente, la nudità non è mai stata un grande problema nei nostri corsi per facilitatori di *breathwork* quando ci è capitato di avere un'intera struttura a completa disposizione, come accadeva a White Sulphur Springs, al Pocket Ranch o alla fattoria Hollyhock. Dopo aver condiviso profondi processi emotivi, i partecipanti si conoscevano molto bene tra loro e si sentivano perfettamente a loro agio gli uni con gli altri.

Anche se l'uso del costume da bagno nelle vasche termali e nella piscina è sempre stato considerato facoltativo, i partecipanti preferivano, di norma, essere nudi.

La situazione è diversa nei grandi gruppi introduttivi, che spesso si tengono in alberghi e hanno molti partecipanti con una mente meno aperta di quanto accadesse tra i residenti di Esalen e tra gli iscritti ai corsi di formazione. Considerate le circostanze, è più probabile che alcuni individui del gruppo o il personale dell'albergo possano turbarsi o sentirsi offesi dalla nudità dei partecipanti. Oltre a ciò, ormai sappiamo per esperienza che, quando qualcuno si spoglia durante il *breathwork*, descrizioni molto vivaci di questo evento figurano sempre nelle storie che le persone raccontano ai loro amici del seminario al quale hanno partecipato, o negli articoli che vengono scritti su di esso. Naturalmente questo finisce per avere ripercussioni negative sull'immagine della Respirazione olotropica nei circoli accademici e nella popolazione in generale.

Nel 1991, alcuni facilitatori francesi certificati misero a dura prova l'immagine pubblica della Respirazione olotropica sviluppando una forma del metodo che veniva praticata completamente nudi e alla quale diedero il nome di *Aquanima*. Nelle loro sedute di respirazione, i respiranti galleggiano supini nell'acqua di una piscina, sostenuti dai partner. La piscina è profonda circa un metro e mezzo in tutta la sua estensione, e l'acqua è tiepida, a una temperatura simile a quella corporea. Il potenziale della nudità e dell'ambiente acquatico di scatenare potenti reazioni emotive è stato esplorato e descritto negli anni Sessanta dallo psicologo Paul Bindrim, creatore della *maratona nuda* e dei processi che lui ha chiamato *aqua-energetici*. Questa forma radicale di psicoterapia associava la nudità alla deprivazione del sonno, al digiuno e al lavoro esperienziale di gruppo in acqua (Bindrim, 1968, 1969).

Nel libro che ha scritto con Brigitte Chavas, Bernadette Blin-Lery, una delle fondatrici di Aquanima, ha sollevato un potente argomento a favore dell'utilizzo dell'elemento acquatico nel processo della Respirazione olotropica (Blin-Lery e Chavas, 2009). L'acqua rappresenta il 70 per cento del nostro pianeta e il 75 per cento del nostro corpo. La vita ha avuto inizio nell'oceano primordiale e noi stessi cominciamo la nostra esistenza di individui nell'ambiente acquatico dell'utero materno. L'acqua è assolutamente essenziale per la vita; nessun organismo può esistere senza di essa. È un elemento con formidabili proprietà purificanti, sia in senso fisico e fisiologico sia in quanto potente simbolo spirituale.

Il lavoro in strutture acquatiche facilita la regressione a livelli arcaici, sia filogenetici (le origini della vita nell'oceano primordiale) sia ontogenetici (l'esistenza prenatale nel liquido amniotico). Il fatto che l'acqua della piscina sia riscaldata a temperatura corporea elimina l'interfaccia con il mondo esterno e facilita il dissolversi dei confini e le sensazioni di unione. Secondo i resoconti dei partecipanti ai seminari, le sedute di Respirazione olotropica in acqua portano molto spesso a ripercorrere esperienze della prima infanzia, episodi della vita prenatale e anche a identificarsi con varie forme di vita acquatica. Alcuni partecipanti hanno sperimentato l'acqua come uno spazio sacro, o hanno fatto riferimento a essa chiamandola "oceano d'amore". Sembra anche che l'acqua abbia un effetto calmante e che faciliti la buona integrazione delle esperienze. Secondo i suoi fondatori, Aquanima è un metodo particolarmente efficace per trattare gli individui affetti da fobia dell'immersione in acqua, quella paura patologica che rende impossibile imparare a nuotare.

Blin-Lery e Chavas hanno segnalato nel loro libro anche i vantaggi della nudità, facoltativa, durante le sedute di Aquanima, sottolineando come essere nudi liberi i partecipanti da irrazionali tabù sociali ed elimini un'ampia gamma di difese psicologiche inutili, che hanno ormai superato la loro necessità e utilità evolutiva. Dal momento che tutti veniamo al mondo nudi, la nudità facilita anche la regressione alla prima infanzia e ai periodi perinatale e prenatale. Essere visti e sentirci accettati dagli altri così come siamo, e vedere i corpi nudi degli altri (entrambi i generi, età e tipologie fisiche diverse, con tutte le imperfezioni) può avere un grande impatto sull'accettazione di sé. La proibizione rigorosa di qualunque contatto di tipo sessuale rende questa situazione sorprendentemente sicura.

Aquanima viene condotta in gruppi di venti-ventiquattro partecipanti, con quattro-cinque facilitatori diplomati. I partecipanti lavorano a gruppetti di tre, invece che a coppie come nella Respirazione olotropica. Ogni respirante viene quindi sostenuto da due compagni. Questo introduce nel processo alcuni elementi interessanti: può facilitare tematiche edipiche e fornire un'esperienza riparativa per chi ha avuto esperienze traumatiche in quest'area. Può anche far precipitare altre tematiche relative a triangolazioni, come la rivalità tra fratelli e problemi di gelosia.

Si tratta della stessa situazione che di tanto in tanto si verifica nelle sedute di Respirazione olotropica "asciutta", quando il gruppo ha un numero dispari di partecipanti e un sitter deve assistere due respiranti contemporaneamente.

Tutti i fattori menzionati fin qui rendono Aquanima un esperimento psicoterapeutico molto interessante. Purtroppo è raro che giornalisti e critici siano tanto maturi e obiettivi riguardo a questo tipo di lavoro da riuscire ad astenersi dal parlarne senza moralismi. Il lato oscuro di questa interessante innovazione prodotta dai facilitatori francesi di Respirazione olotropica è quindi l'effetto negativo sull'immagine pubblica del nostro metodo. Gli articoli apparsi su quotidiani e riviste in merito a questo tipo di lavoro tendono a concentrarsi sulla nudità invece che sull'efficacia e sul potere trasformativo del lavoro con il respiro.

Comportamenti iperattivi, stravaganti e aggressivi

Una delle sfide più difficili per facilitatori e sitter è quella di contenere i respiranti particolarmente attivi, che minacciano di invadere lo spazio di altri respiranti. Se una seduta comincia a prendere questa direzione, il compito di chi assiste è prevenire le interferenze dei respiranti iperattivi nel processo dei compagni, e impedire loro di farsi del male e di farne ad altri. Allo scopo possono aiutarsi con i cuscini, con i materassini in più, e con l'uso del corpo. Un modo particolarmente efficace di contenere un respirante esageratamente energico o agitato consiste nel sistemarlo su un'ampia coperta e poi sollevarlo da terra tenendo saldamente gli angoli, creando una sorta di culla.

Questa tecnica rende possibile controllare anche le forme estreme di attività sfrenata. Le forme più estreme di comportamento stravagante sono spesso associate al fatto di rivivere situazioni che hanno comportato qualche interferenza con il respiro. Tra queste, il ricordo di rischi di annegamento, la presenza di oggetti estranei nelle vie aeree, la difterite infantile e le difficoltà respiratorie. I respiranti che rivivono ricordi traumatici di questo tipo si sentono soffocare e hanno la sensazione di essere in pericolo di vita. Si sentono terrorizzati e disorientati, si dibattono disperatamente in cerca di aria e scalciano e si sbracciano in modo caotico. A tutto questo si può associare la perdita della consapevolezza di trovarsi in un seminario o in una situazione terapeutica; in questi casi i respiranti possono realmente percepire i loro assistenti come nemici che minacciano la loro stessa vita.

La regola base per lavorare con individui aggressivi non è identificarsi con l'obiettivo della furia del respirante, ma piuttosto farsi percepire come amici che offrono il loro aiuto per dare al respirante la possibilità di esprimere la violenza di ciò che prova. Talvolta, nel corso di questo lavoro, possiamo essere scambiati per nemici, e per evitare che questo accada può essere necessario riaffermare il nostro ruolo di assistenti formulando domande come: "Che cosa stai facendo? Ti aiuta farlo? Senti un po' di sollievo?" Se al respirante non sono chiari i ruoli, un lavoro interiore disciplinato può trasformarsi in una lotta pericolosa.

Se i respiranti entrano in un'attività frenetica che è difficile controllare con materassini e cuscini, ma sono perfettamente coscienti e collaborativi, possiamo mettere in atto un'alternativa molto efficace. Chiediamo loro di stendersi a pancia in giù sul materassino, poi li stabilizziamo immobilizzando la loro zona lombare premendola con le mani o con il peso di tutto il corpo. Li incoraggiamo quindi a sospendere completamente il controllo sul resto del corpo e a dare piena espressione a qualunque movimento fisico o emozione emerga spontaneamente. Se il respirante è collaborativo, possiamo usare ancora un'altra strategia, che rende possibile a sitter e facilitatori il lavoro con individui aggressivi, compresi quelli molto più forti degli assistenti. In questo tipo di lavoro, il respirante è steso supino a braccia spalancate, e due assistenti si stendono paralleli al suo corpo in modo da incrociare la parte superiore delle sue braccia e da tenere ben ferme le spalle. A questo punto incoraggiano il respirante a sospendere il controllo e a dare piena espressione alla gamma di emozioni e manifestazioni fisiche che emergono spontaneamente. Lui, o lei, potrà a questo punto scatenare la sua rabbia senza far male a nessuno e senza distruggere niente. In questo modo, il respirante dovrebbe mettere in campo una forza straordinaria per liberarsi degli assistenti. Nella nostra esperienza, donne non particolarmente atletiche sono riuscite a contenere in questo modo anche uomini molto forti.

In alcune occasioni, gli impulsi aggressivi possono essere diretti su se stessi, diventando autodistruttivi: prendersi a pugni in varie parti del corpo, picchiare la testa contro il pavimento o contro il muro, esporre il collo a una pressione con angolazioni pericolose o cercare torsioni rischiose, stringersi la gola, ficcarsi le dita negli occhi sono alcuni esempi. Sembra che questo avvenga in particolare con quegli individui che nel corso della loro storia hanno interiorizzato molta rabbia perché è stato loro insegnato, in modo implicito o esplicito, che non era accettabile né permesso mostrarla. Ogni volta che i respiranti si comportano in un modo che potrebbe autodanneggiarli, i facilitatori devono intervenire e proteggerli.

Le azioni autodistruttive riflettono di norma lo sforzo del respirante di portare all'esterno e di accentuare le sensazioni che fanno parte di una gestalt inconscia. Nonostante la loro natura pericolosa, si tratta essenzialmente di espressioni di un impulso di autoguarigione. La strategia dei facilitatori, in questi casi, riflette la comprensione di questa dinamica e consiste nel fornire lo stimolo cercato dal respirante, aiutandolo a intensificare le sensazioni sottostanti in modo sicuro ed efficace.

Per esempio, possono esercitare una pressione sulle zone del corpo o sulla parte della testa che il respirante cerca di ferirsi, possono trovare un punto di pressione sicuro sull'osso dell'orbita in vicinanza dell'occhio, o possono applicare una pressione su certe zone del collo senza esporlo a posizioni potenzialmente pericolose. La zona e la natura dell'intervento riproducono l'attività autodistruttiva e ne rappresentano un'alternativa innocua.

Lavorare con l'energia demoniaca

La sfida più difficile per un facilitatore di Respirazione olotropica è quella di sostenere il processo dei respiranti che sperimentano manifestazioni di energia con una qualità distintamente "demoniaca". In genere questa energia si associa al fatto di rivivere ricordi di gravi traumi o abusi fisici ed emotivi che hanno portato l'individuo sulla soglia della morte, come un parto molto difficile. Via via che l'espressione fisica ed emotiva del respirante cresce di intensità, improvvisamente può subire una profonda trasformazione qualitativa. La prima indicazione che siamo in presenza di un evento di questo genere è un cambiamento dell'espressione del viso e della voce del respirante, che diventano strane e sconcertanti. La sua voce può farsi profonda e roca, i suoi occhi assumono un'espressione indescrivibilmente cattiva, il suo viso si trasforma in una "maschera del maligno", e contrazioni spasmodiche rendono le sue mani simili ad artigli, mentre tutto il suo corpo si tende.

Da un punto di vista soggettivo, i respiranti sperimentano internamente un'energia oscura ed estranea che avvertono come malvagia e maligna, con caratteristiche personali definite, talvolta addirittura visualizzabili. Di norma, i respiranti in questa condizione trovano difficile ammettere di ospitare questa entità, perché hanno paura che loro stessi verranno considerati maligni dai loro assistenti. Questa preoccupazione non è del tutto ingiustificata. Abbiamo visto più volte che i sitter e i facilitatori meno esperti tendono a ritirarsi dai respiranti che manifestano un'energia demoniaca per un forte giudizio morale, per una propria paura metafisica o per entrambi i motivi. Questo fatto è particolarmente comune tra le persone cresciute in un ambiente rigidamente fondamentalista.

Una volta compreso che abbiamo a che fare con un'energia demoniaca, rassicuriamo il respirante che ci sentiamo a nostro agio a lavorare con quello che c'è e che ne abbiamo già fatto ampia esperienza. La strategia generale, in questa situazione, consiste nell'incoraggiare il respirante a esprimere pienamente l'energia estranea con smorfie, suoni e movimenti del corpo. Lo facciamo attraverso esortazioni quali: "Mostraci com'è! Facci sentire la sua voce! Esprimila tutta, davvero tutta, con tutto il corpo!".

Le emozioni e le energie fisiche liberate con questo lavoro possono raggiungere un'intensità straordinaria. I respiranti possono mettere insieme una forza fisica che supera di molto quella su cui possono contare nella vita di tutti i giorni. Questo insolito fenomeno si osserva anche in caso di crisi epilettiche, ma agisce in modo versatile, intelligente e mirato. Le sue azioni sono cattive e aggressive, mirate a far male agli assistenti o a se stesso.

L'unico modo per controllare efficacemente questa situazione è usare la posizione a braccia spalancate descritta prima. Adottare questa strategia può essere complicato dal fatto che le mani e le unghie del respirante "posseduto" spesso assalgono la schiena degli assistenti graffiandola, pizzicandola o ferendone in altri modi la pelle. Per evitare che questo avvenga può essere necessario l'aiuto di altre persone. Per assistere situazioni come questa è sempre utile avere qualche persona in più, nelle sedute di respirazione, in grado di aiutare a "coprire il campo", come diciamo tra noi. Gli apprendisti dei nostri corsi di formazione si sono rivelati, in casi come questi, particolarmente preziosi. Le azioni di questa energia maligna non sono soltanto insidiose e malvagie, ma anche astute. Dopo un'esplosione rabbiosa, spesso si calma e sembra che non succeda più niente. Se gli assistenti abbassano la guardia e lasciano andare la presa sul respirante, improvvisamente la sua mano colpisce, mirando agli occhi di uno degli assistenti. Dobbiamo prestare attenzione, perché questa è la natura dell'energia demoniaca, che va quindi trattata di conseguenza. Una volta incoraggiato il respirante a lasciarsi possedere da questa energia, essa diviene autonoma e non possiamo aspettarci alcuna collaborazione e alcun aiuto dalla persona con cui stiamo lavorando. In alcune occasioni, gli individui con cui avevamo buoni rapporti ci hanno in effetti messi in guardia, dicendo qualcosa come: "Va bene, lascio il controllo, ma dovrete farcela da soli. Fate attenzione, perché è subdola!"

Per quanto difficile sia lavorare con l'energia demoniaca, ne vale la pena. Episodi che sono stati sperimentati soggettivamente come una liberazione da un'entità maligna e dall'esterno apparivano come un esorcismo, si sono rivelati tra le più profonde guarigioni e trasformazioni di cui siamo stati testimoni negli anni della nostra pratica. Questo fenomeno merita quindi una particolare attenzione nel corso della formazione per i facilitatori di Respirazione olotropica, che devono avere una sufficiente comprensione teorica e altrettanta esperienza pratica per affrontare l'energia demoniaca con calma, equanimità e senza giudizi morali, proprio come ogni altra manifestazione che si presenti nel corso delle sedute di respirazione.

Eccesso di controllo e incapacità di lasciar andare

L'idea di lasciar andare il controllo e arrendersi può rappresentare una prova molto dura per tante persone. La quantità di paura che una persona ha di abbandonare il controllo riflette in genere la natura del materiale inconscio che sta cercando di emergere e l'intensità dell'energia fisica ed emotiva a esso associata. Se la tensione tra le forze inconsce e il sistema di difese psicologiche è forte, l'individuo può avere paura che la perdita di controllo non rimanga un episodio isolato, circoscritto alla seduta di respirazione, ma possa trasformarsi in una condizione permanente che si estenderà alla sua vita quotidiana.

La paura di perdere il controllo è di norma associata a fantasie su ciò che potrebbe accadere se le energie inconsce avessero il sopravvento. Ognuno ha la sua specifica previsione catastrofica su ciò che potrebbe seguirne. Alcuni immaginano uno scatenamento di energia aggressiva tale da portare a una possibile ossessione omicida, cioè attacchi violenti e indiscriminati contro gli altri. Una fantasia alternativa riguarda violenti impulsi autodistruttivi, invece che distruttivi, in grado di minacciare la propria vita.

Un'altra varietà è la paura di mettere in atto comportamenti sessuali incontrollati e indiscriminati, dall'esibizionismo alla promiscuità, fino alle aberrazioni sessuali. La fonte di questi impulsi sessuali e aggressivi è collocabile nella maggior parte dei casi nella terza matrice perinatale (BPM III).

Nella Respirazione olotropica, quando la paura di lasciarsi andare diventa un problema, il primo passo è convincere il respirante che le fantasie che vi associa sono totalmente prive di fondamento. In realtà, ciò a cui potrebbe portare una temporanea perdita di controllo (considerando che si verifica in ambiente protetto e con l'aiuto di persone esperte) è esattamente l'opposto di ciò che il respirante immagina e teme.

Dal momento che il materiale inconscio e le energie associate che hanno prodotto la paura di lasciar andare vengono sciolte e lasciano il sistema, il respirante riprende davvero il controllo di sé, ma non perché è in grado di evitare agli elementi inconsci di emergere in superficie, quanto piuttosto perché questi hanno cessato di esistere come forze dinamiche all'interno della psiche.

Una volta che il respirante comprende la natura di questo processo e comincia a desiderare di perdere il controllo, è di grande aiuto fornire un contenimento esterno. La sensazione che le energie siano sotto controllo rende il processo di arrendersi molto meno spaventoso per chi lo vive. Abbiamo già descritto alcune efficaci tecniche per contenere i respiranti sopraffatti da energie elementali: la posizione a braccia spalancate, la coperta usata come una culla e la pressione a terra della parte centrale del corpo. In queste circostanze, rinunciare al controllo e arrendersi incondizionatamente può diventare un'esperienza molto liberatoria, tale da portare a forme significative di guarigione e di trasformazione.

Lavorare con la nausea e con l'impulso di vomitare

Rivivere ricordi di situazioni disgustose o repellenti, o di interventi medici che hanno implicato un'anestesia (compresa quella usata nel parto), può lasciare come conseguenza una sensazione di nausea intensa.

Il modo migliore di lavorare con questo problema è chiedere ai respiranti di immaginare che siano attori in una pantomima e che il loro compito sia di esprimere senza parole ciò che sentono, per esempio attraverso smorfie, movimenti, scherzi, suoni.

Questo processo, che comincia come una recitazione e con l'esagerazione, tende molto in fretta a diventare profondo e autentico, tanto da portare in molti casi a fare pulizia vomitando. I facilitatori, che assistono il respirante con un catino o un sacchetto di plastica a portata di mano, lo incoraggiano a procedere finché la nausea sparisce. In breve tempo, questa forma di purificazione arriva spesso a trasformare le sensazioni di grave malessere in uno stato di profondo sollievo e rilassamento.

Stare in piedi e ballare durante le sedute

Nel corso della preparazione, chiediamo ai partecipanti ai seminari e ai corsi di formazione di rimanere sdraiati per tutta la seduta. Mantenere l'equilibrio in una posizione verticale tende a sottrarre al respirante una parte dell'attenzione destinata al processo interiore, in particolare perché si trova in un ambiente pieno di materassini, cuscini e coperte, con poco spazio tra un respirante e l'altro. Stare in piedi, e in particolare saltare e ballare, sono azioni pericolose per gli altri respiranti; per questo vengono generalmente scoraggiate. La posizione sdraiata facilita anche la regressione alla prima infanzia, cioè a un periodo in cui non era ancora possibile stare carponi o in piedi.

Ci sono però alcune situazioni specifiche in cui abbandonare la posizione sdraiata e alzarsi in piedi o mettersi a ballare non è soltanto appropriato, ma rappresenta addirittura una parte importante del processo. Può trattarsi dell'espressione di una libertà corporea appena ritrovata, della scoperta della propria capacità di ballare, della celebrazione della vita dopo l'uscita da una lunga depressione, o dell'affermazione della propria indipendenza e della capacità di stare sui propri piedi. In tutti questi casi gli assistenti devono in genere disporsi in piedi intorno al respirante e fare in modo da rendere sicura la situazione, impedendogli di cadere o di invadere lo spazio di altri respiranti.

Rivivere il ricordo della nascita biologica

La maggior parte del sostegno e degli interventi esterni richiesti si riferiscono alle occasioni in cui un respirante rivive il ricordo della sua nascita biologica.

La gamma delle azioni appropriate o necessarie è molto ampia ed è determinata dalla situazione del momento, dall'esperienza e dall'intuizione. Quasi sempre, le persone che lottano per nascere tendono a spingersi con forza sul pavimento, avanzando con la testa, e hanno bisogno di essere fermate con cuscini o accompagnate con cura, in modo che procedano in cerchio nello spazio che hanno a disposizione.

Talvolta i respiranti hanno bisogno di spingere la testa contro una resistenza, o di essere toccati in varie parti del corpo, per riuscire a esprimere le emozioni, per vocalizzare o per tossire. Se appare chiaro che c'è molta energia bloccata nelle gambe e nella parte inferiore del corpo, può essere utile che due assistenti formino una culla disponendosi con il corpo parallelo a quello del respirante e poi, uno di fronte all'altro, si prendano per mano sotto il respirante, all'altezza del collo e delle ginocchia flesse. Il respirante va poi incoraggiato a premere contro questi confini e a dare piena espressione a qualunque sensazione la situazione gli evochi.

Quando un respirante che sta rivivendo la sua nascita comincia a inarcare e flettere la testa all'indietro, possiamo essere quasi certi che il processo sta per arrivare al suo punto culminante, perché riflette la situazione in cui la base del cranio del feto si appoggia all'osso pubico della madre, con il perineo stirato sulla sua faccia. Dal momento che questo comporta in genere l'incontro con varie forme di materiale biologico, spesso vediamo il respirante che fa smorfie, che sputa e che cerca di ripulirsi il viso da qualche materiale immaginario. Qui può essere molto utile far scivolare lentamente la palma di una delle mani sul viso del respirante, dalla fronte al mento, ed esercitargli una pressione con l'altra mano alla base del cranio. Tutto questo può facilitare grandemente il completamento del processo della nascita.

Appendice 2

Respirazione olotropica e altre tecniche

Durante i momenti dedicati al dibattito, nelle nostre conferenze e nei nostri seminari, le persone spesso ci chiedono che cosa caratterizza la Respirazione olotropica e che cosa la differenzia dagli altri metodi che lavorano con il respiro. Le tecniche respiratorie si usano da tempo immemorabile nel contesto dello sciamanesimo, dei rituali nativi e delle pratiche di vari gruppi spirituali e religiosi. Costituiscono inoltre una parte importante di molte terapie sviluppatesi nel corso del Ventesimo secolo: il training autogeno di Johannes Schultz, i diversi approcci neoreichiani (la bioenergetica di Alexander Lowen, la terapia Core-energetica di John Pierrakos e il lavoro sul corpo Radix di Charles Kelley), il Rebirthing di Leonard Orr e il Radiance Breathwork di Gay e Kathleen Hendrick, per citarne solo qualcuna.

La Respirazione olotropica, proprio come queste altre pratiche, usa il respiro per avviare un processo di autoesplorazione e di guarigione, ma con un'attenzione e un'enfasi diverse. A differenza degli operatori dei metodi citati, noi non diamo istruzioni specifiche su come usare il respiro durante la seduta: alternate la respirazione veloce con quella trattenuta, respirate dalla cima dei polmoni, impegnatevi in una respirazione superficiale e leggera, usate la respirazione profonda degli yogi, inspirate ed espirate attraverso la narice destra e la narice sinistra, eccetera. Dopo un periodo di respirazione accelerata, quando i partecipanti entrano in uno stato olotropico di coscienza, li incoraggiamo a lasciarsi guidare nella respirazione dalla loro intelligenza terapeutica interiore e a sviluppare un loro stile di respirazione, unico e personale.

La Respirazione olotropica ha molte altre caratteristiche che la distinguono dagli approcci usati dai diversi sistemi spirituali e dalle moderne forme di piscoterapia esperienziale. La prima di queste è l'uso di una potente musica evocativa attentamente selezionata, tratta da tradizioni spirituali, da culture aborigene e da compositori di musica classica e contemporanea. Questa è una parte essenziale della Respirazione olotropica, e i facilitatori impiegano molto tempo e molti sforzi per trovare i brani musicali più efficaci e appropriati per i diversi momenti della seduta. La seconda caratteristica che distingue il modo in cui noi pratichiamo la respirazione è il fatto di lavorare in coppia, con i partecipanti che si alternano nel ruolo di respirante e sitter. Abbiamo anche elaborato un metodo di lavoro sul corpo per liberare l'energia, che non fa parte di altri metodi di respirazione. Il modo in cui conduciamo i gruppi di lavoro, e l'uso dei mandala, costituiscono ulteriori tratti distintivi della Respirazione olotropica.

La cosa che più di ogni altra distingue la Respirazione olotropica dagli altri metodi respiratori, è la sua struttura teorica globale, basata su decenni di ricerca nel campo degli stati olotropici di coscienza e ancorata alla psicologia transpersonale e al nuovo paradigma scientifico (Grof, 1985, 2000).

I tentativi di portare un certo rigore intellettuale, in un settore altrimenti altamente controverso, fa sì che la Respirazione olotropica venga accettata da professionisti di formazione accademica mentalmente aperti.

Questo differenzia la Respirazione olotropica in particolare dal Rebirthing di Leonard Orr. Le domande sulle somiglianze e sulle differenze fra questi due metodi sono fra quelle poste più frequentemente durante i dibattiti.

La pratica del Rebirthing è senza dubbio una forma molto potente ed efficace di autoesplorazione e di terapia. Tuttavia le speculazioni teoriche di Leonard Orr sono piuttosto semplicistiche e il suo gergo terapeutico ha poche possibilità di essere accettato nei circoli accademici. Basti considerare il suo famoso slogan dei "Cinque grandi", le cinque grandi cause di infelicità della vita, fra le quali inserisce: il trauma della nascita, le strutture specifiche del pensiero negativo, la sindrome della disapprovazione genitoriale, l'inconscia pulsione di morte e le influenze provenienti da altre vite. Sebbene i partecipanti alle sedute di *breathwork* incontrino tutti e cinque questi temi, la lista purtroppo è incompleta e non può essere considerata una struttura concettuale esauriente. Il Rebirthing ha attratto molti professionisti per via della sua efficacia in quanto strumento terapeutico potente e innovativo, ma questo è accaduto nonostante le escursioni di Leonard Orr nella teoria psichiatrica, piuttosto che grazie a esse.

Per concludere, quello che le tecniche di respirazione hanno in comune è più importante delle loro differenze. Da tempo immemorabile la respirazione è vista non soltanto come una funzione vitale del corpo, ma anche come un'attività che collega il mondo fisico (l'aria) con il corpo umano, la psiche e lo spirito.

Il suo straordinario potenziale come importante strumento nella vita rituale e spirituale dell'umanità, così come in molte pratiche terapeutiche, è stato ripetutamente verificato in numerosissimi paesi, culture e periodi storici.

Disegni e mandala dei partecipanti ai corsi di Respirazione olotropica

Questa Appendice mostra una serie di disegni creati dai respiranti durante i corsi di Respirazione olotropica. Gli stessi disegni, a colori si trovano sul sito:
www.urraonline.com/libri/9788850329090/scheda

1. Esperienze di Respirazione olotropica, dipinte nel corso di un seminario di un mese a Esalen (a-c).

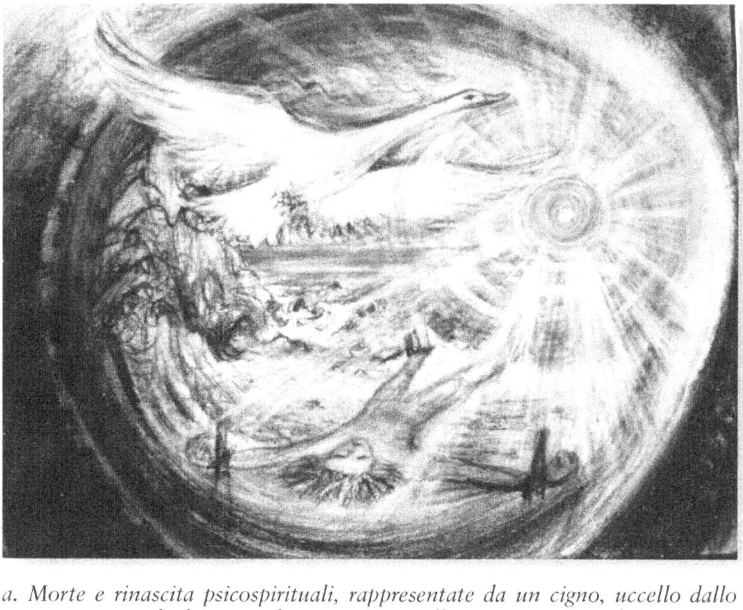

a. Morte e rinascita psicospirituali, rappresentate da un cigno, uccello dallo spirito potente che ha un ruolo importante nello sciamanesimo siberiano.

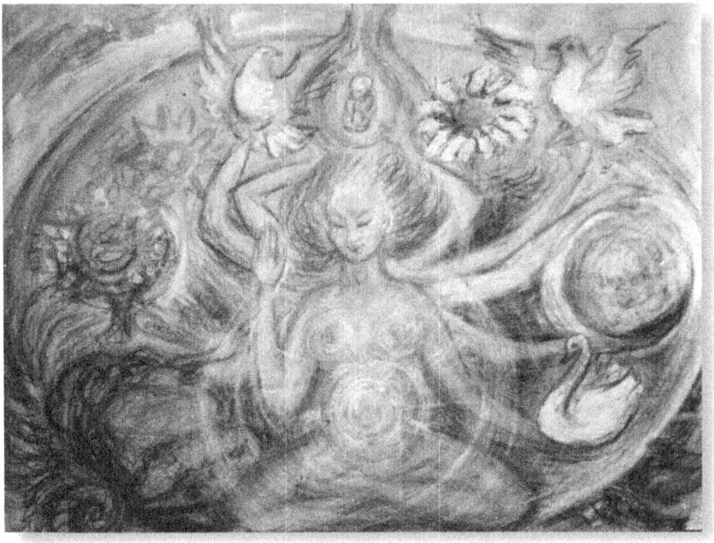

b. La Grande Dea Madre, personificazione dell'energia femminile divina, fonte di tutto il creato.

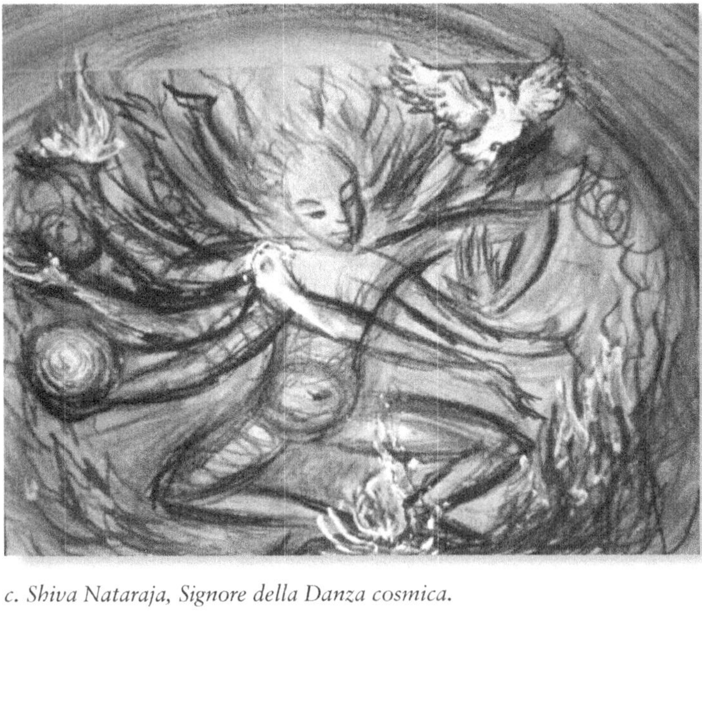

c. Shiva Nataraja, Signore della Danza cosmica.

2. Gruppo di opere che illustrano esperienze di trascendenza in sedute di Respirazione olotropica (a-g).

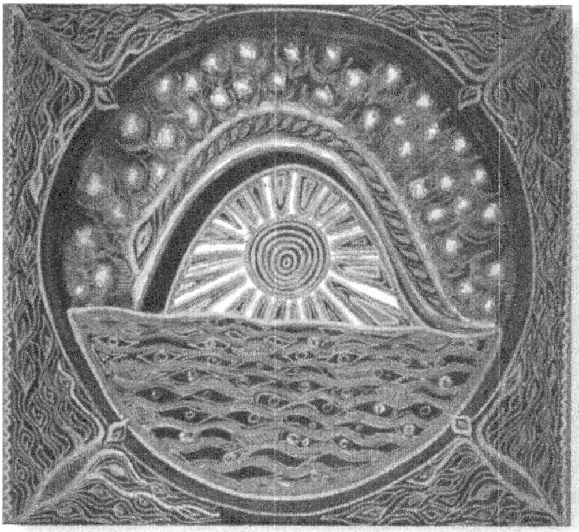

*a. L'**Occhio della saggezza**. Un'esperienza vissuta alla fine di una seduta di respirazione. L'artista ha detto: "L'unità è ripristinata. Il potere della vita (Kundalini-Chi) è soddisfatto e riposa in pace sopra l'Occhio della saggezza. Cielo e Terra, Maschile e Femminile sono in equilibrio" (Anne Høivik).*

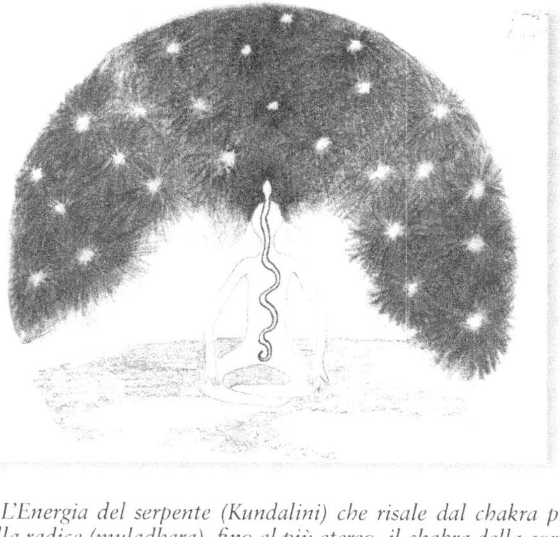

b. L'Energia del serpente (Kundalini) che risale dal chakra più fisico, quello della radice (muladhara), fino al più etereo, il chakra della corona (sahasrara), dando avvio a un'esperienza cosmica (Jan Vanatta).

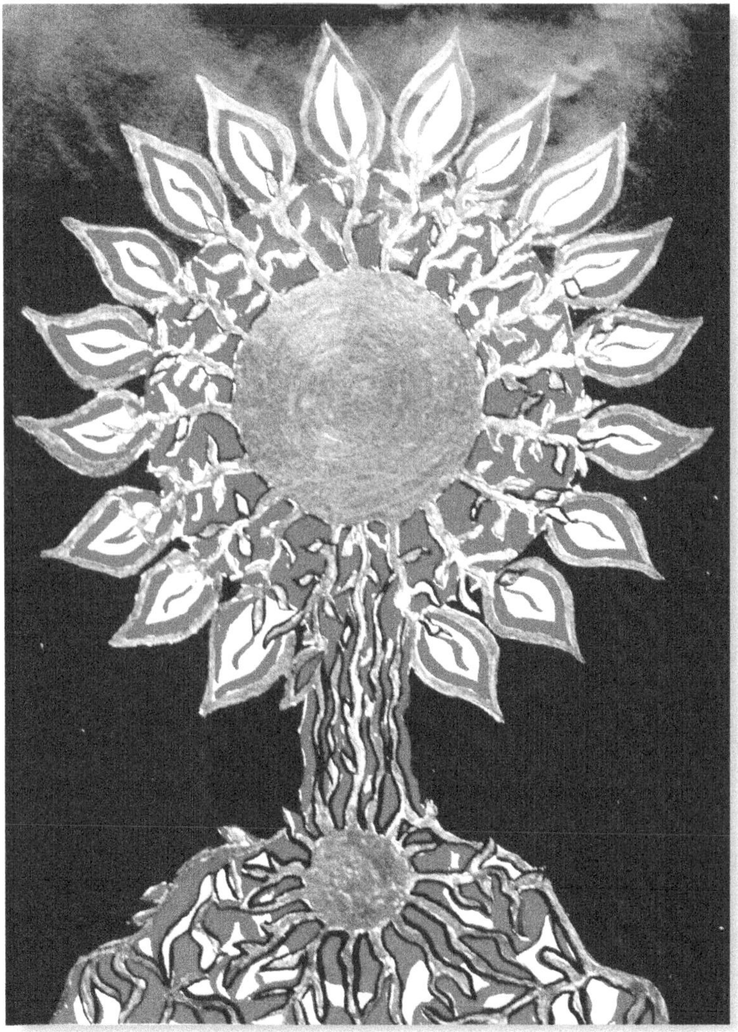

c. ***Il Cuore universale.*** *Il piccolo cuore individuale trova la strada per ricongiungersi al grande Cuore universale (Anne Høivik).*

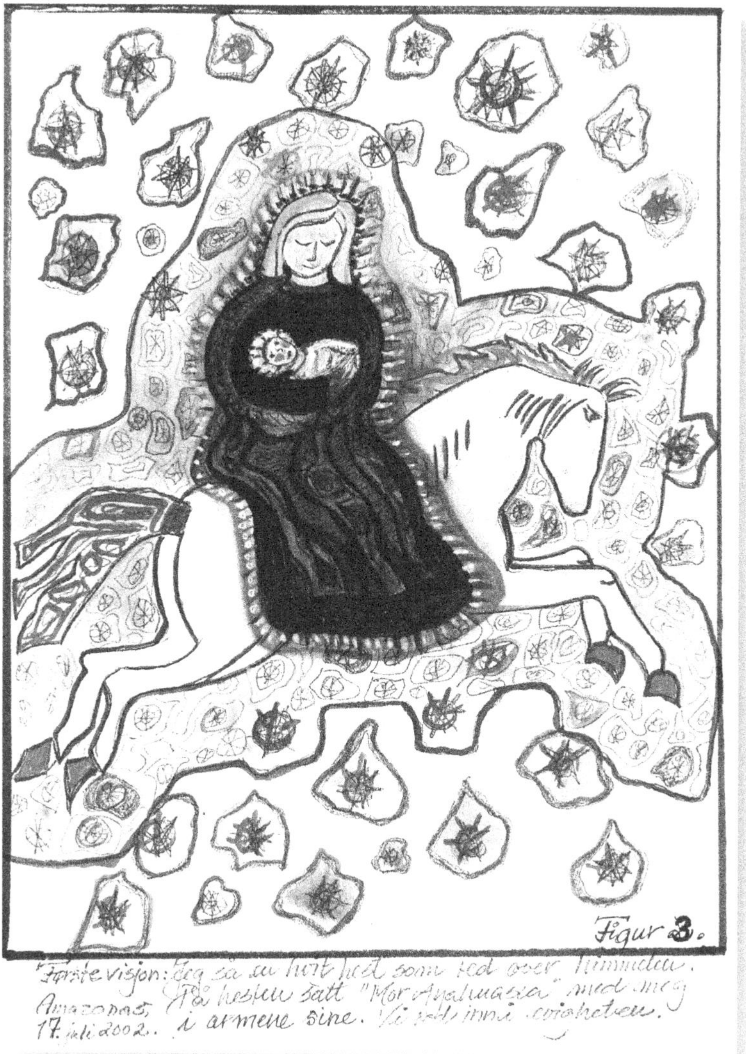

d. ***Viaggiare nell'Aria.*** *Esperienza seguita a un importante punto di svolta: "Mi sentivo come un neonato tra le braccia della Grande Madre del Vuoto, completamente al sicuro, amata solo per ciò che sono, e viaggiavo con lei nell'aria, insieme verso l'eternità" (Anne Høivik).*

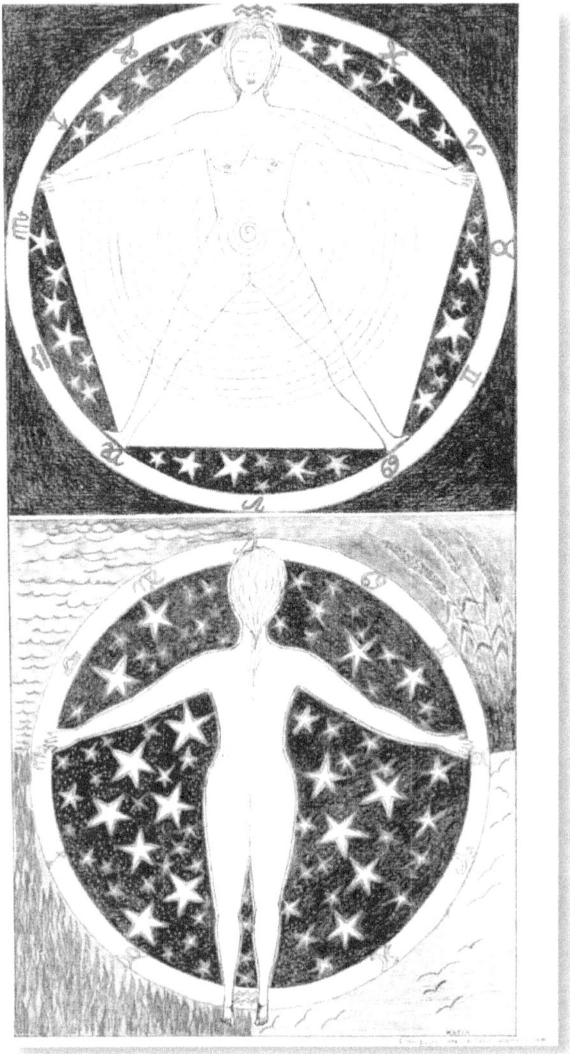

e. ***Viaggio fino al Cosmo e ritorno.*** *La parte inferiore dell'immagine descrive lo stupore dell'artista per l'ordine e l'armonia, la totalità e la completezza dell'universo. Quella superiore si riferisce alle sensazioni di freddo estremo e ai tremiti che l'hanno costretta a lasciare il confine del cosmo e a tornare indietro. Verso la fine, l'artista si è percepita come un pentagono, cosa che l'ha aiutata a ritrovare la sua terra e a integrare l'esperienza della seduta (Katia Soliani).*

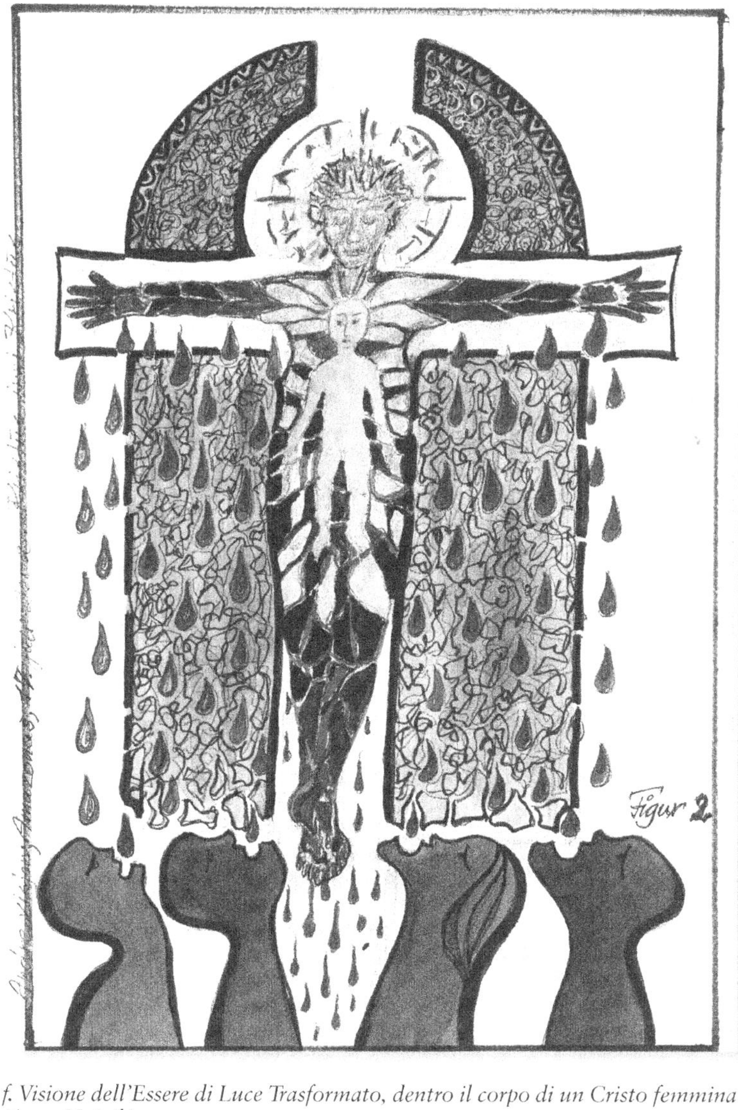

f. Visione dell'Essere di Luce Trasformato, dentro il corpo di un Cristo femmina (Anne Høivik).

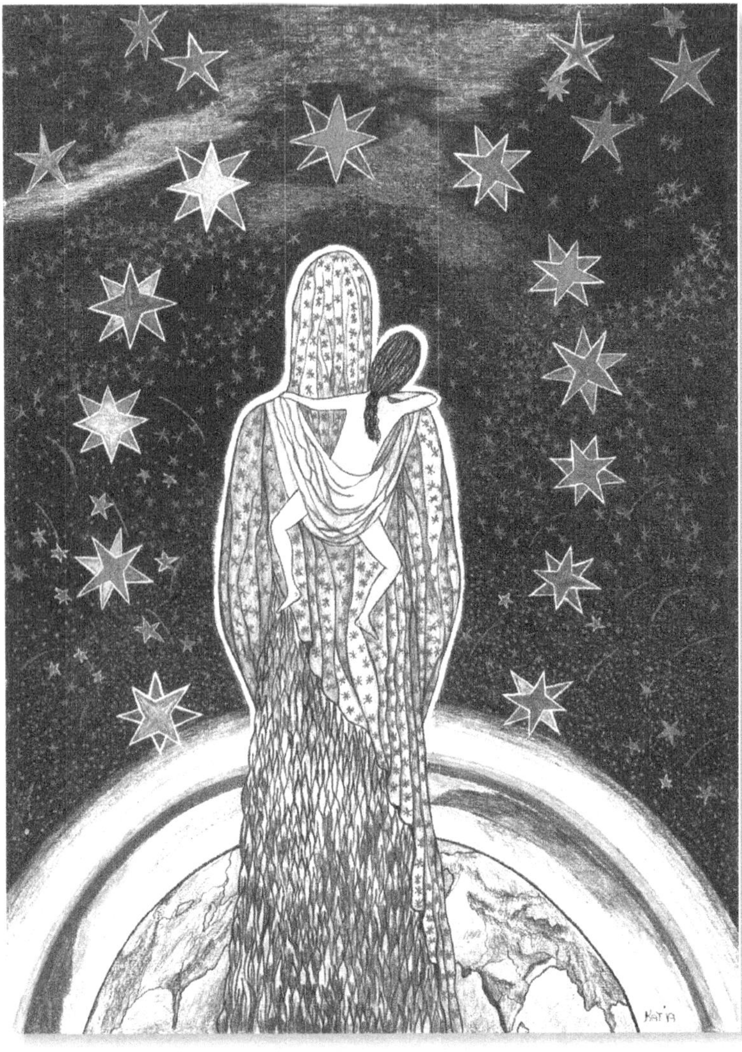

g. **Madre Kundalini.** *Identificazione con un bambino piccolo che riposa in un marsupio pellerossa sulle spalle di una donna con una veste fiammeggiante, avvolta in un mantello di stelle. L'artista ha scritto: "Ero sia la madre sia il bambino; amavo con tutto il cuore questa Grande Madre, amavo mia madre, amavo ogni creatura, ogni essere senziente" (Katia Soliani).*

3. Motivi perinatali nelle sedute di Respirazione olotropica (a-c).

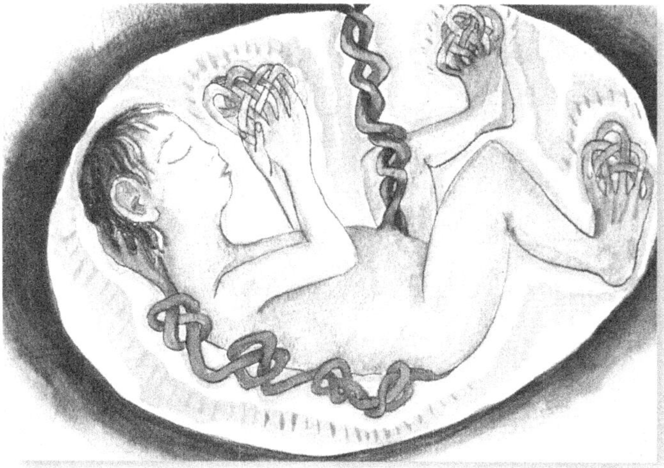

a. La pace della vita intrauterina (BPM I). Il groviglio e l'intreccio delle dita delle mani e dei piedi rappresentano l'esperienza dell'immagine corporea fetale, ben diversa da quella di un adulto.

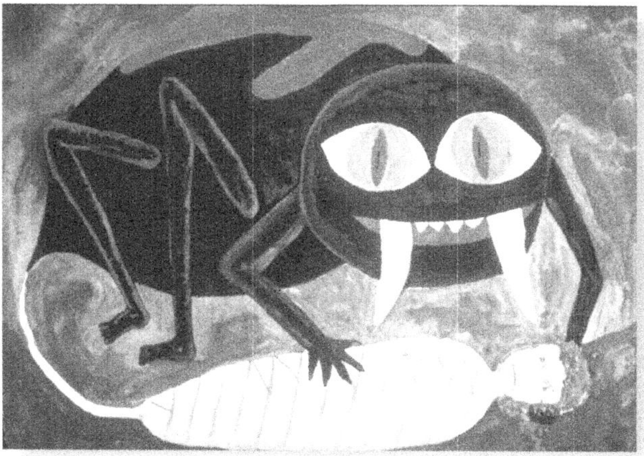

b. Visione durante una seduta centrata su una matrice BPM II. Una tarantola gigantesca, immagine archetipica di un Femminile Divorante, attacca l'artista minacciando di ucciderla. L'immagine della mummia strettamente fasciata riflette il senso di limitazione e di costrizione sperimentato durante le contrazioni uterine del parto (Jarina Moss).

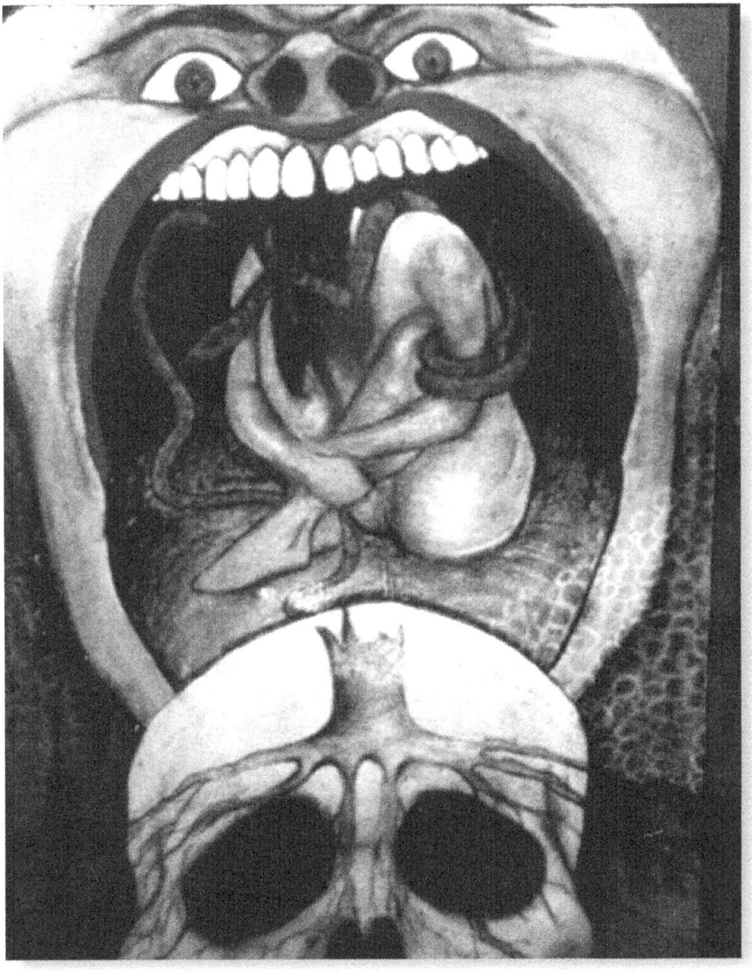

c. L'avvio del processo di morte e rinascita spirituali, sperimentato come un'immersione, da parte di una figura archetipica. Il teschio rappresenta l'imminenza della morte, mentre il sistema di radici e il serpente richiamano il sistema circolatorio placentare (Peg Holms).

4. "Viaggio attraverso Madre Paura". Disegni di una seduta durante la quale l'artista ha rivissuto la sua nascita biologica (a-h).

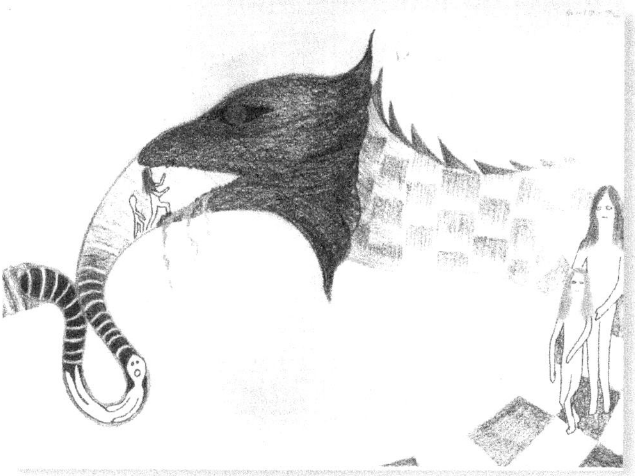

a. Il bambino interiore ferito, inizialmente posto davanti alla prova di nascere da solo, poi assistito da un Sé adulto, più vecchio e saggio; insieme si infilano nella bocca del Drago Madre (Jan Vannatta).

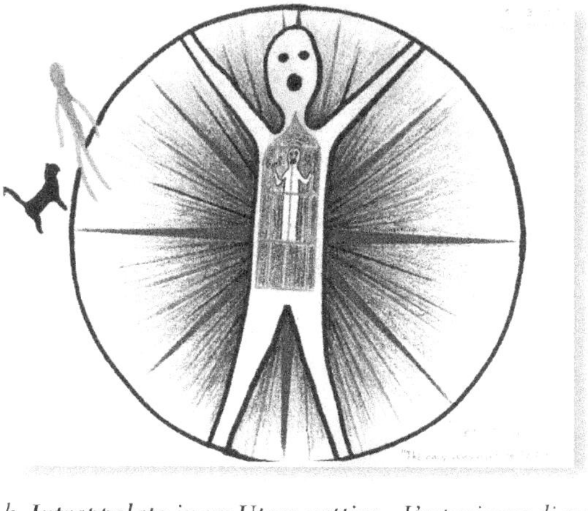

b. ***Intrappolato in un Utero cattivo.*** *L'esperienza di essere intrappolato e strizzato nell'utero stretto e nero del Drago Madre. "Non c'è modo di sfuggire, l'unico modo di uscirne è morire" (Jan Vannatta).*

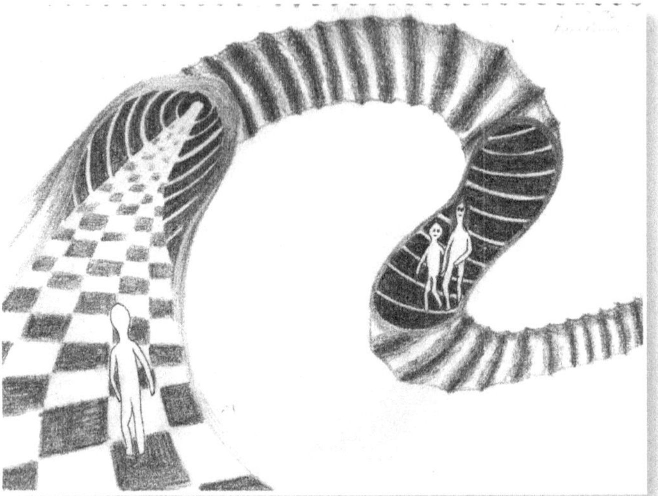

c. Il bambino interiore e il Sé adulto viaggiano attraverso il canale del parto. Dopo che hanno affrontato tutta la loro paura, vedono la testa del drago dissolversi in una nebbiolina, rendendo possibile il passaggio (Jan Vannatta).

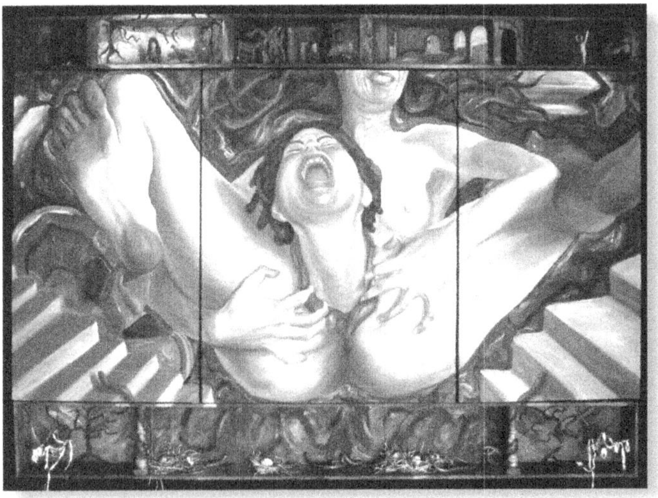

d. ***Fuori dal Buio.*** *L'esperienza congiunta di venire al mondo e di dare la luce. Sequenze di questo tipo producono spesso la sensazione di generare un nuovo Sé, con conseguenze fortemente trasformative e terapeutiche (Jean Perkins).*

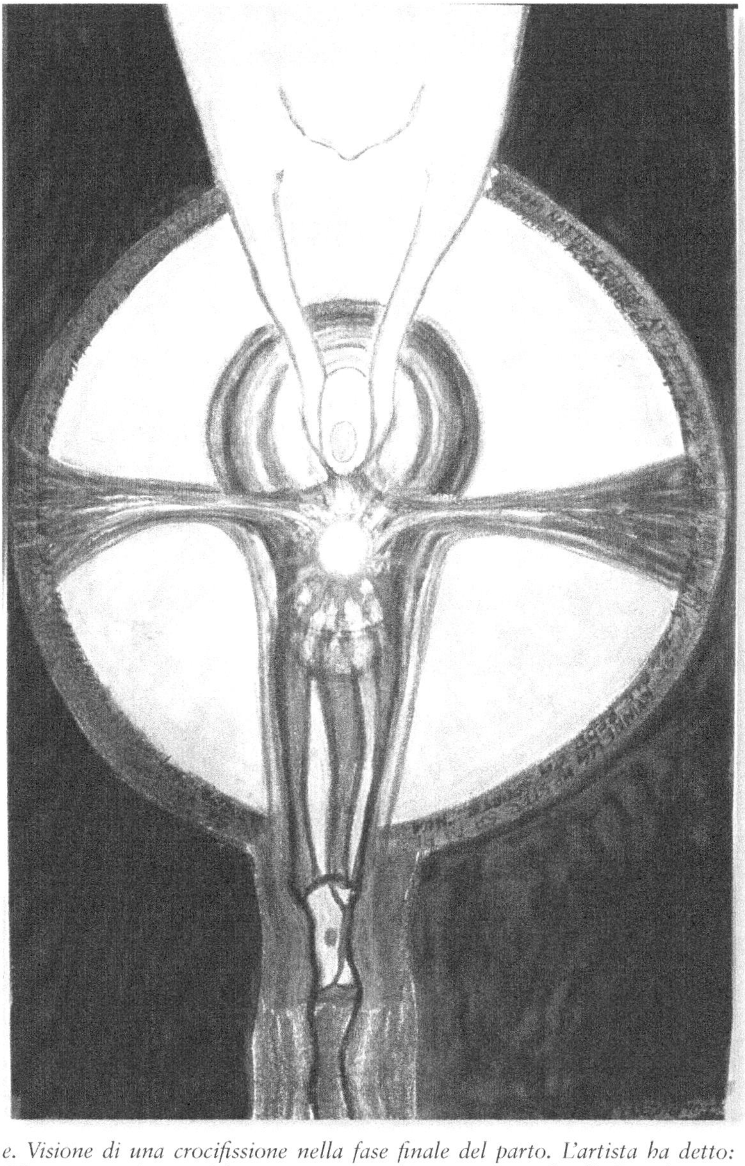

e. Visione di una crocifissione nella fase finale del parto. L'artista ha detto: "Questa esperienza mi ha mostrato con chiarezza quanti livelli di realtà possono intrecciarsi tra loro, e come dietro a tutto questo ci sia Dio o il Grande Spirito" (Anne Høivik).

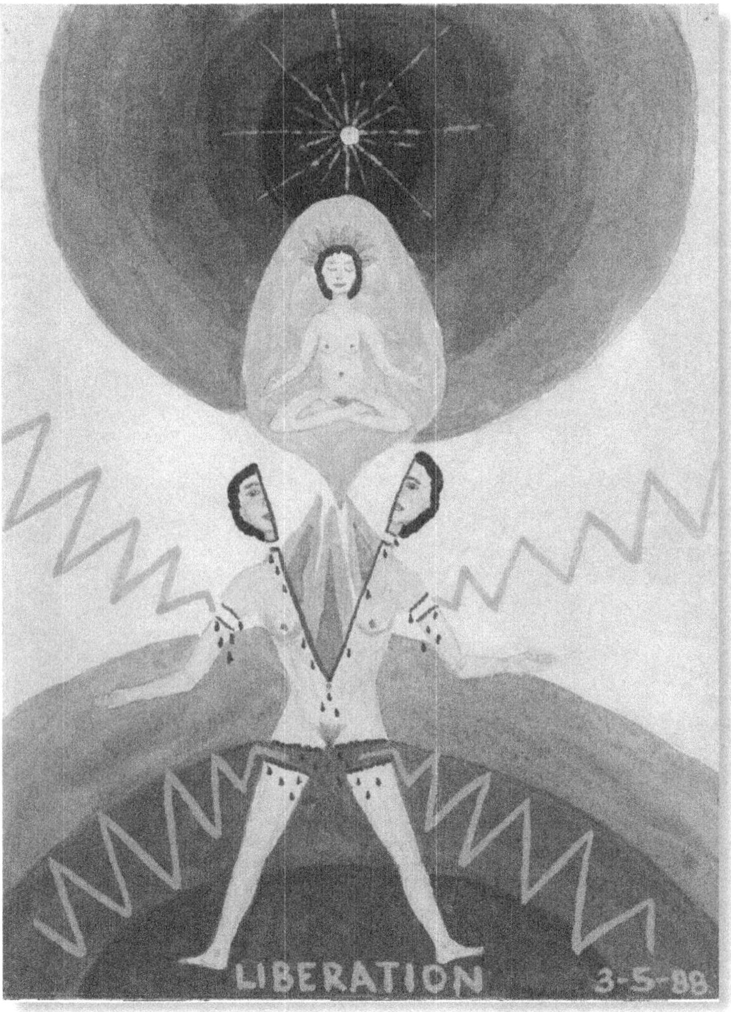

f. Esperienza di morte e rinascita psicospirituali. La vecchia struttura di personalità si è sfasciata e da essa emerge un nuovo Sé, collegato al livello spirituale. L'iscrizione riportata sotto l'immagine recita: LIBERAZIONE. Lo smembramento è un motivo ricorrente nelle esperienze di iniziazione degli sciamani novizi (Jarina Moss).

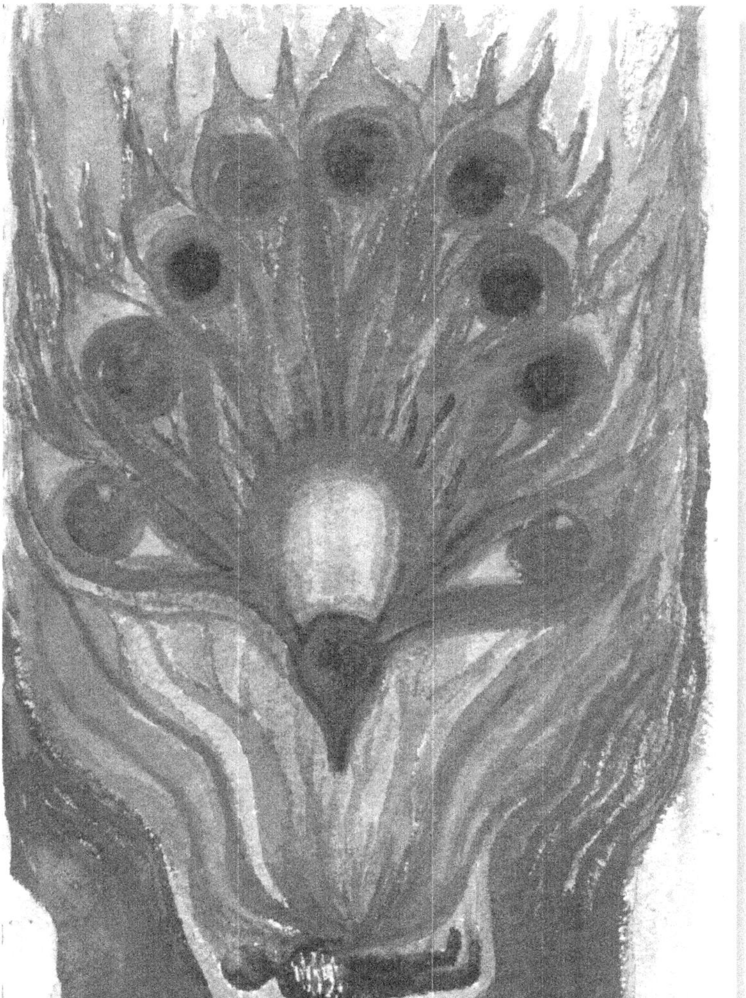

g. Morte e rinascita psicospirituali in cui la visione della coda di un pavone (come la famosa cauda pavonis *del processo alchemico) appare come un simbolo di trasformazione e di trasfigurazione (Anne Høivik).*

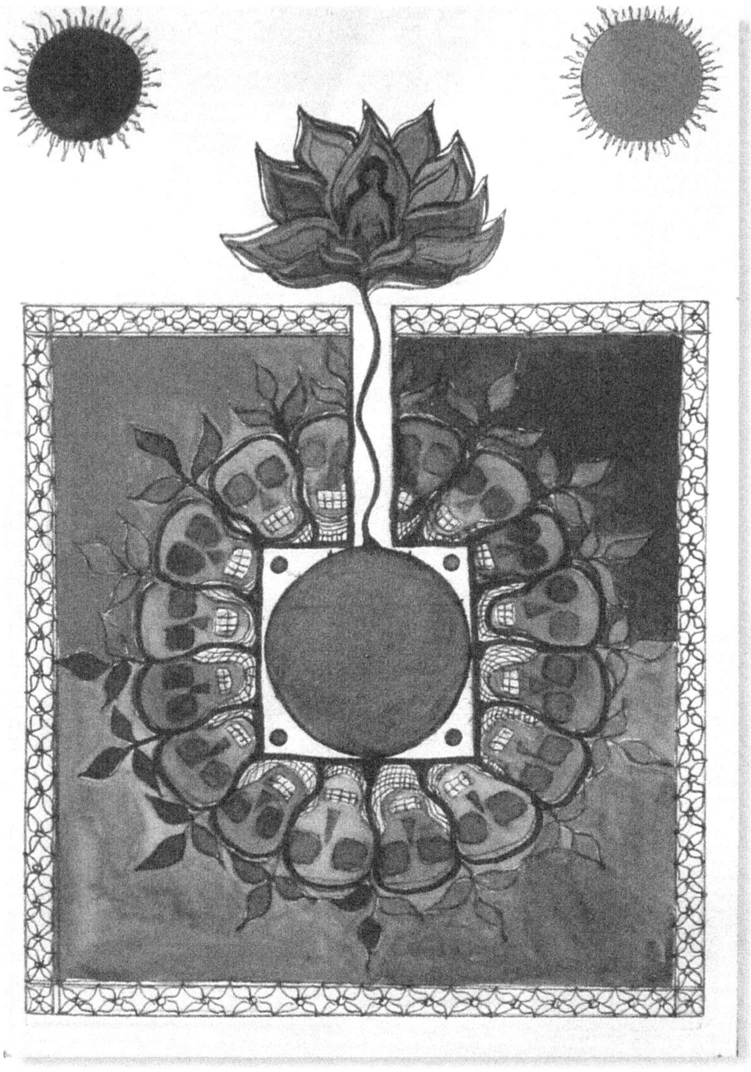

h. Morte e rinascita seguite dall'esperienza di hieros gamos, *l'unione sacra di Femminile e Maschile (Anne Høivik).*

5. Dipinti in cui compare il serpente, un motivo ricorrente negli stati olotropici di coscienza (a-d).

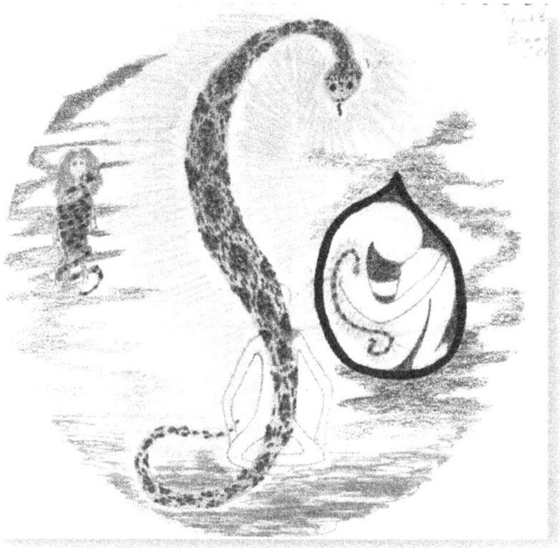

a. ***Attivazione della Kundalini.*** *L'artista sentiva che il serpente stava dandole energia con il potere non rivelato di vedere, proteggere e guarire una ragazzina, a sinistra, e un feto nella sua "tomba-utero", a destra (Jan Vannatta).*

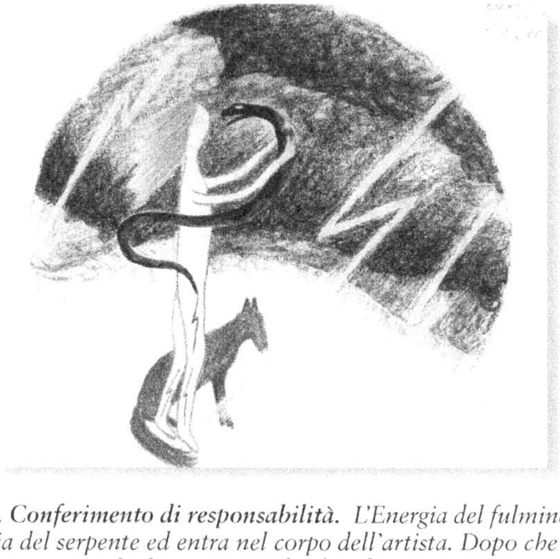

b. ***Conferimento di responsabilità.*** *L'Energia del fulmine si trasforma in Energia del serpente ed entra nel corpo dell'artista. Dopo che il serpente ha lasciato il suo corpo, lei lo accetta, si fonde e diventa tutt'uno con esso, mentre un lupo accucciato ai suoi piedi assiste all'intero processo (Jan Vannatta).*

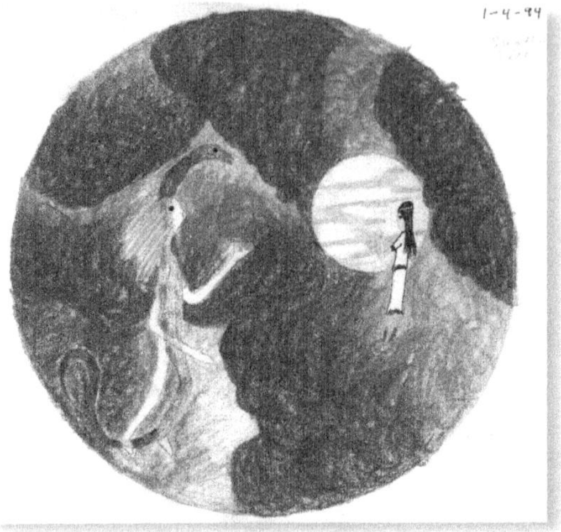

c. ***L'Energia del serpente e la Donna Bisonte Bianco.*** *Nel mezzo del caos, rappresentato dall'Energia del serpente che sale e da un vortice di nuvole, ecco apparire la Donna Bisonte Bianco. Viene a insegnare all'artista come canalizzare questa energia e trasformarla nel suo stesso potere, consentendole di oltrepassare la porta dimensionale per arrivare a un luogo di luce, di pace e di conoscenza di Sé (Jan Vannatta).*

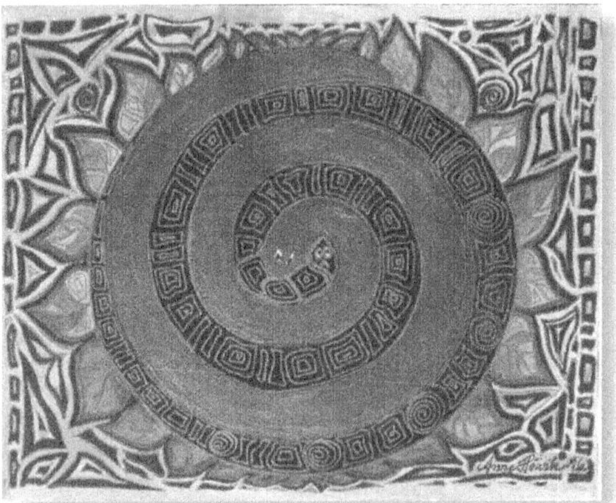

d. ***L'unione di Cielo e Terra.*** *Un serpente nero (Potere della Terra) e un serpente dorato (Potere del Cielo) si accoppiano nella giungla su un letto di foglie. L'esperienza è stata accompagnata da una grande sensazione di soddisfazione e di pace (Anne Høivik).*

6. Cinque dipinti che rappresentano esperienze intensamente emotive in sedute di Respirazione olotropica (a-e).

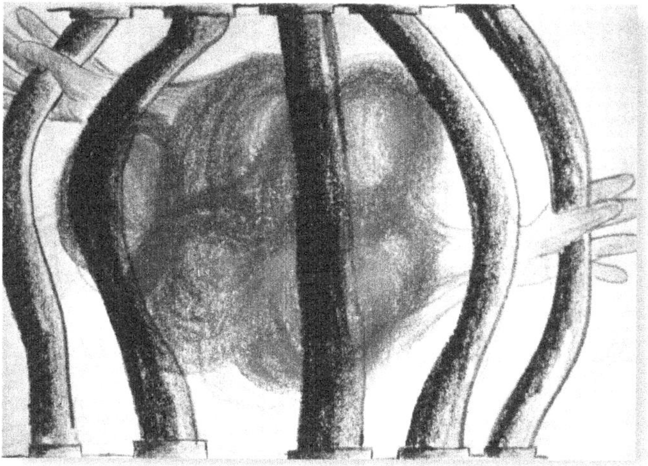

a. ***Aggressione imprigionata.*** *La rabbia repressa cerca di trovare sfogo ed espressione (Albrecht Mahr).*

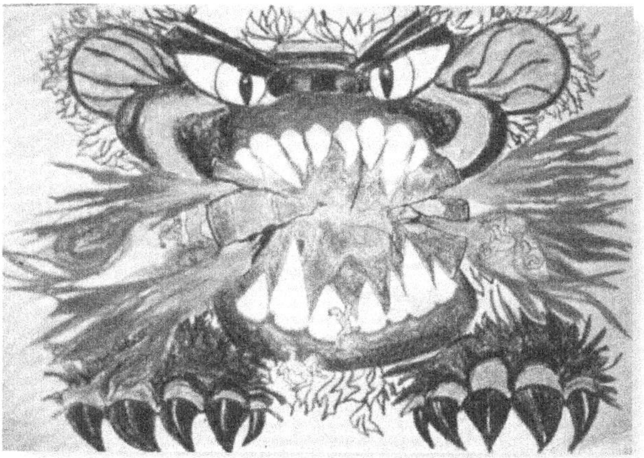

b. ***Furia.*** *Uno scoppio di furia violenta, sperimentato attraverso l'identificazione con un predatore felino archetipico (Albrecht Mahr).*

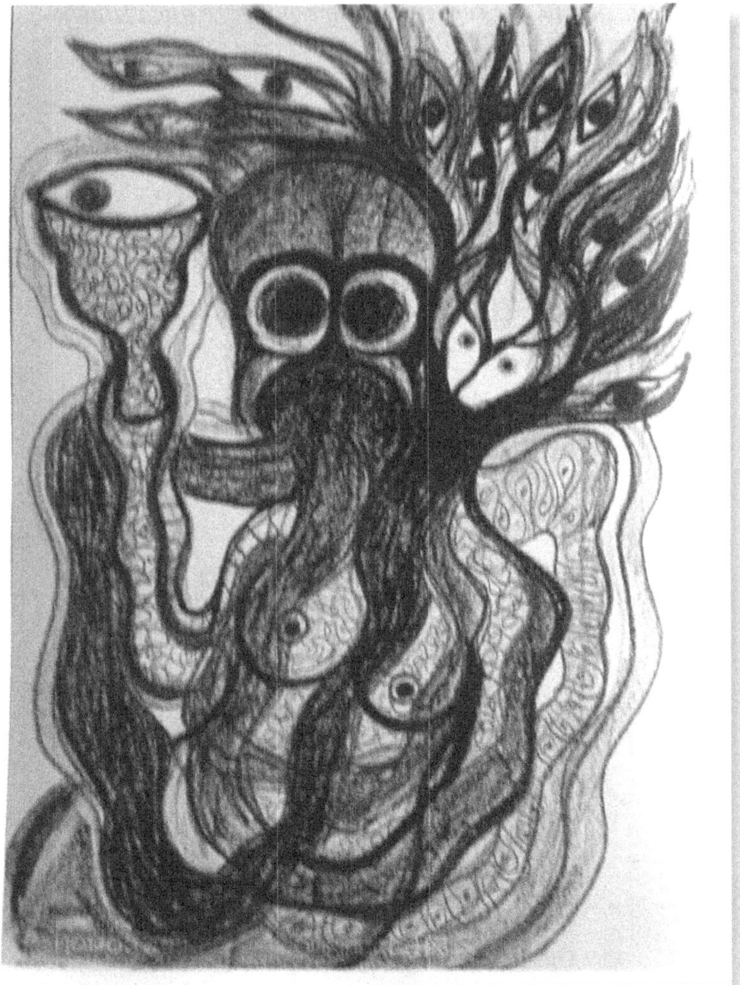

*c. **Avidità**. Personificazione di un'avidità insaziabile, un impulso potente della vita e della storia dell'umanità (Anne Høivik).*

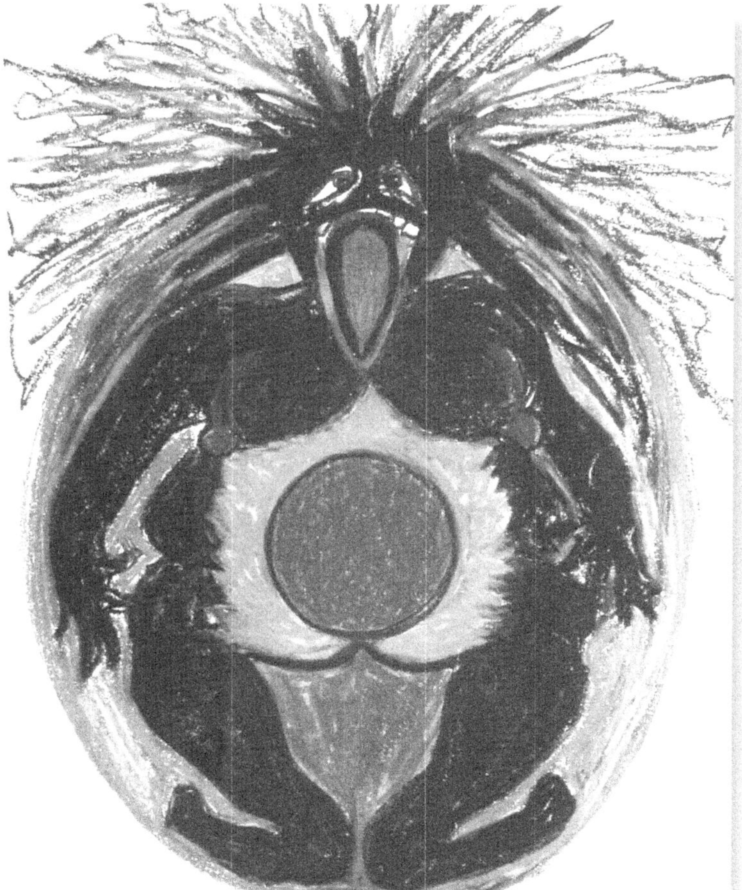

d. **L'urlo della nascita.** *Sfogo potente di emozioni profonde in una seduta in cui l'autrice ha fatto un'esperienza di rinascita (Anne Høivik).*

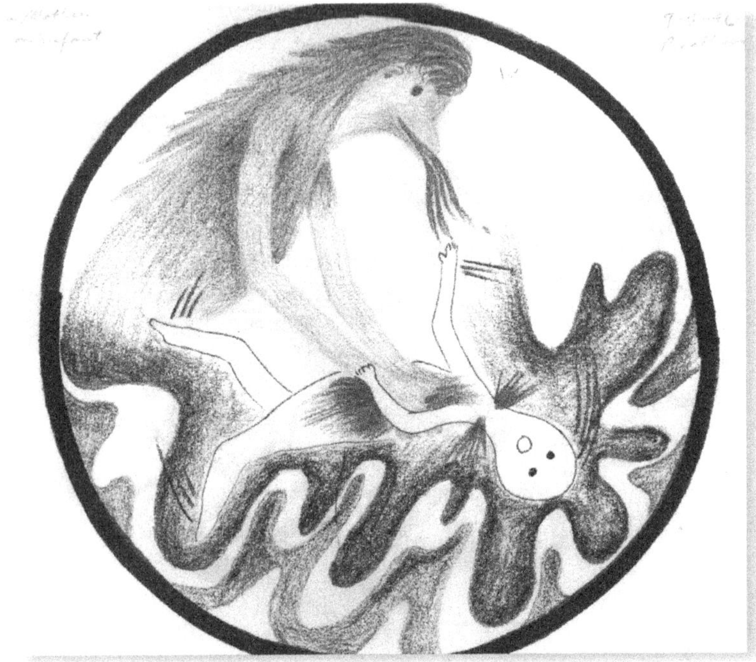

e. ***Il Drago Madre.*** *Il ricordo dell'infanzia traumatica dell'artista, in cui si riflette l'intolleranza di sua madre per tutte le emozioni forti. Il Drago Madre scuote la neonata e la spaventa, per farla smettere di piangere. Il suo messaggio è: "Se piangi, muori" (Jan Vannatta).*

7. Dipinti tratti da sedute di Respirazione olotropica, che raffigurano esperienze con motivi caratteristicamente sciamanici (a-d)

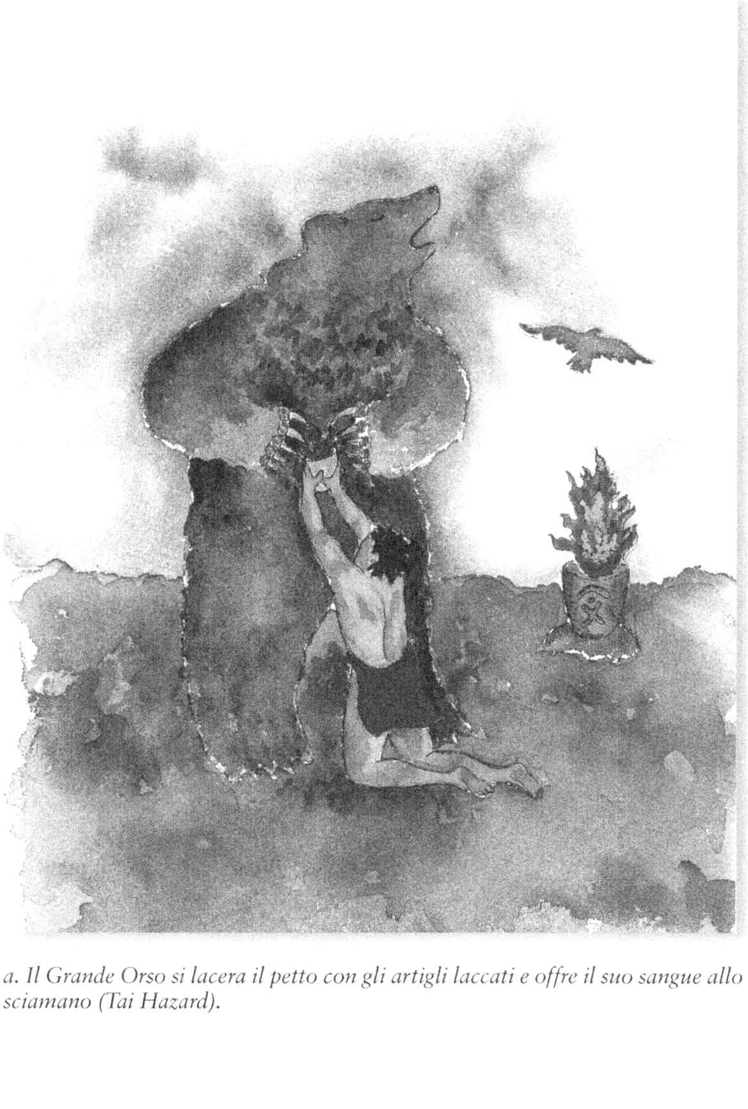

a. Il Grande Orso si lacera il petto con gli artigli laccati e offre il suo sangue allo sciamano (Tai Hazard).

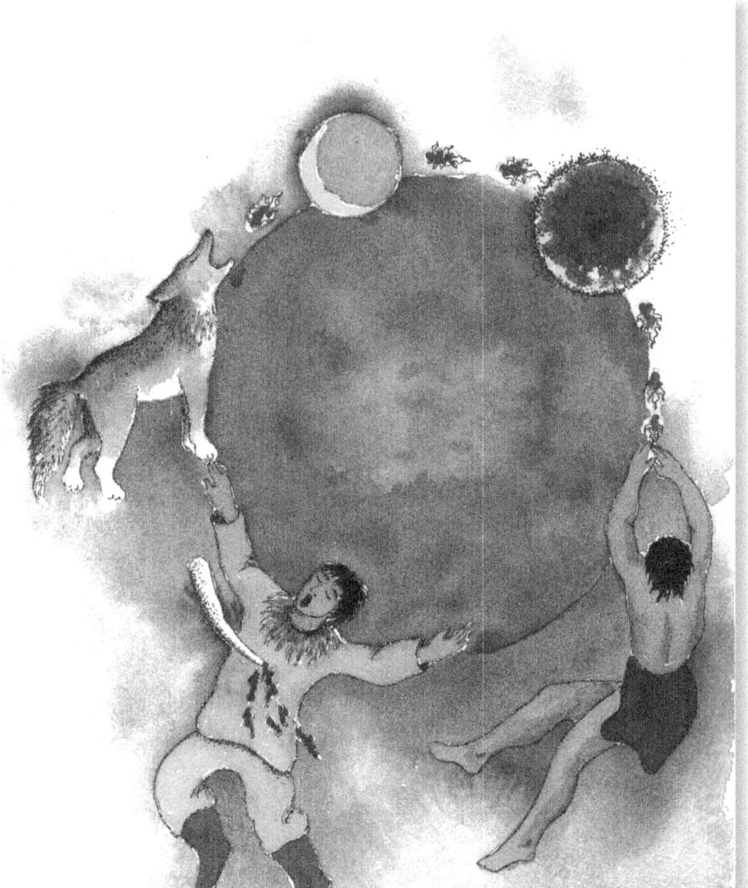

b. Il cuore dello sciamano viene perforato dalla zanna di un tricheco e il suo spirito raggiunge il lupo, la luna, il sole, un altro sciamano (Tai Hazard).

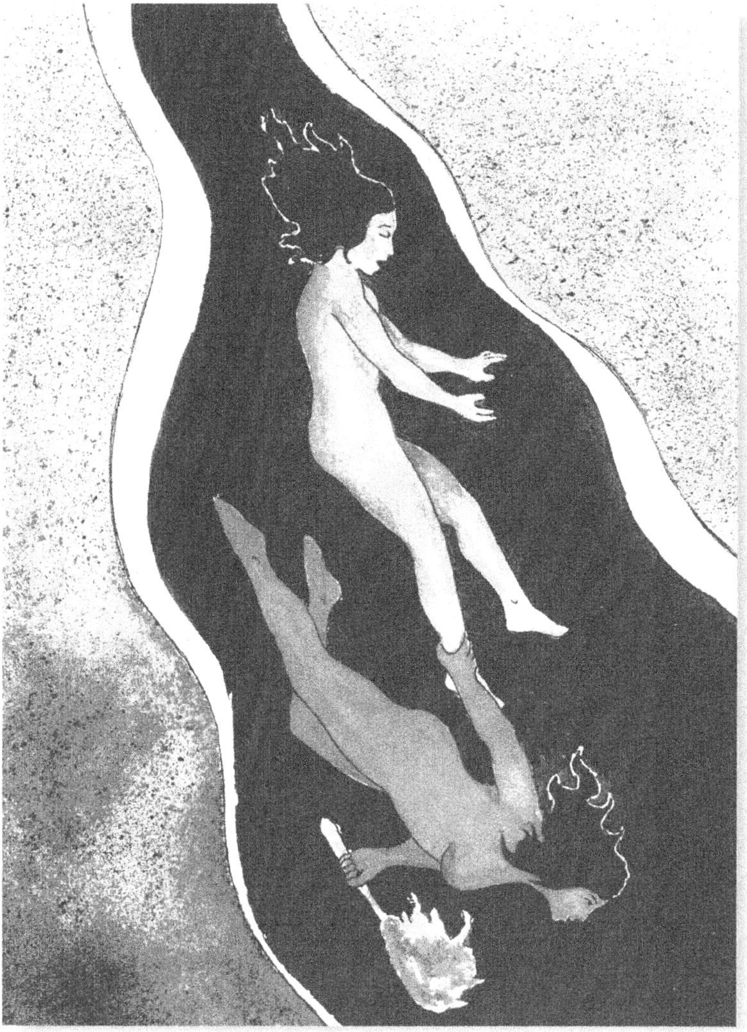

c. Superare la paura del buio e dell'ignoto per seguire una guida sempre più giù nelle profondità dell'inferno (Tai Hazard).

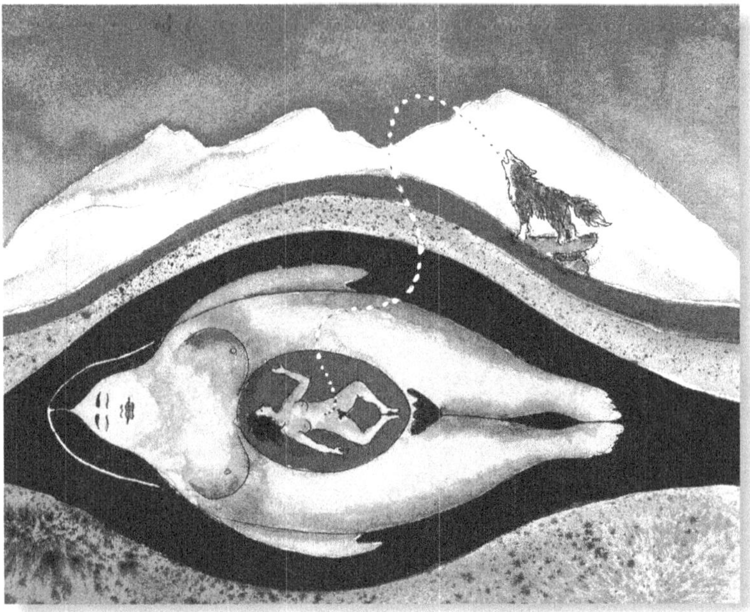

d. Riposare nelle profondità dell'utero della terra e ascoltare il lupo che ulula le sue storie (Tai Hazard).

8. *"Iniziazione sciamanica". Quattro opere tratte da una seduta di Respirazione olotropica, che raffigurano un viaggio sciamanico di discesa nel contesto di un risveglio della Kundalini (a-d).*

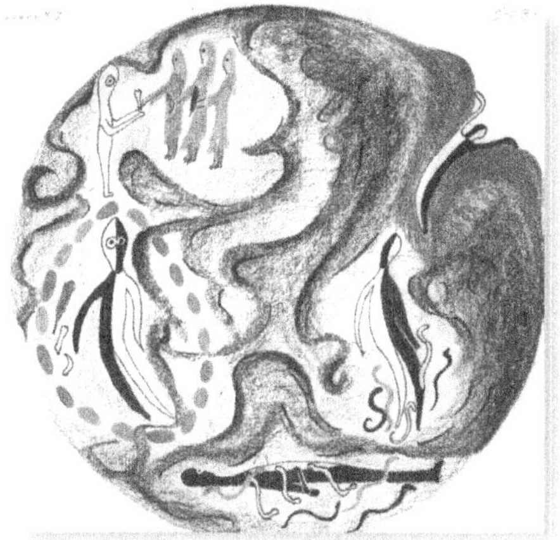

a. Le Nonne dipingono cerchi bianchi intorno agli occhi dell'artista e le donano tre talismani da portare con sé nel suo viaggio nell'oscurità: una piuma, un osso e un artiglio. Durante la discesa, le Nonne le dipingono il corpo di bianco e di nero. Quando raggiunge il fondo, scarica quasi tutta l'energia del serpente, poi affronta la difficoltà di ritrovare la via del ritorno, di uscire dall'oscurità, lottando per la sua rinascita. (Jan Vannatta).

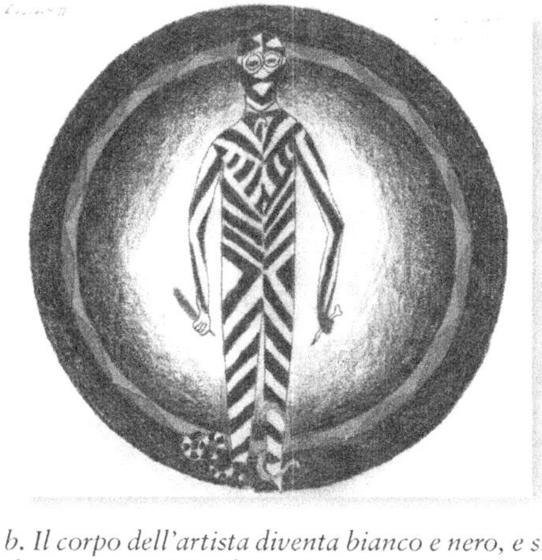

b. Il corpo dell'artista diventa bianco e nero, e si copre di intricati disegni. Tutto il suo essere si trasforma in una composizione geometrica sacra; è racchiuso nell'oscurità e circondato dalle Nonne e dal Serpente (Jan Vannatta).

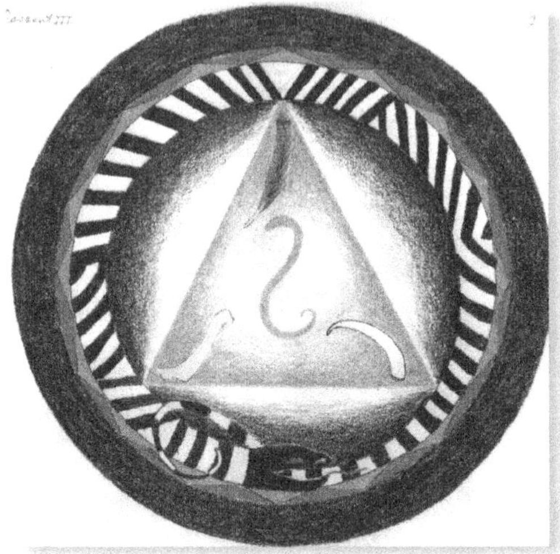

c. Circondata dalle Nonne, l'artista diventa tutt'uno con il Serpente. Insieme circondano i talismani, e li integrano come baricentro (Jan Vannatta).

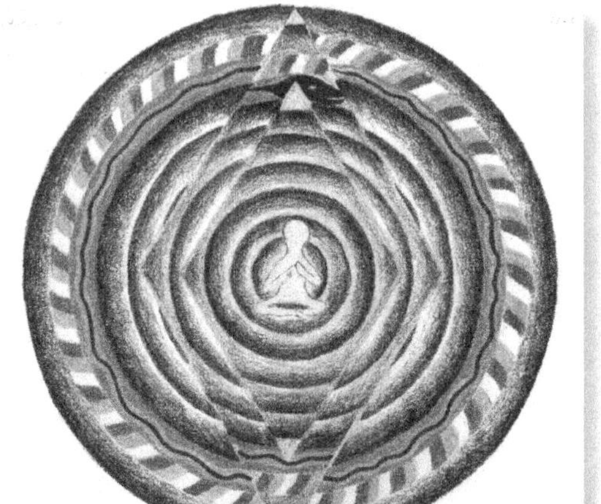

d. Completamente integrata e trasformata, la viaggiatrice è seduta al centro dell'immagine. Circondata e sostenuta dall'oscurità, dai tre talismani, dalle Nonne, dal Serpente e da una realtà sciamanica a forma di diamante. L'esperienza è complessa, ma ordinata (Jan Vannatta).

9. Due opere eseguite nel corso di formazione di Respirazione olotropica (a-b).

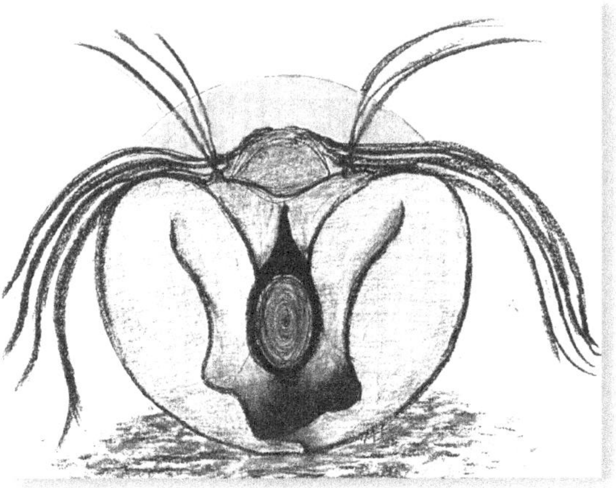

a. ***Attraverso le Porte dell'Inferno, fino alla Prigione dei Maya,*** *la duplice esperienza di nascere e partorire. Secondo l'autrice, l'intensità delle sensazioni provate era tale che "piangere, infuriarsi, gemere e agitarsi con tutto il corpo manifestava solo la punta dell'iceberg di tutto il terrore e l'angoscia che c'erano sotto" (Peg Holms).*

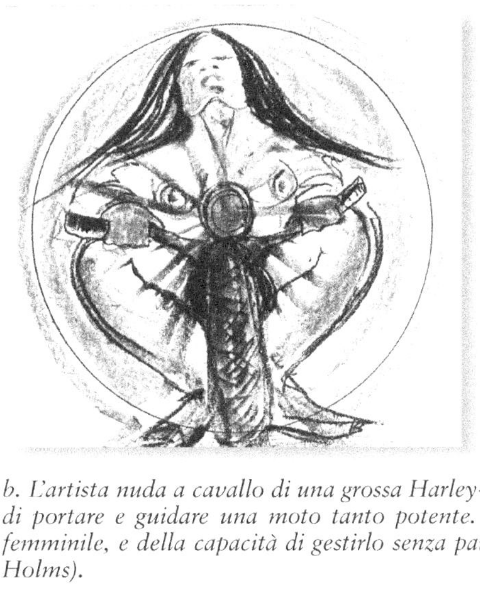

b. L'artista nuda a cavallo di una grossa Harley-Davidson, trionfante nell'atto di portare e guidare una moto tanto potente. Si riappropria del suo potere femminile, e della capacità di gestirlo senza paura e senza sensi di colpa (Peg Holms).

10. Quattro dipinti che illustrano il dissolversi dell'armatura corporea descritta nel racconto dell'esperienza infantile di Katia Soliani (a-d).

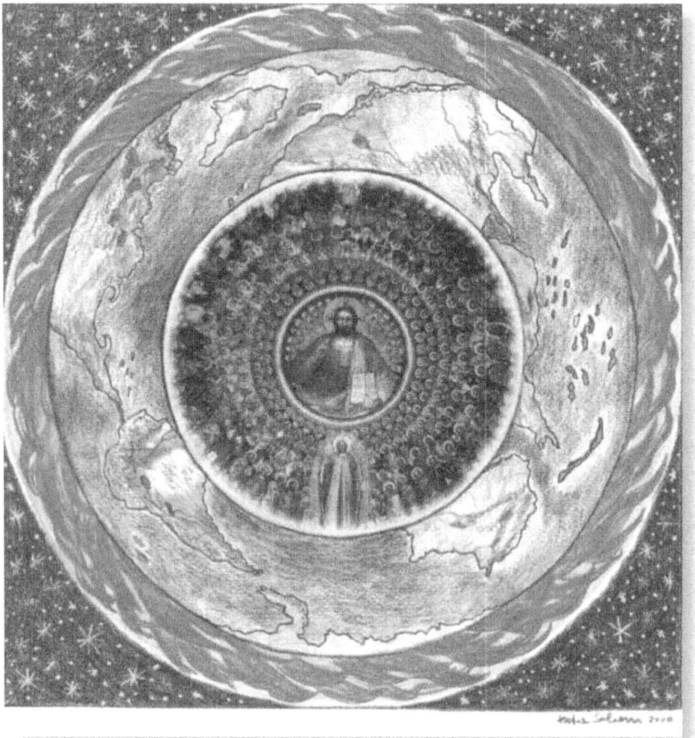

a. **Il Corpo di Cristo.** *L'esperienza di diventare una cellula del corpo del Cristo Cosmico, e contemporaneamente di potersi identificare in modo esperienziale con ogni parte del creato, dipinta dopo una seduta di Respirazione olotropica (Katia Soliani).*

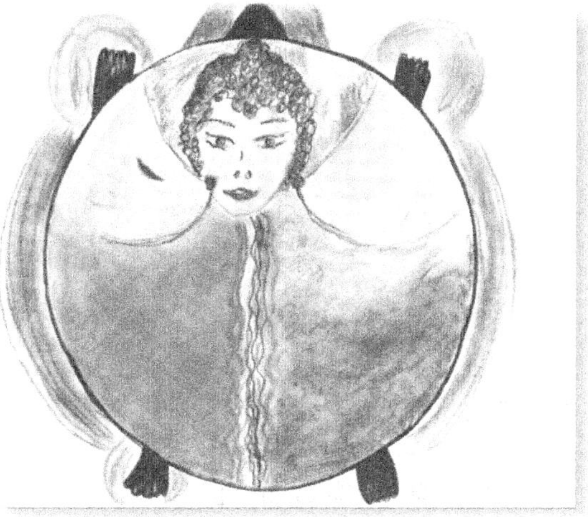

b. Identificazione con una tartaruga che porta sulla pancia l'immagine di un bimbo che ha bisogno di essere nutrito (KatiaSoliani).

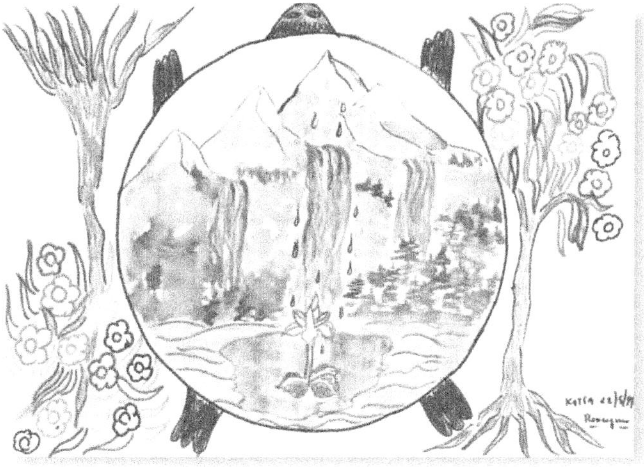

c. L'immagine di un bellissimo paesaggio, raffigurato sulla parte superiore del guscio della tartaruga (KatiaSoliani).

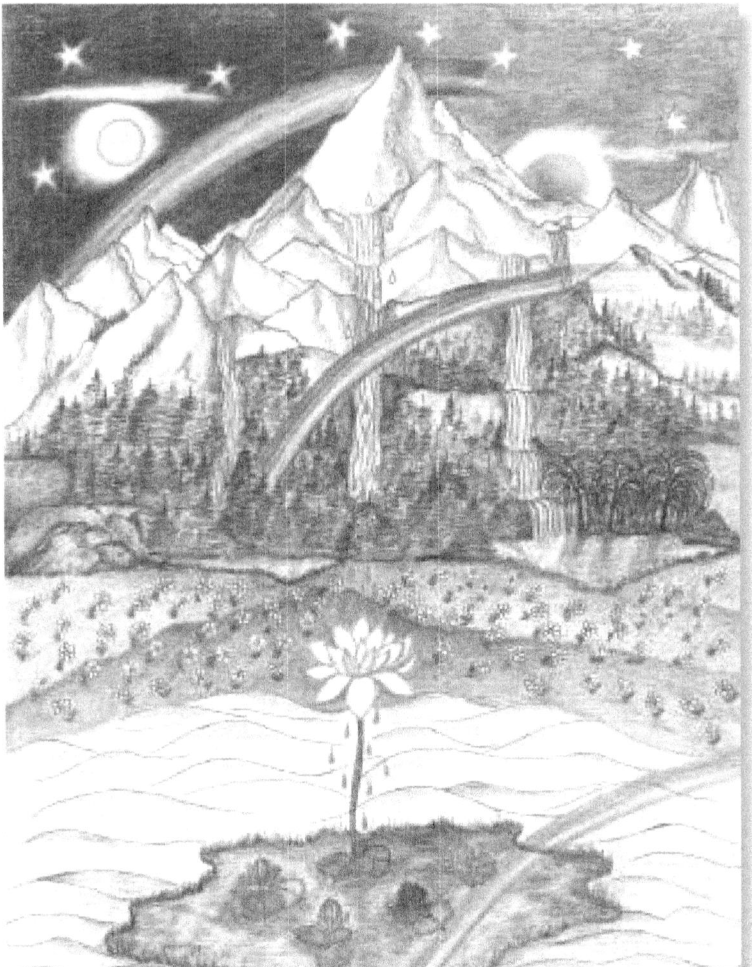

*d. L'immagine dello stesso paesaggio (*vedi *disegno c, pag. 279), apparso in sogno la notte dopo la seduta (Katia Soliani).*

11. Tre opere di Marianne Wobcke, che illustrano le sue esperienze nella formazione di Respirazione olotropica (a-c).

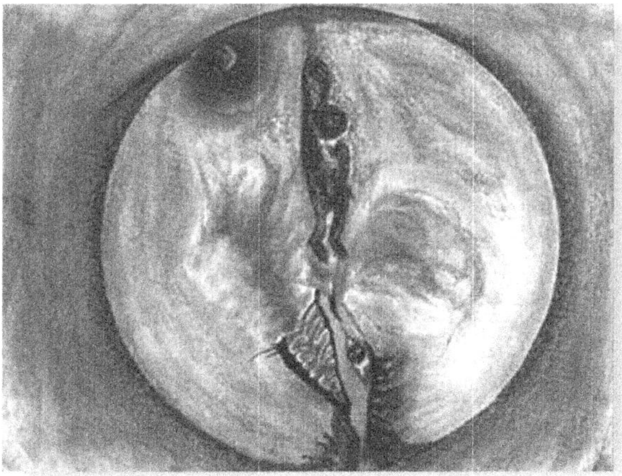

a. Marianne come un feto assalito da un drago sputafuoco che risale per il collo dell'utero bruciandole le gambe. Questa esperienza si collega al tentativo di aborto di sua madre e, a un livello più profondo, con l'esperienza della sua bisnonna aborigena: dopo averle immerso le gambe nella benzina, un agente di polizia le aveva dato fuoco (Marianne Wobcke).

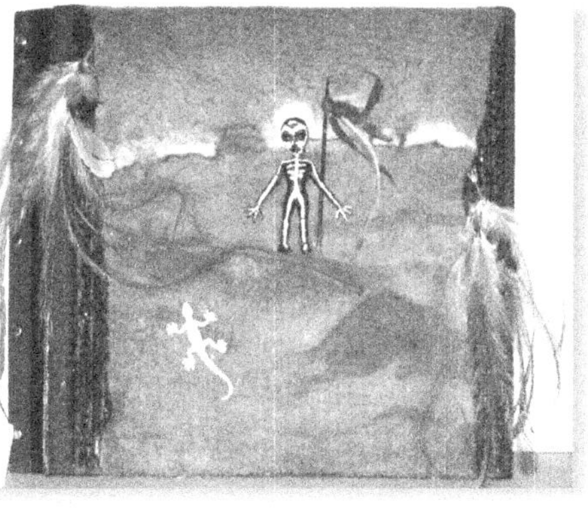

b. ***Alienazione.*** *L'Antenato sognato come uno scheletro in piedi in un paesaggio devastato, rappresentazione dell'apocalisse degli Aborigeni australiani conseguente alla separazione dalla famiglia, dal paese, dalla cultura e dal "kanyini", in sintesi l'esperienza della Generazione Rubata. Kanyini è il principio di connessione con tutto il creato, mediato dalla cura e dalla responsabilità, sul quale si basa la vita degli Aborigeni (Marianne Wobcke).*

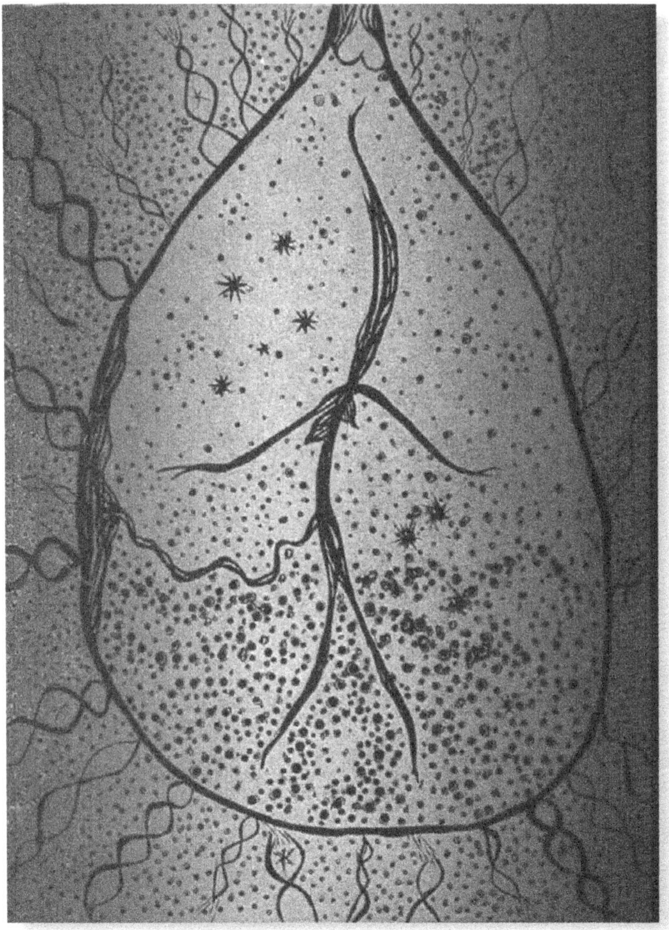

*c. Un'incisione su linoleum che rappresenta il profondo legame tra Marianne e i suoi antenati aborigeni. Ritrae uno spirito Mimi che danza sullo sfondo del cielo stellato. Nella tradizione aborigena, gli spiriti Mimi sono esseri alti e snelli che, nell'Alcheringa (*Dreamtime*, l'epoca antecedente alla Creazione) hanno insegnato agli Aborigeni a cacciare, cucinare e dipingere (Marianne Wobcke).*

Bibliografia

I testi sono stati indicati nell'edizione che ci è stata segnalata dagli autori. Sono state qui inoltre riportate, quando possibile, le pubblicazioni in lingua italiana.

Alexander F. 1950, *Psychosomatic Medicine*, W.W. Norton, New York (trad. it. *Medicina psicosomatica*, Giunti, Firenze).

Alighieri Dante 1990, *Il Convivio*, (traduzione di R.H. Lansing), Garland, New York (*Convivio*, Rizzoli, Milano).

Aristotele 2006, *Poetics* (traduzione di Joe Sachs), Focus Philosophical Library, Pullins Press, Newbury Port, MA (trad. it. *Poetica*, Laterza, Bari).

Bindrim P. 1968, *A Report on A Nude Marathon*, "Psychotherapy: Research and Practice", 5,3:180-188.

Bindrim P. 1969, *Nudity As A Quick Grab for Intimacy in Group Therapy*, "Psychology Today", 3,1:24-28.

Blanck G., Blanck R. 1974, *Ego Psychology I: Theory and Practice*, Columbia University Press, New York (trad. it. *Teorie e pratica della psicologia dell'Io*, Bollati Boringhieri, Torino).

Blanck G., Blanck, R. 1979, *Ego Psychology II*, Columbia University Press, New York.

Blin-Lery B., Chavas B. 2009, *Guérir l'ego, révéler l'être: le défi des thérapies transpersonnelles*, Edition Trédaniel, Parigi.

Bohm D. 1980, *Wholeness and the Implicate Order*, Routledge and Kegan Paul, Londra (trad. it. *Universo, mente, materia*, Red Edizioni, Milano).

Browne I. 1990, *Psychological Trauma, or Unexperienced Experience*, "Re-Vision Journal", 12(4):21-34.

Bubeev Y.A., Kozlov V. 2001a, *Experimental Psychophysiological and Neurophysiological Study of Intensive Breathing*, in *Holotropic Breathwork: Theory, Practice, Researches, Clinical Applications* (V. Maykov e V. Kozlov), Institute of Transpersonal Psychology, Mosca.

Bubeev Y.A., Kozlov V. 2001 b, *Experimental Studies of the Influence of Intensive Breathing on An Individual and Group*, in *Holotropic Breathwork: Theory, Practice, Researches, Clinical Applications* (V. Maykov e V. Kozlov), Institute of Transpersonal Psychology, Mosca.

Cannon W.B. 1932, *Wisdom of the Body*, Norton, New York.

Capra F. 1975, *The Tao of Physics*, Shambhala Publications, Berkeley, CA (trad. it. *Il tao della fisica*, Adelphi, Milano).

Cardena E., Lynn S.J., Krippner S. 2000, *Varieties of Anomalous Experience: Examining the Scientific Evidence*, American Psychological Association, Washington, DC.

Cassoux M., Cubley S. 1995, *Life, Paint, and Passion: Reclaiming the Magic of Spontaneous Expression*, Putnam, New York.

Christie R.V. 1935, *Some Types of Respiration in Neuroses*, "Quart. J. Med." 16:427-32.

Cohen S. 1965, *LSD and the Anguish of Dying*, "Harper's Magazine", 231:69

Corbin H. 2000, *Mundus Imaginalis, Or the Imaginary and the Imaginal*, in *Working with Images* (B. Sells), Spring Publications 71-89, Woodstock, CT (trad. it. *Corpo spirituale e Terra celeste*, Adelphi, Milano).

Dunbar H.F. 1954, *Emotions and Bodily Changes*, Columbia University Press, New York.

Evans-Wentz W.E. 1957, *The Tibetan Book of the Dead*, Oxford University Press, Londra.

Fenichel O. 1945, *Psychoanalytic Theory of Neurosis*, W.W. Norton, New York (trad. it. *Trattato di psicoanalisi. Delle nevrosi e delle psicosi*, Astrolabio Ubaldini, Roma).

Foerster H. von 1965, *Memory without a Record*, in *The Anatomy of Memory* (D.P. Kimble), Science and Behavior Books, Palo Alto, CA.

Franz M.- L. von 1997, *Alchemical Active Imagination*, C.G. Jung Foundation Books, New York.

Freud S., Breuer J. 1936, *Studies in Hysteria, Nervous and Mental Diseases*, New York (trad. it. *Studi sull'isteria e altri scritti 1886-1895*, Bollati Boringhieri, Torino).

Freud S. 1953, *The Interpretation of Dreams*, The Hogarth Press and the Institute of Psycho-Analysis, Vol. IV, Londra (trad. it. *L'interpretazione dei sogni*, Bollati Boringhieri, Torino).

Freud S. 1955 a, *Totem and Tabu*, The Hogarth Press and the Institute of Psycho - Analysis, Vol. XIII, Londra (trad. it. *Totem e tabù*, Mondadori, Milano; *Totem e tabù e altri saggi di antropologia*, Newton & Compton, Milano; *Totem e tabù. Opere 1912-1914. Vol. 7*, Bollati Boringhieri, Torino; *Totem e tabù e altri scritti. Opere. Vol. 7*, Bollati Boringhieri, Torino).

Freud S. 1955 b, *Group Psychology and the Analysis of the Ego*, The Hogarth Press and the Institute of Psycho-Analysis, Vol. XVIII, Londra (trad. it. *Psicologia delle masse e analisi dell'Io*, Bollati Boringhieri, Torino).

Freud S. 1957 a, *Dostoevsky and Parricide*, The Hogarth Press and the Institute of Psycho- Analysis, Vol. XI, Londra (trad. it. *Dostoevskij e il parricidio*, introduzione di S. Freud a *I fratelli Karamazov* di F. Dostoevskij, Einaudi, Torino).

Freud, S. 1957 b, *Leonardo da Vinci and A Memory of his Childhood*, The Hogarth Press and the Institute of Psycho-Analysis, Vol. XI, Londra (trad. it. *Un ricordo d'infanzia di Leonardo da Vinci*, Skira).

Freud S. 1960 a, *The Psychopathology of Everyday Life*, The Hogarth Press and the Institute of Psycho-Analysis, Vol. VI, Londra (trad. it. *Psicopatologia della vita quotidiana*, Bollati Boringhieri, Torino).

Freud S. 1960 b, *Jokes and Their Relation to the Unconscious*, The Hogarth Press and the Institute of Psycho-Analysis, Vol. VIII, Londra (trad. it. *Il motto di spirito e la sua relazione con l'inconscio*, Rizzoli, Milano).

Freud S. 1962, *Three Essays on the Theory of Sexuality*, Basic Books, New York (trad. it. *Tre saggi sulla teoria sessuale*, Bollati Boringhieri, Torino).

Freud S. 1964 a, *Future of An Illusion*, The Hogarth Press and the Institute of Psycho-Analysis, Vol. XXI, Londra (trad. it. *L'avvenire di un'illusione. L'illusione di un avvenire*, Bollati Boringhieri, Torino).

Freud S. 1964 b, *Civilization and Its Discontents*, The Hogarth Press & The Institute of Psycho-Analysis, Vol. XXI, Londra (trad. it. *Il disagio della civiltà*, Bollati Boringhieri, Torino).
Fried R. 1982, *The Hyperventilation Syndrome: Research and Clinical Treatment*, Johns Hopkins University Press, Baltimora.
Friedman M., Rosenman R.H. 1974, *Type A Behavior and Your Heart*, Knopf, New York.
Frost S.B. 2001, *Soul Collage*, Hanford Mead Publishers, Santa Cruz, CA.
Goldman D. 1952, *The Effect of Rhythmic Auditory Stimulation on the Human Electroencephalogram*, "EEG and Clinical Neurophysiology", 4:370.
Goldberg G.J. 1958, *Psychiatric Aspects of Hyperventilation*, "South African Med. J.", 32:447-49.
Goswami A., 1995, *The Self-Aware Universe: How Consciousness Creates the Material World*, J.P. Tarcher, Los Angeles, CA.
Grof S. 1975, *Realms of the Human Unconscious: Observations from LSD Research*, Viking Press, New York. Ristampato nel 2009 come *LSD: Doorway to the Numinous: The Ground-Breaking Psychedelic Research into Realms of the Human Unconscious*, Park Street Press, Rochester, VT.
Grof S. 1980, *LSD Psychotherapy*, Hunter House, Pomona, CA. Ristampato nel 2001 da Multidisciplinary Association for Psychedelic Studies (MAPS) Publications in Sarasota, Florida.
Grof S. 1985, *Beyond the Brain: Birth, Death, and Transcendence in Psychotherapy*, State University of New York (SUNY) Press, Albany, NY (trad. it. *Oltre il cervello. L'esplorazione transpersonale delle possibilità della coscienza umana*, Cittadella Editrice, Assisi).
Grof S. 1987, *The Adventure of Self-Discovery*, State University of New York (SUNY) Press, Albany, NY.
Grof S., Grof C. 1989, *Spiritual Emergency: When Personal Transformation Becomes a Crisis*, J.P. Tarcher, Los Angeles, CA (trad. it. *Emergenza spirituale. La crisi spirituale come rinnovamento profondo*, Red Edizioni, Milano).
Grof C., Grof S. 1990, *The Stormy Search for the Self: A Guide to Personal Growth Through Transformational Crises*, J.P. Tarcher, Los Angeles, CA (trad. it. *La tempestosa ricerca di se stessi. Crisi psicologiche e cambiamento*, Red Edizioni, Milano).
Grof S. 1992 *The Holotropic Mind: The Three Levels of Consciousness and How They Shape Our Lives*, Harper Collins (con Hal Zina Bennett), San Francisco, CA (trad. it. *La mente olotropica. Le esperienze che conducono ai livelli più profondi della psiche*, Red Edizioni, Milano).
Grof S. 1998, *The Cosmic Game: Explorations of the Frontiers of Human Consciousness*, State University of New York (SUNY) Press, Albany, NY (trad. it. *Il gioco cosmico della mente*, Red Edizioni, Milano).
Grof S. 2000, *Psychology of the Future: Lessons from Modern Consciousness Research*, State University of New York (SUNY) Press, Albany, NY (trad. it. *Psicologia del futuro. Le nuove dimensioni della mente: individuale, transpersonale, cosmica*, Red Edizioni, 2001).
Grof S. 2006 a, *When the Impossible Happens: Adventures in Non-Ordinary Realities*, Sounds True, Louisville, CO (trad. it. *Quando accade l'impossibile*, Urra-Apogeo, Milano).
Grof S. 2006 b, *The Ultimate Journey: Consciousness and the Mystery of Death*, MAPS Publications, Sarasota, FL (trad. it. *L'ultimo viaggio*, Urra-Apogeo, Milano).
Grof S. 2006 c, *LSD Psychotherapy*, MAPS Publications, Ben Lomond, CA.
Grof S. 2010, *The Visionary World of H.R. Giger*, Scapegoat Publishing, New York.

Harman W. 1984, *Higher Creativity: Liberating the Unconscious for Breakthrough Insights*, J.P.Tarcher, Los Angeles, CA (trad. it. *Creatività superiore. Come liberare le intuizioni dell'inconscio*, Astrolabio Ubaldini).

Harner M. 1980, *The Way of the Shaman: A Guide to Power and Healing*, Harper and Row, New York (trad. it. *La via dello sciamano*, Edizioni Mediterranee, Roma).

Hellinger B. 2003, *Farewell: Family Constellations with Descendants of Victims and Perpetrators*, Carl-Auer-Systeme Verlag, Heidelberg.

Hines B. 1996, *God's Whisper. Creation's Thunder: Ultimate Reality in the New Physics*, Threshold Publications, Brattleboro, VT.

Hubbard L.R. 1950, *Dianetics: The Modern Science of Mental Health*, Hubbard College of Scientology, East Grinstead, Sussex, Gran Bretagna.

Huey S.R., Sechrest L. 1981, *Hyperventilation Syndrome and Psychopathology*, Center for Research on the Utilization of Scientific Knowledge, Institute for Social Research, University of Michigan (manoscritto).

Huxley A. 1959, *The Doors of Perception and Heaven and Hell*, Penguin Books, Harmondsworth, Middlesex, Regno Unito (trad. it. *Le porte della percezione. Paradiso e inferno*, Mondadori, Milano).

Huxley A. 1945, *Perennial Philosophy*, Harper and Brothers, New York e Londra (trad. it. *La filosofia perenne*, Adelphi, Milano).

Jilek W.J. 1974, *Salish Indian Mental Health and Culture Change: Psychohygienic and Therapeutic Aspects of the Guardian Spirit Ceremonial*, Holt, Rinehart, and Winston of Canada, Toronto e Montreal.

Jilek W.J. 1982, *Altered States of Consciousness in North American Indian Ceremonials*, "Ethos", 10:326-343.

Jung C.G. 1959 a, *The Archetypes of the Collective Unconscious*, Collective Works, Vol.9.1. Bollingen Series 20, Princeton University Press, Princeton, NJ (trad. it. *Gli archetipi dell'inconscio collettivo*, in *Opere di C.G. Jung*, Vol. 9, Boringhieri, Torino).

Jung C.G. 1959 b, *Mandala Symbolism* (traduzione di R.F.C. Hull), Bollingen Series, Princeton University Press, Princeton.

Jung C.G. 1961, *Memories, Dreams, Reflections*, Pantheon, New York (trad. it. *Memorie, sogni, riflessioni*, Rizzoli, Milano).

Jung C.G. 2009, *The Red Book*, W.W. Norton and Company, New York.

Kalff D. 2003, *Sandplay: A Psychotherapeutic Approach to the Psyche*, Temenos Press, Cloverdale, CA (trad. it. *Il gioco della sabbia e la sua azione terapeutica sulla psiche*, Edizioni OS, Firenze).

Kamiya J. 1969, *Operant Control of the EEG Alpha Rhythm and Some of Its Effects on Consciousness*, in *Altered States of Consciousness* (C.T. Tart), pp. 489-501, Wiley, New York.

Kast E.C., Collins V.J. 1966, *LSD and the Dying Patient*, "Chicago Med. School Quarterly", 26:80.

Katz R. 1976, *Boiling Energy: Community Healing Among the Kalahari Kung*, Harvard University Press, Boston.

Kellogg J. 1977 a, *The Use of the Mandala* in *Psychological Evaluation and Treatment*, "American Journal of Art Therapy", 16:123.

Kellogg J. 1977 b, *The Meaning of Color and Shape in Mandalas*, "American Journal of Art Therapy", 16, 123-126.

Kellogg J. 1978, *Mandala: The Path of Beauty*, Mandala Assessment and Research Institute, Baltimora, MD.

Kennel J.H., Klaus M. 1998, *Parental Bonding: Recent Observations That Alter Perinatal Care*, "Pediatrics in Review", 19:4-2.

Klaus M., Kennel J.H., Klaus P.H. 1995, *Bonding: Building the Foundations of Secure Attachment and Independence*, Addison Wesley, Reading, MA.

Klaus M.H. 1976, *The Impact of Early Separation: The Impact of Early Separation or Loss on Family Development*, Mosby Publications, St. Louis, MI.

Klein D.F., Zitrin C.M., Woerner M. 1978, *Antidepressants, Anxiety, Panic, and Phobia*, in *Psychopharmacology: A Generation of Progress* (M.A. Lipton, A. DiMascio, K.F. Killiam, Raven Press, New York.

Laszlo E. 1993, *The Creative Cosmos*, Floris Books, Edimburgo, Regno Unito.

Laszlo E. 2004, *Science and the Akashic Field: An Integral Theory of Everything*, Inner Traditions, Rochester, VT (trad. it. *La scienza e il campo akashico. Connessione e memoria nel cosmo e nella coscienza: una teoria integrale del tutto*, Urra-Apogeo, Milano).

Lee R., DeVore I. 1999, *Kalahari Hunter-Gatherers: Studies of the !Kung San and Their Neighbors*, Harvard University Press, Cambridge, MA.

Lum L.C. 1987, *Hyperventilation Syndrome in Medicine and Psychiatry: A Review*, "Journal of the Royal Society of Medicine", 80 (4): 229-231.

Mahl G.F. 1949, *The Effect of Chronic Fear on Gastric Secretion*, "Psychosom. Med.", 11:30.

Mahr A. 1999, *Das wissende Feld: Familienaufstellung als geistig energetisches Heilen (The Knowing Field: Family Constellation as Spiritual and Energetic Healing)*, Koesel Verlag, Monaco.

Martin J. 1965, *LSD Analysis, Second International Conference on the Use of LSD in Psychotherapy*, 8-12 maggio, 1965, South Oaks Hospital, Amityville, New York, in *The Use of LSD in Psychotherapy and Alcoholism* (H.A. Abramson), Bobbs-Merrill, pp. 223-238, Indianapolis, IN.

Maslow A. 1962, *Toward A Psychology of Being*, Van Nostrand, Princeton (trad. it. *Verso una psicologia dell'essere*, Ubaldini, Roma).

Maslow A. 1964, *Religions, Values, and Peak Experiences*, Ohio State University Press, Columbus.

Maslow A. 1969, *A Theory of Metamotivation: The Biological Rooting of the Value of Life*, in *Readings in Humanistic Psychology*, A.J. Sutich, M.A. Vich, The Free Press, New York.

Maxfield M.C. 1990, *Effects of Rhythmic Drumming on EEG and Subjective Experience*, Tesi di laurea non pubblicata, Institute of Transpersonal Psychology, Menlo Park, CA.

Maxfield M.C. 1994, *The Journey of the Drum*, "Re-Vision Journal", 16:148-156.

McCririck P. 1966, *The Importance of Fusion in Therapy and Maturation*, manoscritto non pubblicato.

McGee et al. 1984, *Unexperienced Experience: A Clinical Reappraisal of the Theory of Repression and Traumatic Neurosis*, "Irish Journal of Psychotherapy", 3:7.

Moreno J.L. 1973, *Gruppenpsychotherapie und Psychodrama*, Thieme Verlag, Stuttgart.

Moreno J.L. 1976, *Psychodrama and Group Psychotherapy*, "Annals of the New York Academy of Sciences", 49 (6):902-903.

Neher A. 1961, *Auditory Driving Observed with Scalp Electrodes in Normal Subjects*, "Electroencephalography and Clinical Neurophysiology", 13:449-451.

Neher A. 1962, *A Physiological Explanation of Unusual Behavior Involving Drums*, "Human Biology", 14:151-160.

Orr L., Ray S. 1977, *Rebirthing in the New Age*, Celestial Arts, Millbrae, CA.

Perls F., Hefferline R.F., Goodman P. 1951, *Gestalt Therapy: Excitement and Growth in the Human Personality*, Julian Press, New York (trad. it. *La terapia della Gestalt: eccitamento e accrescimento nella personalità umana*, Astrolabio, Roma).

Perls F. 1973, *Gestalt Approach and Witness to Therapy*, Science and Behavior Books, Palo Alto, CA.

Perls F. 1976, *Gestalt Therapy Verbatim*, Bantam Books, New York.

Pribram K. 1971, *Languages of the Brain*, Prentice Hall, Englewood Cliffs, N.J.

Ramacharaka (William Walker Atkinson) 1903, *The Science of Breath*, L.N. Fowler and Company, Ltd, Londra (trad. it. *La scienza del respiro*, Venexia, Roma).

Reich W. 1949, *Character Analysis*, Noonday Press, New York (trad. it. *Analisi del carattere*, SugarCo, Milano).

Reich W. 1961, *The Function of the Orgasm: Sex-Economic Problems of Biological Energy*, Farrar, Strauss, and Giroux, New York (trad. it. *La funzione dell'orgasmo*, Net, Milano).

Reich W. 1970, *Mass Psychology of Fascism*, Simon and Schuster, New York (trad. it. *Psicologia di massa del fascismo*, Einaudi, Torino).

Rider M. 1985, *Entrainment Mechanisms Are Involved in Pain Reduction, Muscle Relaxation, and Music-Mediated Imagery*, "Journal of Music Therapy", 22:183-192.

Ring K., Valarino E.E. 1998, *Lessons from the Light: What We Can Learn from the Near-Death Experience*, Plenum Press, New York (trad. it. *Insegnamenti dalla luce. Cosa possiamo imparare dalle esperienze in punto di morte*, Edizioni Mediterranee, Roma).

Ring K., Cooper S. 1999, *Mindsight: Near-Death and Out-of-Body Experiences in the Blind*, William James Center for Consciousness Studies, Palo Alto, CA.

Ross C.A. 1989, *Multiple Personality Disorder: Diagnosis, Clinical Features, and Treatment*, John Wiley & Sons, New York.

Sabom M. 1982, *Recollections of Death: A Medical Investigation*, Harper and Row Publications, New York (trad. it. *Dai confini della vita: un'indagine scientifica*, Longanesi, 1983).

Sabom M. 1998, *Light and Death: One Doctor's Fascinating Accounts of Near-Death Experiences*, Zondervan Church Source, Grand Rapids, MI.

Selye H. 1950,*The Physiology and Pathology of Exposure to Stress*, Acta, Montreal.

Shapiro F. 2001, *Eye Movement Desensitization and Reprocessing: Basic Principles, Protocols, and Procedures*, Guilford Press, New York.

Shapiro F. 2002, *EMDR As An Integrative Psychotherapy Approach: Experts of Diverse Orientations Explore the Paradigm Prism*, American Psychological Association Books, Washington, DC.

Sheldrake R. 1981, *A New Science of Life: The Hypothesis of Formative Causation*, J. P. Tarcher, Los Angeles, CA (trad. it. *L'ipotesi della casualità formativa*, Red Edizioni, Milano).

Sheldrake R. 1988, *The Presence of the Past: Morphic Resonance and the Habits of Nature*, Times Books, New York.

Sparks T. 1989, *Doing Not Doing: A Facilitator's Guide to Holotropic Breathwork*, Holotropic Books and Music, Mill Valley, CA.

Stoll W.A. 1947, *LSD, ein Phantastikum aus der Mutterkorngruppe*, "Schweizer Archiv für Neurologie und Psychiatrie", 60: 279.

Stone H., Stone S. 1989, *Embracing Our Selves: The Voice Dialogue Manual*, Nataraj Publishing, Mill Valley, CA.

Sutich A. 1976, *The Emergence of the Transpersonal Orientation: A Personal Account*, "Journal of Transpersonal Psychology", 8: 5-19.

Taylor K. 1991, *The Holotropic Breathwork Facilitator's Manual*, Hanford Mead Publishers, Santa Cruz, CA.

Taylor K. 1994, *The Breathwork Experience: Exploration and Healing in Non-Ordinary States of Consciousness*, Hanford Mead Publishers, Santa Cruz, CA.

Taylor K. 1995, *Ethics of Caring: Honoring the Web of Life in Our Professional Healing Relationships*, Hanford Mead Publishers, Santa Cruz, CA.
Taylor K. 2003, *Exploring Holotropic Breathwork: Selected Articles from a Decade of the Inner Door*, Hanford Mead Publishers, Santa Cruz, CA.
Teilhard de Chardin P. 1964, *The Future of Man*, Harper and Row, New York (trad. it. *L'avvenire dell'uomo*, Il Saggiatore, Milano).
Teilhard de Chardin P. 1975, *The Human Phenomenon*, Harper and Row, New York (trad. it. *Il fenomeno umano*, Il Saggiatore, Milano).
Tomatis A.A. 1991, *The Conscious Ear: My Life of Transformation through Listening*, Station Hill Press, Barrytown, NY.
Turner V.W. 1969, *The Ritual Process: Structure and Anti-Structure*, Aldine, Chicago (trad. it. *Il processo rituale*, Morcelliana, Brescia).
Turner V.W. 1974, *Dramas, Fields, and Metaphors: Symbolic Action in Human Society*, Cornell University Press, Ithaca, NY.
Vithoulkas G. 1980, *The Science of Homeopathy*, Grove Press. New York (trad. it. *La scienza dell'omeopatia*, Cortina, Verona).
Weil A. 1972, *The Natural Mind*, Houghton Mifflin, Boston.
Whitwell G.E. 1999, *The Importance of Prenatal Sound and Music*, "Journal of Prenatal and Perinatal Psychology and Health", 13 (3-4), 255-262.
Wilber K. 1980, *The Atman Project: A Transpersonal View of Human Development*, Theosophical Publishing House, Wheaton, IL. (trad. it. *Il progetto Atman*, Edizioni Crisalide, Spigno Saturnia, LT).
Wilber K. 1982, *A Sociable God*, McGraw-Hill, New York.
Wolff S., Wolff H. 1947, *Human Gastric Function*, Oxford University Press, Londra.
Zaritsky M.G. 1998, *Complex Method of Treating Alcoholic Patients: Using Medichronal Microwave Resonance Therapy and Holotropic Breathwork*, "Lik Sprava", 7:126:32.

Studi sulla Respirazione olotropica

Ashauer B., Yensen R. 1988, *Healing Potential of Non-Ordinary States: Observations from Holotropic Breathwork, IX International Transpersonal Conference*, The Transpersonal Vision: Past, Present and Future, 9-14 ottobre, Santa Rosa, CA.
Binarová D. 2003, *The Effect of Holotropic Breathwork on Personality*, "Ceská a slovenská psychiatrie", 99:410-414.
Binns S. 1997, *Grof's Perinatal Matrix Theory: Initial Empirical Verification*, Honors Year Dissertation, Department of Psychology, Australian Catholic University, Victoria, Australia.
Brewerton T. et al. 2008, *Long-Term Abstinence Following Breathwork As Adjunctive Treatment of Substance Dependence*, X Annual Meeting of the International Society of Addiction Medicine, Cape Town, South Africa.
Brouillette G. 1997, *Reported Effects of Holotropic Breathwork: An Integrative Technique for Healing and Personal Change*. Ph.D. dissertation, Proquest Dissertations and Theses 1997, Section 0669, Part 0622, 375 pp.; Institute of Transpersonal Psychology. Publication N. AAT DP14336, California.
Bubeev Y.A., Kozlov 2001 a, *Experimental Psychophysiological and Neurophysiological Study of Intensive Breathing*, in *Holotropic Breathwork: Theory, Practice, Researches, Clinical Applications* (V. Maykov, V. Kozlov), Publications of the Institute of Transpersonal Psychology, Mosca.

Bubeev Y.A., Kozlov 2001 b, *Experimental Studies of the Influence of Intensive Breathing on An Individual and Group*, in *Holotropic Breathwork: Theory, Practice, Researches, Clinical Applications* (V. Maykov, V. Kozlov), Publications of the Institute of Transpersonal Psychology, Mosca.

Byford C.L. 1991, *Holotropic Breathwork: A Potential Therapeutic Intervention for Post-Traumatic Stress Disorder in Female Incest Victims, M.T.P.Dissertation*, Proquest Dissertations and Theses, Section 0669, Part 0621, 119 pp.; Institute of Transpersonal Psychology. Publication N. AAT EP15296, California.

Cervelli R.L. 2009, *An Intuitive Inquiry into Experiences Arising out of the Holotropic Breathwork Technique and Its Integral Mandala Artwork: The Potential for Self-Actualization.* Doctoral Dissertation, Institute of Transpersonal Psychology, 6 novembre, Palo Alto, California.

Crowley N. 2005, *Holotropic Breathwork - Healing Through a Non-ordinary State of Consciousness*, Paper based on a talk delivered by Dr. Crowley, 9 maggio, Meeting of the Royal College of Psychiatrists, Regno Unito.

Edwards L. 1999, *Use of Hypnosis and Non-Ordinary States of Consciousness in Facilitating Significant Psychotherapeutic Change*, "The Australian Journal of Clinical Hypnotherapy and Hypnosis", settembre.

Everett G. 2001, *The Healing Potential of Non-Ordinary States of Consciousness*, Ph.D. dissertation, 251 pp., School of Psychology, College of Social Science, Greenwich University, Norfolk Island, Australia .

Hanratty P.M. 2002, *Predicting the Outcome of Holotropic Breathwork Using the High-Risk Model of Threat Perception*, Ph.D. dissertation, Proquest Dissertations and Theses 2002. Section 0795, Part 0622, 171 pp., Saybrook Graduate School and Research Center, Publication N. AAT 3034572, California.

Henebry J.T. 1991, *Sound Wisdom and the Transformational Experience: Explorations of Music, Consciousness, and the Potential for Healing*, Ph.D. dissertation, Proquest Dissertations and Theses, Section 1033, Part 0622, 329 pp., The Union Institute, Publication N. AAT 9125061,Ohio.

Holmes S.W. 1993, *An Examination of the Comparative Effectiveness of Experientially and Verbally Oriented Psychotherapy in the Amelioration of Client-Identified Presenting Problems*, Ph.D. dissertation, Proquest Dissertations and Theses, Section 0079, Part 0622, 257 pp., Georgia State University, Publication N. AAT 9409408, Georgia.

Holmes S.W. et al. 1996, *Holotropic Breathwork: An Experiential Approach to Psychotherapy*, "Psychotherapy: Theory, Research, Practice, Training", Vol. 33(1) primavera, pp. 114-120.

Jackson P.A. 1996, *Stanislav Grof's Holotropic Therapy System, based on presentations Peter Jackson*, Nelson Conference of the New Zealand Association of Psychotherapists, marzo 1996, I World Congress of the World Council for Psychotherapy, Vienna, Austria, luglio 1996.

Jefferys B. 2003, *Holotropic Work in Addictions Treatment*, in *Exploring Holotropic Breathwork* (K. Taylor), Hanford Mead Publishers, Santa Cruz, CA.

Kozlov V.V., Maykov V.V., *Holotropic Breathwork: Theory, Practice, Research, Clinical Application.* Collection of articles to the 70th birthday of Stanislav Grof, Publications of the Institute of Transpersonal Psychology, Mosca.

La Flamme D.M. 1994, *Holotropic Breathwork and Altered States of Consciousness*, Proquest Dissertations and Theses, Ph.D. dissertation, Section 0392, Part 0622, 264 pp., California Institute of Integral Studies, Publication N. AAT 9410355.

Lahood G. 2007, *From "Bad" Ritual to "Good" Ritual: Transmutations of Childbearing Trauma in Holotropic Ritual*, "Journal of Prenatal and Perinatal Psychology and Health", 22:81-112.

Lapham J.A. 2000, *Holotropic Learning: The Language of Holotropic Light. Unpacking the Experience*, Ph.D. dissertation. Proquest Dissertations and Theses, Section 1033, Part 0451, 171 pp., The Union Institute, Publication N. AAT 9992717, Ohio.

Lyons C. 2003, *Somatic Memory in Non-Ordinary States of Consciousness*, M.S. dissertation, 86 pp., School of Psychology, Liverpool John Moores University, Merseyside, Regno Unito.

Marquez N.A. 1999, *Healing Through the Remembrance of the Pre- and Perinatal: A Phenomenological Investigation*, Ph.D. dissertation, Proquest Dissertations and Theses, Section 0669, Part 0622, 250 pp., Institute of Transpersonal Psychology, Publication N. AAT 9934567, California.

Metcalf B.A. 1995, *Examining the Effects of Holotropic Breathwork in the Recovery from Alcoholism and Drug Dependence*, in *Exploring Holotropic Breathwork* (K. Taylor), Hanford Mead Publishers, Santa Cruz, CA.

Murray M. 2001, *Deepening Presence: How Experiences of No-Self Shape the Self, an Organic Inquiry*, Ph.D. dissertation, Proquest Dissertations and Theses, Section 0392, Part 0620, 256 pp., California Institute of Integral Studies, Publication N. AAT 3016609.

Myerson J.G. 1991, *Rising in the Golden Dawn: An Introduction to Acupuncture Breath Therapy*, Ph.D. dissertation, Proquest Dissertations and Theses, Section 1033, Part 0621, 76 pp., The Union Institute, Publication N. AAT 9216532, Ohio.

Nelms C.A. 1995, *Supporting People During Spiritual Emergency: A Manual and Resource Guide for Non-Clinicians*, M.T.P. dissertation, Proquest Dissertations and Theses, Section 0669, Part 0622, 95 pp., Institute of Transpersonal Psychology, Publication N. AAT EP15327, California.

Pressman T.E. 1993, *The Psychological and Spiritual Effects of Stanislav Grof's Holotropic Breathwork Technique: An Exploratory Study*, Ph.D. dissertation, Proquest Dissertations and Theses, Section 0795, Part 0622, 152 pp., Saybrook Graduate School and Research Center, Publication N. AAT 9335165, California.

Rhinewine J.P., Williams, O.J. 2007, *Holotropic Breathwork: The Potential Role of a Prolonged, Voluntary Hyperventilation Procedure As An Adjunct to Psychotherapy*, "The Journal of Alternative and Complementary Medicine", 1 settembre, 13(7): 771-776.

Robedee C. 2008, *From States to Stages: Exploring the Potential Evolutionary Efficacy of Holotropic Breathwork*, The Graduate Institute, luglio, Millford, CT.

Selig M. 2006, *Facilitating Breathwork at a Psychosopmatic Clinic in Kassel*, Germany, "The Inner Door", 17:6-7.

Spivak L.I., Kropotov Y.D., Spivak D.L., Sevostyanov A.V. 1994, *Evoked Potentials in Holotropic Breathing*, "Human Physiology", Vol. 20, No. 1, pp. 17-19.

Terekhin P.I. 1966, *The Role of Hypocapnia in Inducing Altered States of Consciousness*, "Human Physiology", Vol. 22, No. 6, pp. 730-735.

Zaritsky M.G.1998, *Complex Method of Treating Patients Sick with Alcoholism Utilizing Medichronal Microwave Resonance Therapy and Holotropic Breathwork*, "Lik Sprava", 7:126:32.

Indice analitico

Ringraziamenti e informazioni sul GTT

Da dove cominciare a ringraziare? Per molti anni abbiamo sviluppato, praticato e insegnato la Respirazione olotropica; abbiamo portato il nostro lavoro in tanti Paesi, abbiamo ricevuto un inestimabile supporto emotivo, fisico e finanziario da molti amici, colleghi e partecipanti ai nostri programmi. Ci vorrebbe un altro volume in cui menzionarli tutti; qui offriamo la nostra gratitudine a ciascuna di queste persone.

Ci sono pochi individui il cui contributo al nostro lavoro è stato così essenziale e vitale da meritare una nota speciale. Kathy Altman e Lori Saltzman ci hanno fornito l'ultranecessaria direzione organizzativa, e una guida gentile, mentre ci formavamo e cominciavamo il nostro programma di insegnamento.

Siamo profondamente grati a Tav Sparks e Cary Sparks, nostri amici e collaboratori che hanno avuto un ruolo cruciale nell'aiutarci a organizzare e tenere innumerevoli conferenze, seminari e corsi di formazione. Cary e Tav sono diventati facilitatori certificati nel 1988. Negli anni successivi sono stati molto attivi nel Grof Holotropic Training (GTT), Tav come co-conduttore, Cary come direttrice e coordinatrice.

Nel 1988 abbiamo passato il GTT nelle abili mani dei coniugi Sparks, che da allora sono i proprietari e i direttori di questa organizzazione, con Tav come insegnante principale. Abbiamo trasferito nelle loro mani anche il marchio che, fin dal 1990, limita la pratica della Respirazione olotropica a chi ha completato la formazione GTT ed è stato certificato. Lo scopo di questo marchio è quello di fornire una protezione legale alla Respirazione olotropica, in caso di utilizzo non autorizzato del nome e dell'esercizio abusivo della stessa da parte di individui non formati e non certificati. Diane Haug e Diana Medina, membri senior dello staff del GTT, hanno avuto un ruolo cruciale in numerosi moduli di formazione; per anni ne hanno condotto alcuni da sole. Vorremmo esprimere la nostra profonda gratitudine e il nostro ringraziamento a Tav, Cary, Diane e Diana per la dedizione e l'integrità con cui preservano lo spirito originario di questo lavoro.

Nel corso degli anni, il GTT ha ricevuto un grosso sostegno da Glenn Wilson, che ha contribuito a organizzare molti eventi e ne ha gestito la libreria e, più recentemente, dall'assistente amministrativa di Cary, Stacia Butterfield. La formazione e altri eventi del GTT nel mondo non sarebbero stati possibili senza i molti professionisti che hanno aiutato a organizzarli e gestirli, o che hanno collaborato come facilitatori. Alcuni sono stati capaci di diffondere la formazione nel proprio Paese. Vladimir Maykov, presidente dell'Associazione Transpersonale Russa, ha creato una diramazione del programma GTT in Russia e Alvaro Jardim ha avviato, e tuttora conduce, un programma di formazione in Brasile. Per parecchi anni Ingo Jahrsetz e Brigitte Ashauer hanno proposto un'offerta simile in Germania.

Kylea Taylor merita un grazie particolare per l'attività editoriale che ha contribuito a diffondere informazioni sulla Respirazione olotropica. Per molti anni ha curato *The*

Inner Door, la newsletter dell'organizzazione fondata nel 1988 da Cary Sparks. Con il suo partner Jim Schofield, Kylea ha fondato la Hanford Mead Publishers Inc. che, fra le altre cose, sta pubblicando libri legati alla Respirazione olotropica; Kylea ha anche scritto molti libri sull'argomento. Siamo anche molto grati ai fondatori dell'Association for Holotropic Breathwork International (AHBI, Associazione internazionale Respirazione olotropica): Cary Sparks, Kylea Taylor e Laurie Weaver e i suoi precedenti presidenti, i membri del consiglio e l'attuale presidente Ken Sloan.

Estendiamo la nostra gratitudine ai pionieri delle aree della psicologia transpersonale, della ricerca sulla coscienza e dei diversi campi del nuovo paradigma scientifico, molti dei quali sono nostri colleghi e amici. Tutte queste persone hanno dato un inestimabile supporto al nostro lavoro, gettando le fondamenta di una nuova visione del mondo. Noi valutiamo sommamente i loro rivoluzionari contributi.

SUNY Press merita un encomio per l'interesse dei membri del suo staff a pubblicare, nella loro collana sulla psicologia transpersonale, molti libri su temi che sono al limite della visione scientifica convenzionale.

Nel corso degli anni abbiamo ricevuto un sostegno finanziario molto importante per le nostre iniziative da amici che hanno apprezzato la potenziale importanza del lavoro che stavamo facendo. Siamo profondamente riconoscenti a John Buchanan, Betsy Gordon, Bokara Legendre, Michael Marcus e Janet Zand, Robert Schwartz, Ken e Petra Sloan, Alexey Kupcov e Eduard Sagalaev.

Sfortunatamente non possiamo citare le persone il cui contributo essenziale a questo libro deve rimanere anonimo, con l'eccezione dei pochi che hanno esplicitamente acconsentito a veder pubblicato il loro nome nel libro: stiamo parlando delle migliaia di partecipanti ai nostri seminari e ai moduli di formazione, che hanno esplorato con ammirevole coraggio i territori solitamente nascosti della loro psiche e della realtà. I loro resoconti verbali su quanto hanno sperimentato e l'arte con cui hanno illustrato la loro avventura nel mondo interiore sono stati fonti di inestimabili informazioni. È difficile esprimere la gratitudine che proviamo verso questi individui che appartengono a tante culture diverse. Senza di loro non avremmo mai potuto scrivere questo libro.

A proposito del Grof Transpersonal Training

Il Grof Transpersonal Training (GTT) offre seminari e certificazione in Respirazione olotropica (Holotropic BreathworkTM). I nostri seminari di sei giorni (moduli) sono progettati sia per chi desidera diventare un professionista certificato, sia per chi vuole sperimentare la Respirazione olotropica in un seminario prolungato, in associazione con altri temi interessanti. Può essere molto utile anche a professionisti, quali terapeuti, educatori o sacerdoti, che desiderino estendere le loro capacità professionali. Il programma di certificazione è un programma di più di seicento ore che si svolge nell'arco di almeno due anni: non esiste invece un limite massimo per portarlo a termine. I passaggi indispensabili sono sette moduli di sei giorni ciascuno, un corso finale intensivo di due settimane, consulti personali, assistenza ai seminari e tirocinio. Inoltre, chi porta a termine il programma accetta di seguire una serie di norme etiche e i principi della Respirazione olotropica. Ciascun modulo di sei giorni è dedicato a un tema pratico o teorico specifico e comprende alcune sedute di Respirazione olotropica, oltre a esperienze pratiche complementari, come meditazione, danza, arte, cinema, tempo da passare nella natura e rituali. Gli argomenti dei moduli a tema comprendono Il potere interiore; La pratica della Respirazione olotropica; Musica e Trascendenza; Nuova comprensione dei disturbi emotivi e psicosomatici; Emergenza spirituale; Approccio transpersonale all'alcolismo e alle dipendenze; Dimensione psicologica, filosofica e spirituale della morte e del morire; Psiche ed Eros; Il gioco cosmico; Il ricordo estatico: Il canto Kirtan; Sciamanesimo; Video yoga; Il potere dell'archetipo.

- Potete partecipare a qualunque incontro del GTT senza alcun obbligo di seguire l'intero corso o di diventare un professionista certificato.
- I partecipanti possono frequentare il programma anche senza alcuna esperienza precedente di Respirazione olotropica.
- La frequenza degli incontri della durata di sei giorni dà l'opportunità di fare un lavoro personale più profondo e più completo.
- Arte, musica, danza, integrazione e comunità sono parti importanti dei moduli.
- Incontrerete persone provenienti da tutte le parti del mondo che condividono i vostri interessi a esplorare i meandri più nascosti della psiche, la psicologia transpersonale e la prospettiva olotropica.
- Le ore di formazione permanente (Continuing Education - CE) sono a disposizione per i Terapeuti Familiari e di Coppia (MFT) e per gli assistenti sociali in California e negli Stati che le riconoscono.

Ogni anno i moduli del GTT vengono svolti in diverse parti del mondo. Hanno avuto luogo negli Stati Uniti e in Argentina, in Australia, in Austria, in Brasile, in Cile, in Danimarca, in Germania, in Italia, in Messico, in Norvegia, in Russia, in Spagna, in Svezia, in Svizzera e nel Regno Unito. Per un elenco aggiornato delle località e delle date dei corsi, per gli argomenti trattati nei moduli e per una descrizione completa:

- visitate il nostro sito web www.holotropic.com

La pratica della respirazione olotropica richiede un processo rigoroso e impegnato di crescita personale e un'approfondita formazione in psicologia e in altre discipline correlate. Sarebbe altamente disonesto provare a utilizzare questo metodo con gli altri senza prima aver completato il programma di certificazione. Inoltre, coloro che non si sono certificati attraverso il GTT non possono chiamare il lavoro che svolgono "Respirazione olotropica". Il Grof Transpersonal Training è l'unica organizzazione che certifichi la Respirazione olotropica.

L'Associazione internazionale per la Respirazione olotropica (Association for Holotropic Breathwork International, AHBI) è un'organizzazione di soci aperta a tutti coloro che sono interessati a esplorare e a sostenere la pratica della Respirazione olotropica. L'AHBI lavora per diffondere la Respirazione olotropica nel mondo, per sostenere la pratica dei facilitatori e dei partecipanti, per creare comunicazioni e connessioni con le persone interessate alla Respirazione olotropica, per promuovere la consapevolezza sulla Respirazione olotropica e per sostenere la futura ricerca multidisciplinare su questo metodo.

Per avere ulteriori informazioni sulla ricerca clinica attuale, sui prossimi seminari e sui facilitatori presenti nella tua zona, o per parlare con i facilitatori o con altri partecipanti, visitate il sito dell'Associazione internazionale per la Respirazione olotropica (Association for Holotropic Breathwork International) all'indirizzo www.ahbi.org.

Made in the USA
Monee, IL
08 November 2026

68061430R00187